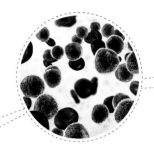

白血病
简明诊疗策略

主　编　王树叶
副主编　陈　曦　刘亚波　田垚垚
编　委（以姓氏笔画为序）

王树叶　哈尔滨医科大学附属第一医院
田垚垚　哈尔滨医科大学附属第二医院
付金月　哈尔滨医科大学附属第一医院
丛　珊　哈尔滨医科大学附属第一医院
刘亚波　哈尔滨医科大学附属第一医院
杨昆鹏　哈尔滨医科大学附属第一医院
张　莹　哈尔滨医科大学附属第一医院
陈　曦　哈尔滨医科大学附属第二医院
陈亚凤　哈尔滨市第一医院
孟令伶　哈尔滨医科大学附属第一医院
常玉莹　哈尔滨医科大学附属第二医院
董秀帅　哈尔滨医科大学附属第二医院
程锋普　宜昌市中心人民医院
李海霞　哈尔滨医科大学附属肿瘤医院

人民卫生出版社
·北　京·

图书在版编目（CIP）数据

白血病简明诊疗策略 / 王树叶主编 . —北京：人
民卫生出版社，2021.12

ISBN 978-7-117-32285-0

Ⅰ. ①白⋯　Ⅱ. ①王⋯　Ⅲ. ①白血病 – 诊疗　Ⅳ.
①R733.7

中国版本图书馆 CIP 数据核字（2021）第 210982 号

人卫智网	www.ipmph.com	医学教育、学术、考试、健康，
		购书智慧智能综合服务平台
人卫官网	www.pmph.com	人卫官方资讯发布平台

白血病简明诊疗策略
Baixuebing Jianming Zhenliao Celüe

主　　编：王树叶
出版发行：人民卫生出版社（中继线 010-59780011）
地　　址：北京市朝阳区潘家园南里 19 号
邮　　编：100021
E - mail：pmph @ pmph.com
购书热线：010-59787592　010-59787584　010-65264830
印　　刷：北京汇林印务有限公司
经　　销：新华书店
开　　本：850×1168　1/32　印张：13.5　插页：4
字　　数：350 千字
版　　次：2021 年 12 月第 1 版
印　　次：2022 年 1 月第 1 次印刷
标准书号：ISBN 978-7-117-32285-0
定　　价：69.00 元

打击盗版举报电话：**010-59787491**　**E-mail：WQ @ pmph.com**
质量问题联系电话：**010-59787234**　**E-mail：zhiliang @ pmph.com**

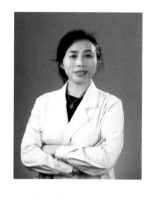

王树叶,现任哈尔滨医科大学附属第一医院血液肿瘤中心病房主任,博士,主任医师,教授。中华医学会血液学分会淋巴细胞疾病学组委员;中华医学会血液学分会第一届青年委员;中国女医师协会血液专业委员会常委;中国医药教育协会血液专业委员会常委;中国抗癌协会淋巴瘤专业委员会委员;黑龙江省血液学分会副主任委员;黑龙江省医促会淋巴瘤分会主任委员;《医学参考报》编委。20世纪90年代初研究"As_2O_3治疗白血病",文章发表在《中华血液学杂志》,成为当时世界上引用最多的文献,且获得多项卫生部及省政府科技成果奖,2013年获得省长特别奖。近几年组建了血液内科的淋巴瘤专科病房,主要从事淋巴瘤的临床及实验研究,在国内外血液学领域具有一定的学术地位。

序

熟识王树叶教授多年，印象中的她始终忙碌在临床一线和实验研究，不但有丰富的临床经验而且取得了创新性的研究成果。《淋巴瘤简明诊疗策略》《骨髓瘤简明诊疗策略》是其团队前期的成果，在业内得到认可和好评。本次欣闻《白血病简明诊疗策略》即将面世，补齐了血液系统常见恶性肿瘤的案头工具书。

白血病是严重威胁大众健康的恶性疾病。随着人类寿命的延长，其发病率也逐年升高。近些年，生物技术领域的发展突飞猛进，尤其是分子遗传学、细胞遗传学和生物工程等方面，也促进了白血病的发病机制、诊断预后和治疗的进展。白血病的诊断和分类，不仅仅只依赖于形态学，遗传学和分子诊断学也延伸了我们的视野。治疗也不仅仅是非特异性的化疗，造血干细胞移植技术的进步，细胞分化的诱导治疗，单克隆抗体和小分子靶向药等，更是明显提高了白血病的疗效。本书内容丰富、翔实，涉及白血病基础及临床，反映了相关领域国内外研究的新进展，同时亦展现出作者多年的实践心得。

现今社会是信息爆炸的社会，大量信息的涌入，反而造成碎片化阅读的习惯。作为临床医师，尤其是年轻医师，系统掌握疾病的临床表现、诊断和分类、治疗等各个方面，是踏入临床领域的基本要求。本书恰好填补了这方面的空白。不仅可作为各级血液科医师的案头工具书，也可是经典教科书的补充和扩展。本书文字精练，尤其适合年轻医师、研究生和实习医师阅读。

科技的发展，带来我们对疾病认识和诊治的进步。希望本

书不仅能规范我们的临床实践,也能让越来越多的年轻医师
对白血病的诊治产生热情和兴趣,为大众的健康贡献我们的
力量。

北京协和医院
2021 年 5 月

前　言

白血病是血液系统最常见的恶性肿瘤,近年来白血病的发病率逐年上升,普通百姓更是谈白血病"色变"。但实际上此类疾病中的某些类型预后是极好的,5 年无病生存率达 80% 以上,尤其是急性早幼粒细胞白血病,治愈率达 90% 以上,然而此类疾病早期发现容易、早期诊断很难,那么也就无法把疾病控制在萌芽状态。导致诊断难的原因可能就是血液淋巴系统在病理、生理、生物、生物化学等方面最为复杂的疾病。临床工作者感到此类疾病较难,尤其是分型和治疗的选择比较复杂、疑难时,甚至无从入手,使患者无法进一步治疗,所以我们有义务要让广大医务工作者了解、熟悉这类疾病。随着恶性肿瘤分子靶向治疗时代的到来,白血病的治疗和研究领域取得了诸多新的进展。本书参考国内外最新的文献及编者们的实际经验逐一进行"诊断标准和治疗策略"的归纳和总结,力争成为目前国内最新的白血病诊疗策略。

本书编写遵循下列原则:①实用为本。基础密切联系临床,理论为实践所用,以临床实用性强的内容为主体,兼顾有关的理论知识,为临床医师正确诊断和治疗提供依据;②便于普及。系统阐述白血病的基础理论、临床诊断和治疗相关的基本知识,国内外资料并重,反映国人发病和诊治的特点,使血液和肿瘤专科医师或非专科医师均能看得懂,用得上;③有利提高。提高读者对近年来国内外的新理论、新知识、新技术和新的发展动态的了解、认识;④严格规范。在文字上,力求简练,定义准确,概念清楚,结构严谨,书写规范,全文体例和文风保持一致。

本书总结和归纳了目前国内外最先进、经典的文献,适用于从事血液病肿瘤及其他专业的各级临床医师、相关研究人员及医学院校师生,对血液病的专业人员来说也是一本很好的参考书。虽然我们力求编写一部精品专著,也为之付出努力,反复讨论和修改,但作者的学识有限,错误和不足之处在所难免,恳请广大读者提出宝贵的意见和建议,以改进我们的工作。

王树叶

2021 年 5 月

目　录

第一章

总 论

白血病是一类起源于造血干细胞的克隆性恶性疾病。克隆性的白血病细胞失去进一步分化成熟的能力而停留在细胞发育的不同阶段。在骨髓和其他造血组织中,白血病细胞大量增生积聚,并浸润其他器官和组织,使正常造血受抑制。临床上常有贫血、发热感染、出血和肝、脾、淋巴结不同程度的肿大等表现。首先,根据白血病细胞的成熟程度和自然病程,白血病可分为急性和慢性两大类。急性白血病的细胞分化停滞在较早阶段,多为原始细胞及早期幼稚细胞,病情发展迅速,自然病程仅数个月。慢性白血病的细胞分化停滞在较晚阶段,多为较成熟的幼稚细胞和成熟细胞等,病情发展慢,自然病程为数年。

第一节 白血病的病因及发病机制

由于白血病的异质性很大,发病机制复杂,所以目前为止人类白血病的病因尚不完全清楚,可能与下列因素有关。

一、病毒因素

成人 T 细胞白血病(adult T lymphatic leukemia,ATL)是由人类 T 淋巴细胞病毒 - Ⅰ型(human T lymphocy-totrophic virus-Ⅰ,HTLV-Ⅰ)感染引起。HTLV-Ⅰ是一种 C 型逆转录 RNA 病毒,发

1

现患者白血病细胞染色体 DNA 中含有 HTLV-I 前病毒,将正常脐血淋巴细胞与受感染细胞中提取出的 HTLV-I 培养后,淋巴细胞发育成为具有 ATL 细胞特有的细胞形态。另外,ATL 的血清均可检出 HTLV-I 抗体。从而证明 HTLV-I 感染是 ATL 的病因。在 ATL 高发区内,40 岁以上健康人群中 HTLV-I 抗体阳性率达 6%~37%,而非流行区人群中抗体阳性率仅 0~0.015%。HTLV-I 可以通过哺乳、性生活及输血传播。1984—1990 年我国发现 ATL 患者 11 例,多在沿海地区。

二、化学因素

(一)环境中某些化学物质与人类白血病发生的关系

1. 苯与白血病　苯是一种挥发的天然产物,通过肺和皮肤进入体内,具有高脂溶性,因而积聚在脂肪和脑组织内。根据 Forni 和 Vigliani 收集国际上报告的资料,至 1974 年苯引起的白血病至少有 150 例。在美国,Rinsky 等对 Ohio 橡胶工厂 1 000 名工人的长期调查,发现急性白血病死亡率的相对危险度为 5.6,接触 5 年或 5 年以上者相对危险度达 21.0。除了苯以外,其他有机溶剂如甲苯、二甲苯也有致白血病的作用,苯致白血病机制尚不清楚,可能与染色体异常有关。

2. 吸烟与白血病　吸烟与肺癌的关系已得到大量流行病学调查证实。最近有报告认为嗜烟者中白血病的发病率略有增加,相对危险度为 1.5~2.0。有资料证明,烟草中含许多致癌物,如放射性物质、亚硝胺和苯等,吸烟者吸入的苯比不吸烟者高 10 倍。

3. 饮酒与白血病　有资料表明,发现饮酒者白血病的相对危险性略有增加,但差异无统计学意义,表明酒精在白血病和淋巴瘤病因中无重要意义。

4. 染发剂与白血病　Thun 等的一系列调查,未发现使用永久性染发剂与致死性癌症有相关性。

(二)治疗相关性白血病　治疗相关性白血病是指由于应

用某些药物,特别是一些化疗药物所引起的白血病,也称继发性白血病。

1. 拓扑异构酶Ⅱ抑制剂 属于这类药物有表鬼臼毒素、蒽环类药物、米托蒽醌、羟哌嗪衍生物、乙双吗啉、ICRF-159等。这些是近些年发现与白血病发病具有明显关系的药物。

2. 烷化剂 据大量的临床调查,在用烷化剂,如氮芥、环磷酰胺、美法仑、苯丁酸氮芥、白消安、卡莫司汀、洛莫司汀等常继发骨髓增生异常综合征(MDS)和急性髓系白血病(AML)。

三、放射因素

自1895年Roentgen发现X线以来,至今已100余年。最早报告放射线工作者发生白血病是在1911年,早在20世纪30年代就已开始探索关于放射线诱发白血病的机制,虽然从放射线诱发的胸腺瘤组织中分离到逆转录病毒,但这种病毒或是无致白血病作用,或是作用很弱,需在体内连续传代才能获得高致白血病的作用。因此,逆转录病毒在放射线致白血病中的作用仍未确定。电离辐射引起DNA断裂,某些癌基因发生突变,在放射线诱发白血病中起重要作用。

放射线诱发白血病发生的证据,主要是来自放射线工作者、医源性照射,特别是日本原子弹爆炸后幸存者中白血病发病情况的调查。据国外早年的调查资料显示,1929—1942年放射科医生白血病的死亡率为非放射科医生的10倍。自1945年8月6日在日本广岛、8月9日在日本长崎投放原子弹后,国际辐射效应研究基金会(RERF)随访了82 000名原子弹爆炸后幸存者,以27 000名未受照射者为对照,证明了白血病在幸存者发生的肿瘤中比例最高。

关于电离辐射对人的致白血病机制,已有资料证明电离辐射可引起染色体异常和DNA损伤,即使少于10cGy也能发现染色体的损伤,并延续多年。根据肿瘤发生的多步骤观点,电离辐射最可能起到了启动作用,在以后的肿瘤增殖阶段还需其他因素参与。放射线引起的染色体损伤,进而产生癌基因活化,以及患者同时接触的化学药物、内源性的代谢产物和宿主的免疫系统,都可能参与白血病的发生。另外有些报告认为接触微弱、低频电磁场与儿童肿瘤和白血病的发生有关。

四、遗传因素

家族性白血病占白血病的 0.7%。单卵双生子,其中一人发生白血病,另一人的发生率达 1/5,比双卵双生子高 12 倍。Down 综合征(唐氏综合征)有 21 号染色体三体改变,其白血病发病率达 50/10 万,比正常人群高 20 倍。此外,先天性再生障碍性贫血(范科尼贫血)、Bloom 综合征及先天性丙种球蛋白缺乏症等患者,白血病发病率均较高,前二者尚伴有染色体异常。

五、其他血液病

某些血液病最终可以发展为急性白血病,如慢性粒细胞白血病、真性红细胞增多症、原发性血小板增多症、骨髓纤维化、骨髓增生异常综合征、阵发性睡眠性血红蛋白尿、淋巴瘤、多发性骨髓瘤等(表 1-1)。

表 1-1　各种疾病继发的白血病

原发病	未经细胞毒剂治疗	曾经细胞毒剂治疗
真性红细胞增多症(PV)	AML	AML
原发性骨髓纤维化(PMF)	AML	ALL
多发性骨髓瘤(MM)	AML	AML
霍奇金病(HD)	ALL	AML、ALL、NHL、CLL
非霍奇金淋巴瘤(NHL)	ALL、CLL	AML
癌症如卵巢癌、乳腺癌等	AML、ALL、CML	

原发病	未经细胞 毒剂治疗	曾经细胞 毒剂治疗
阵发性睡眠性血红蛋白尿（PNH）	AML、CML	
单纯红细胞再生障碍性贫血	AML	
范科尼贫血	AML	
唐氏综合征	AML、ALL	
共济失调毛细血管扩张症	AML、CLL	
神经纤维瘤	AML、CML	
Bloom 综合征	AML	
先天性无丙种球蛋白血症	AML、ALL	
Wiskott-Aldrich 综合征	AML	
结缔组织病	CLL	
肾移植		AML
特发性与药物引起的再生障碍性 贫血	AML	
肝炎免疫抑制治疗		CML

注：AML. 急性髓系白血病，ALL. 急性淋巴细胞白血病，CLL. 慢性淋巴细胞白血病，CML. 慢性髓系白血病

第二节　白血病发病率及流行特征

我国白血病发病率约为(3~4)/10 万，与亚洲其他国家相近，低于欧美国家。男性发病率略高于女性(1.81∶1)，AL 比CL 多见(约 5.5∶1)，其中 AML 最多(1.62/10 万)，其次为 ALL(0.69/10 万)。成人 AL 中以 AML 多见，儿童以 ALL 多见。CML 的发病率约为 0.39/10 万，且随年龄增长而发病率逐渐升高。CLL 少见(约 0.05/10 万)，远低于欧美国家(约 25%~30%)，且我

国人群在 50 岁以后发病才明显增多。

在恶性肿瘤所致的死亡率中,白血病居第 6 位(男)和第 7 位(女);在儿童及 35 岁以下成人中则居第 1 位。

第三节　白血病分类

根据白血病细胞的分化成熟程度和自然病程,将白血病分为急性和慢性两大类。急性白血病(acute leukemia,AL)的细胞分化停滞在较早阶段,多为原始细胞及早期幼稚细胞,病情发展迅速,自然病程仅几个月。慢性白血病(chronic leukemia,CL)的细胞分化停滞在较晚的阶段,多为较成熟幼稚细胞和成熟细胞,病情发展缓慢,自然病程为数年。其次,根据主要受累的细胞系可将 AL 分为急性淋巴细胞白血病(acute lymphoblastic leukemia,ALL)和急性髓系白血病(acute myelogenous leukemia,AML)。CL 则分为慢性髓系白血病(chronic myelogenous leukemia,CML)、慢性淋巴细胞白血病(chronic lymphocytic leukemia,CLL)及少见类型的白血病,如毛细胞白血病、幼淋巴细胞白血病等。

一、WHO 分类

(一)AML 伴有重现性细胞遗传学易位

1. AML 伴 t(8;21)(q22;q22.1);*RUNX1-RUNX1T1*

2. AML 伴 inv(16)(p13.1q22)or t(16;16)(p13.1;q22);*CBFB-MYH11*

3. APL 伴 *PML-RARA*

4. AML 伴 t(9;11)(p21.3;q23.3);*MLLT3-KMT2A*

5. AML 伴 t(6;9)(p23;q34.1);*DEK-NUP214*

6. AML 伴 inv(3)(q21.3q26.2)or t(3;3)(q21.3;q26.2);*GATA2,MECOM*

7. AML(巨核细胞)伴 t(1;22)(p13.3;q13.3);*RBM15-MKL1*

8. AML 伴 *NPM1* 突变

9. AML 伴 *CEBPA* 等位基因突变

10. 暂时分型：AML 伴 *RUNX1*

11. 暂时分型：AML 伴 *BCR-ABL1*

（二）AML 伴骨髓增生异常相关改变

（三）治疗相关性 AML

（四）非特异性 AML

1. AML 伴微分化型

2. AML 伴未成熟型

3. AML 伴成熟型

4. 急性单核细胞白血病

5. 急性粒 - 单核细胞白血病

6. 纯红系白血病

7. 急性巨核细胞白血病

8. 急性嗜碱性粒细胞白血病

9. 急性全髓增殖症伴骨髓纤维化

（五）急性淋巴细胞白血病

1. B 急性淋巴细胞白血病非特指型

2. B 急性淋巴细胞白血病伴重现性细胞遗传学异常

（1）B-ALL 伴 t（9；22）（q34.1；q11.2）；*BCR-ABL1*

（2）B-ALL 伴 t（v；11q23.3）；*KMT2A*

（3）B-ALL 伴 t（12；21）（p13.2；q22.1）；*ETV6-RUNX1*

（4）B-ALL 伴超二倍体核型

（5）B-ALL 伴亚二倍体核型

（6）B-ALL 伴 t（5；14）（q31.1；q32.3）*IL3-IGH*

（7）B-ALL 伴 t（1；19）（q23；p13.3）；*TCF3-PBX1*

（8）暂时分型：*BCR-ABL1* 样，B-ALL

（9）暂时分型：B-ALL 伴 21 号染色体内部扩增（iAMP21）

3. T 急性淋巴细胞白血病

（1）暂时分型：早期前体 T 淋巴细胞白血病

（2）暂时分型：自然杀伤细胞白血病

（六）急性混合细胞白血病

1. 急性未分化型白血病

2. 混合表型白血病伴 t（9；22）（q34.1；q11.2）；*BCR-ABL1*

3. 混合表型白血病伴 t（v；11q23.3）；*KMT2A*

4. 混合表型白血病 B/ 髓系，非特异性

5. 混合表型白血病 T/ 髓系，非特异性

（七）其他类型 AML

1. 髓系肉瘤

2. 与 Down（唐氏）综合征相关的髓样增生暂时性异常骨髓增殖

3. 髓系白血病伴唐氏综合征

（八）骨髓增殖性疾病（MPN）

1. 慢性粒细胞白血病：*BCR-ABL1*$^+$

2. 慢性中性粒细胞白血病

3. 慢性嗜酸性粒细胞白血病 / 高嗜酸性粒细胞综合征（非特指）

4. 原发性骨髓纤维化（分 Pre 和 Overt）

5. 真性红细胞增多症

6. 原发性血小板增多症

7. MPN，未分类

8. 肥大细胞增多症

（1）髓样 / 淋巴样肿瘤伴嗜酸性粒细胞增多伴重排 *PDGFRA*、*PDGFRB*、*FGFR1* 或 *PCM1-JAK2*

（2）髓系 / 淋巴样肿瘤伴 *PDGFRA* 重排

（3）髓系 / 淋巴样肿瘤伴 *PDGFRB* 重排

（4）髓系 / 淋巴样肿瘤伴 *FGFR1* 重排

（5）临时实体型：髓系 / 淋巴样肿瘤伴有 *PCM1-JAK2*

（九）骨髓增生异常 / 骨髓增殖性疾病（MDS/MPN）

1. 慢性粒单细胞白血病（CMML）

2. *BCR-ABL1* 阴性的不典型慢性髓系白血病（aCML）

3. 幼年型粒单细胞白血病（JMML）

4. MDS/MPN-RS-T

5. MDS/MPN,不能分类

（十）骨髓增生异常综合征（MDS）

1. MDS-SLD

2. MDS-RS（又分 MDS-RS-SLD 和 MDS-RS-MLD）

3. MDS-MLD

4. MDS-EB

5. MDS- 单独 5q-

6. MDS 不能分类

7. 临时分型　儿童难治性血细胞减少

二、FAB 标准分类

（一）急性髓系白血病

1. M0（急性髓细胞白血病微分化型,minimally differentiated AML）　骨髓原始细胞 >30%,无嗜天青颗粒及 Auer 小体,核仁明显,光镜下髓过氧化物酶（MPO）及苏丹黑 B 阳性细胞 <3%;在电镜下,MPO 阳性;CD33 或 CD13 等髓系抗原可呈阳性,淋系抗原通常为阴性。血小板抗原阴性。

2. M1（急性粒细胞白血病未分化型,AML without maturation）原粒细胞（Ⅰ型 + Ⅱ型,原粒细胞质中无颗粒为Ⅰ型,出现少数颗粒为Ⅱ型）占骨髓非红系有核细胞（NEC,指不包括浆细胞、淋巴细胞、组织嗜碱细胞、巨噬细胞及所有红系有核细胞的骨髓有核细胞计数）的 90% 以上,其中至少 3% 以上细胞为 MPO 阳性。

3. M2（急性粒细胞白血病部分分化型,AML with maturation）原粒细胞占骨髓 NEC 的 30%~89%,其他粒细胞≥10%,单核细胞 <20%。

4. M3（急性早幼粒细胞白血病,acute promyelocytic leukemia, APL）　骨髓中以颗粒增多的早幼粒细胞为主,此类细胞在 NEC 中≥30%。

5. M4（急性粒 - 单核细胞白血病, acute myelomonocytic leukemia, AMMoL）　骨髓中原始细胞占 NEC 的 30% 以上, 各阶段粒细胞 ≥20%, 各阶段单核细胞 ≥20%。

M4Eo（AML with eosinophilia）: 除上述 M4 型各特点外, 嗜酸性粒细胞在 NEC 中 ≥5%。

6. M5（急性单核细胞白血病, acute monocytic leukemia, AMoL）　骨髓 NEC 中原单核、幼单核 ≥30%, 且原单核、幼单核及单核细胞 ≥80%。如果原单核细胞 ≥80% 为 M5a, <80% 为 M5b。

7. M6（红白血病, erythroleukemia, EL）　骨髓中幼红细胞 ≥50%, NEC 中原始细胞（Ⅰ型 + Ⅱ型）≥30%。

8. M7（急性巨核细胞白血病, acute megakaryoblastic leukemia, AMeL）　骨髓中原始巨核细胞 ≥30%。血小板抗原阳性, 血小板过氧化物酶阳性。

（二）急性淋巴细胞白血病

1. L1 原始和幼淋巴细胞以小细胞（直径 ≤12μm）为主。

2. L2 原始和幼淋巴细胞以大细胞（直径 >12μm）为主。

3. L3（Burkitt 型）　原始和幼淋巴细胞以大细胞为主, 大小较一致, 细胞内有明显空泡, 胞质嗜碱性, 染色深。

（三）慢性髓系白血病（chronic myelogenous leukemia, CML）简称慢粒, 是一种发生在多能造血干细胞的恶性骨髓增生性肿瘤（获得性造血干细胞恶性克隆性疾病）, 主要涉及髓系。外周血粒细胞显著增多并有不成熟性, 在受累的细胞系中, 可找到 *Ph* 染色体和 / 或 *BCR-ABL1* 融合基因。病程发展缓慢, 脾大。CML 分为慢性期（chronic phase, CP）、加速期（accelerated phase, AP）和最终急变期（blastic phase or blast crisis, BP/BC）。

（四）慢性淋巴细胞白血病（CLL）　是一种进展缓慢的 B 淋巴细胞增殖性肿瘤, 以外周血、骨髓、脾脏和淋巴结等淋巴组织中出现大量克隆性 B 淋巴细胞为特征。这类细胞形态上类似成熟淋巴细胞, 但是一种免疫学不成熟的、功能异常的细胞。

CLL 均起源于 B 细胞,病因及发病机制尚未明确。本病在西方国家是最常见的成人白血病,而在我国、日本及东南亚国家较少见。

（五）毛细胞白血病、幼淋巴细胞白血病等

第四节　白血病的实验室诊断基础

白血病的诊断分型离不开实验室的检查,尤其初步必须检查血细胞形态学的变化。

一、形态学特征

细胞形态学是白血病的分型的主要依据,但细胞形态学跟检查的个体水平密切相关,骨髓病理活检可较全面地了解骨髓造血的情况,弥补骨髓穿刺的局限性,尤其是对骨髓增生极度活跃或增生减低。骨髓活检病理检查的结果已作为急性白血病诊断中的一个重要指标。

（一）白血病的细胞形态学特征

1. 光学显微镜下的形态学特征

（1）白血病的骨髓特征:白血病典型的骨髓象显示有核细胞增生明显或极度活跃,少数为增生活跃或减低,增生减低者骨髓可合并纤维化或脂肪化,骨髓中相应系列的原始或幼稚细胞大量增生,比例明显增加。红细胞系统通常减少,AML-M6 型白血病或白血病治疗后,各阶段幼稚红细胞可增多,且常伴有形态异常,包括巨幼样改变、双核或多核、核碎裂;巨核细胞显著减少,少数患者也可正常或增多。急性白血病患者骨髓中除各阶段细胞比例有变化外,细胞均存在质的异常。白血病细胞形态特点有:①胞体大小不均,胞核增大,胞质量减少或增多;②核形态不规则,常有折叠或分叶,核染色质较正常细胞粗糙及核仁大;③核和浆发育不平衡,通常胞核的发育落后于胞质;④胞质中易见空泡,AML 时可出现 Auer 小体等。各型原始细胞形态区别见表1-2。

表1-2　急性白血病的原始细胞形态区别

细胞种类	原始粒细胞	原始淋巴细胞	原始单核细胞
直径 /μm	10~20	8~15	15~25
外形	规则,圆形或椭圆形	规则,圆形	常不规则,有伪足
核形状	圆形或椭圆形,有折叠	圆形,可有切迹	折叠,凹陷,偏位
核仁	2~5,向外凸	1~2,向内凹	常为1个,大而显著、边缘不整
核膜	不清楚	清楚,边缘部密集	不清楚
核染色质	细颗粒,分布均匀	粗颗粒状,排列紧密,着色浓,分布不均	纤维网状,有起伏,不平感,分布不均匀
胞质量	中等	少,绕于核周	较多,常有伪足
胞质颜色	天蓝,透明	亮蓝色	灰蓝色,不透明
Auer 小体	常见,较粗	无	常见,较细
过氧化物酶染色	强阳性,分化不好的细胞阴性	阴性	弱阳性,分化不好的呈阴性

　　（2）白血病的血象特征:多数患者白细胞数常增加,多在（30~50）×10⁹/L,少数可高达 100×10⁹/L 以上,1/3 左右的急性白血病患者白细胞数低于 5.0×10⁹/L。血涂片可出现数量不等的原始及幼稚细胞,白血病细胞形态同骨髓,但外周血中细胞分化比骨髓中白血病细胞好,有时还可见到有核细胞。AML-M6型白血病合并骨髓纤维化多见。白细胞数减少者,外周血中白血病细胞不易见到。多数急性白血病患者确诊时会有不同程度的贫血,并随病情的恶化贫血日益加重,可达重度甚至极重度贫血。重度贫血患者多为 AML-M6 型及 AML-M2b 亚型。绝大多

数慢性白血病患者在疾病初期血红蛋白正常,随着病情的不断加重,或合并骨髓纤维化时可出现不同程度的贫血。90% 以上患者有血小板数减少,约 1/3 患者血小板数低于 $50 \times 10^9/L$,严重者可低于 $10 \times 10^9/L$。慢性白血病和极少数急性白血病患者血小板数可正常,甚至增加。血小板形态可异常,呈巨大形态或血小板中颗粒减少。

(3)细胞化学染色:急性白血病分型主要依据形态学的观察。血细胞形态学分型有主观因素,多种细胞化学染色可提高血细胞形态学分型的正确率,使之更符合急性白血病细胞的生物学特征。

过氧化物酶(POX)染色:主要存在于中性粒细胞、单核细胞的嗜天青颗粒及嗜酸性粒细胞特异性颗粒中的一种溶酶体酶。粒细胞中等含量、单核细胞次之、淋巴细胞缺如,POX 阳性率在 3% 以上可用于 AML-M1 型和 ALL-L2 型的鉴别。

苏丹黑(SB)染色:与 POX 染色意义相同。SB 比 POX 出现早,AML-M1 阳性反应比 POX 强。另外少部分 ALL 的 SB 也可呈阳性反应,但阳性反应弱,阳性反应物的颗粒细小。

特异性酯酶(CE)染色:以萘酚 -ASD- 氯乙酸为作用底物,此酶存在于粒细胞的溶酶体内,单核细胞微量或缺如。AML-M1 型和 M2a 亚型中原、早幼粒细胞多数呈阴性反应,少部分呈弱阳性反应,中、晚幼粒细胞及 AML-M3 型的异常粗颗粒早幼粒细胞呈强阳性反应。部分 NK 细胞 CE 阳性(>50%),可作为大颗粒淋巴细胞白血病的诊断依据之一。

非特异性酯酶(AE)染色:此酶存在于粒细胞、单核细胞、巨核细胞及浆细胞的溶酶体内,单核细胞含量比粒细胞多,如用氟化钠则可抑制单核细胞的 AE 活性,而粒细胞 AE 活性不受明显影响,另外,用 α- 丁酸萘酯作为底物,可区别单核细胞与巨核细胞,前者呈阳性反应,后者呈阴性反应。ALL 患者中仅有少数呈灶性颗粒型阳性反应。

碱性磷酸酶(ALP)染色:此酶主要存在于成熟中性粒细胞

中,组织细胞和吞噬细胞中的酶活力也很强,而其他细胞均为阴性。AML 时此酶活性显著降低,而类白血病反应、ALL 时此酶活性增高。用 ALP 染色可鉴别 AML 和类白血病反应。

酸性磷酸酶(ACP)染色:存在于细胞的溶酶体内,原始单核细胞含量多,原始粒细胞含量极少,原始淋巴细胞含量也少,但 T-ALL 时,此酶的活性会明显增高。毛细胞白血病(HCL)的多毛细胞可呈阳性,且能耐酒石酸。

过碘酸 - 碱性复红(PAS)反应:此染色可显示糖原颗粒,各种血细胞都含有糖原颗粒,仅根据阳性程度(阳性率及其积分)还难以鉴别细胞类型,但阳性物的形态有助于细胞类型的鉴别。原始淋巴细胞里多为粗大颗粒或呈小珠、团块状,原始单核细胞里为细小颗粒或粉末状,呈弥散分布,原始粒细胞里多呈细小颗粒弥散状分布。AML-M6 型幼稚红细胞多呈阳性反应,阳性程度可高低不一,它的阳性有助于 AML-M6 型的诊断。

溶菌酶:正常人血清和尿中有微量溶菌酶,AML-M5 型的血清及尿中溶菌酶含量可明显增高,而其他类型的 AML 轻度增高或正常,ALL 时减少或正常。

2. 电子显微镜下的形态学特征　电子显微镜分辨能力强,放大倍数大,可观察到细胞内部微细结构的变化,因此对一些难以用光学显微镜来分辨的白血病可借助于电镜来进行正确分型。原始粒细胞的外形较规则,核的常染色质占优势,核膜内侧分布少许异染色质;胞质中线粒体较多,基质较深,体积较大,聚核糖体十分丰富;高尔基复合体中等发育,也可见高尔基复合体附近有数个颗粒,周围有界膜包围,内部电子密度较高。原始单核细胞核常有凹陷,核中异染色质较原始粒细胞稍多,核糖体丰富,粗面内质网少,呈扁平囊状,高尔基复合体发达。原始淋巴细胞外形可不规则,核可有轻度凹陷,常染色质略粗,胞质中线粒体较大、较多,基质透明,聚核糖体丰富,粗面内质网很大,高尔基复合体发育不好。电镜对急性混合细胞白血病(AUL)和 AML-M0 型诊断价值较大。M0 的原始细胞形态学常类似 ALL-L2 型,细胞化学染色均阴性,超微结构髓过氧化物酶(MPO)检查明显提高了 M0 的检出率。血小板髓过氧化物酶活性检测,可鉴别原始巨核细胞与原始粒细胞、原始单核细胞及原始淋巴细胞,它是诊断 AML-M7 型的重要指标。扫描电镜通过淋巴细胞表面微细结构可分辨出 T 淋巴细胞和 B 淋巴细胞。前者较小,表面光滑,带有少许皱纹或少数颗粒状突起或断指突起;后者较大,表面覆以很多微绒毛,细胞的半个球面上平均有150 根,B 淋巴细胞亦称之为绒毛型细胞。

(二)白血病病理形态学 骨髓病理活检可较全面地了解骨髓造血的情况,能弥补骨髓穿刺的局限性,尤其是对骨髓增生极度活跃或增生减低,骨髓脂肪化、纤维化或合并骨髓坏死等情况更适合做病理检查。骨髓活检病理检查结果已作为急性白血病诊断中的一个重要指标。

1. 白血病的基本病理变化 白血病是造血系统(包括粒细胞、红细胞、巨核细胞、单核细胞及淋巴细胞系)中的一系或多系因致病因素导致分化、发育障碍使其某一阶段或多阶段的细胞发生单克隆性增殖的肿瘤性疾病,增生过程主要累及骨髓和外周血。根据白血病的细胞分化程度及病程,可分为急性白血病与慢性白血病。急性白血病为造血前体细胞的肿瘤。按FAB 分型,急性白血病分为 ALL 和 AML 两大类。ALL 起源于淋巴祖细胞的原始淋巴细胞单克隆性增殖,AML 起源于髓系造血祖细胞系统(包括原始粒细胞、原始单核细胞、原始红细胞及原始巨核细胞),可累及一系以上的祖细胞,绝大多数急性白血病只累及髓系或淋巴系祖细胞,但有少数可同时累及髓系和淋巴系祖细胞,称为混合性白血病。不论是髓系或淋巴系急性白血病都可起源于髓外部位。

白血病细胞除累及造血组织外,还不同程度侵犯全身其他器官和组织。与其他肿瘤细胞一样,白血病细胞具有异常的形态、代谢和功能,但光镜下的单个白血病细胞与其相应阶段的正常细胞难以区别,在病理组织学切片中更是如此。在间变程度和异形性方面通常不如癌和肉瘤细胞那样显著。白血病的病理学诊断除根据白血病细胞的形态学变化外,更主要的是根据幼稚细胞数量增多和形态的单一性来确定。换言之,不能仅凭几个幼稚造血细胞来诊断白血病。一般来说白血病细胞绝大多数来自骨髓造血细胞的恶变,其离散和游走能力较其他实体瘤细胞更强,能较早地进入血液并浸润其他器官组织。一般不形成实体性肿块和占位性病变。少数情况下可形成"白色肉瘤"或"绿色瘤"。

2. 各类白血病的组织与细胞形态学特点 在重铬酸钾 - 升汞 - 甲醛(PCF)混合固定液固定,塑料包埋,薄切片,HE 和吉姆萨染色条件下能够比较准确的辨认各类型白血病细胞,根据 FAB 分类,各类型白血病的细胞和组织形态学特点如下:

(1)急性髓系白血病(AML)

1)AML-M1 型:占 AML 的 10%~20%。多见于成年人,中位年龄 46 岁。主要是原始粒细胞增生,偶尔掺杂早幼粒细胞,基本不见其他系或其他阶段细胞。胞体中等大小,胞质极少,淡嗜碱性,胞质无颗粒,核圆或稍不规则,核膜稍厚,染色质细致,核着色较为浅淡,核仁 1~2 个。AML-M0 占 AML 的 5%,无特殊临床表现,在组织学上不能与 AML-M1 相区别。除骨髓细胞涂片外,应作细胞化学、超微结构及免疫组化检查,并与急性淋巴细胞白血病(ALL)相区别。

2)AML-M2a 型:2001 版 WHO 髓系肿瘤分类为 AML 伴成熟型,占 AML 的 30%~45%,20% 在 25 岁以下。白血病细胞主要由原始粒细胞和早幼粒细胞组成,可有 10% 左右的成熟粒细胞。早幼粒细胞胞体稍大,胞质稍丰富,嗜酸性或部分嗜酸性,可见嗜中性颗粒(与涂片不易见到颗粒不同),近核侧胞质内可见浅染的高尔基细胞器区域,核居中或稍偏一侧,核仁小,染色质细颗粒状。粒系其他阶段细胞、红系及巨核系细胞少见。

3)AML-M2b 型:2001 版 WHO 髓系肿瘤分类为 AML 伴 t(8; 21)(q22;q22)。原始粒细胞少,以异常中性中幼粒细胞增生为主,胞体稍大,胞质颗粒很丰富,嗜中性。近胞核处常有类圆形浅染区(高尔基细胞器区域)。核偏一侧呈半圆形或椭圆形,有核仁,染色质疏松,呈现"核幼浆老"的发育不平衡现象,有的杆状核可见明的核仁,即巨幼样变现象。原始粒细胞及早幼粒细胞易见,切片中亦可见晚幼粒细胞及杆状核中性粒细胞。

4)AML-M3 型:2001 版 WHO 髓系肿瘤分类为 AML 伴 t(15;17)(q22;q12)及变异型,又称急性早幼粒细胞白血病。早幼粒细胞单一性增生,可有少数中晚幼粒细胞。红系及巨核细胞显著减少或缺乏,制片优良的塑料切片可见胞质有多少不等的 Auer 小体(奥氏小体),它是嗜天青颗粒成排排列形成的结晶体,见于 MPO/SBB 阳性的细胞。

5)AML-M4 型:占 AML 的 15%~25%,多见于年长者,中位年龄 50 岁。主要是中幼以上阶段粒细胞及幼稚单核细胞和成熟单核细胞增生,幼稚单核细胞胞体大,胞质丰富,淡染呈灰蓝色,不见嗜中性颗粒,核圆,呈椭圆形或肾形,成熟单核细胞胞质更丰富,无嗜中性颗粒,是与粒系细胞的区别要点。核不规则,核膜薄,染色质细致,丰富,核仁 1~2 个,常常需与 AML-M2a相区别。有时有嗜酸性核仁。如嗜酸性粒细胞显著增多,则为M4Eo 型,2001 版 WHO 髓系肿瘤分类为 AML 伴 inv(16)(p13;q22)或 t(16;16)(p13;q22)。

6)AML-M5 型:占 AML 的 5%~8%,中位年龄 16 岁,75%患者年龄在 16 岁以下,半数淋巴结肿大,1/3 以上肝脾肿大,常见皮肤浸润。主要是幼稚单核细胞及单核细胞(占 80% 以上)单一性增生,其他系细胞显著减少或缺乏。M5 型又分为 M5a型(WHO 为急性单核细胞白血病)和 M5b 型(WHO 为急性原始单核细胞白血病),前者为原始单核细胞占多数,胞体圆形、肾形者为主,胞质淡蓝色或淡灰色,胞质无颗粒。常常需要与AML-M0、M1 及 ALL-L2 相区别。后者胞核变化较大,除部分具有前者的形态特点之外,有的核呈扭曲样、脑回样、佛手样或生姜样,染色质细致,核浅染,核仁 1~2 个,有的嗜酸性,胞质丰富,透明状,无颗粒,甚至可见吞噬现象。常常需与 T-ALL 或淋巴瘤累及骨髓象区别。低增生性白血病以 M5 型为多见。

7)AML-M6 型:大约占 AML 的 5%,多见于年长者,中位年龄 54 岁,很少有肝、脾、淋巴结肿大。主要是幼稚粒系细胞(或幼稚单核细胞)及原始红细胞增生(原始红细胞占有核细胞 50% 以上),切片中原始红细胞胞体大而圆,胞质嗜碱性,核圆,核膜薄,染色质细而不清,核仁 1~2 个。早幼红细胞胞体圆,胞质嗜双色,核圆,染色质有凝集趋势,分布不均,有核仁。中幼红细胞胞质嗜酸性,核染色质粗块状,或呈龟背样。晚幼红细胞胞质如同成熟红细胞,核小,深染,看不清染色质颗粒。粒单细胞如前所述。红白血病的病理组织学诊断需与巨幼细胞贫血和骨髓增生异常综合征相区别。

8)AML-M7 型:占 AML 的 8%~10%,所有年龄均可发生,肝、脾、淋巴结肿大突出,有的成年男性患者可伴有纵隔生殖细胞肿瘤。AML-M7 主要是原始巨核细胞单克隆增生,骨髓巨核细胞占有核细胞 50% 以上,可分为低分化型和高分化型。低分化型的幼稚巨核细胞胞体小,胞质少,嗜碱性或淡嗜碱性,核圆形,染色质粗而丰富,似淋巴细胞,并有少数胞体稍大,胞质丰富,呈嗜酸性,核圆形或有切迹、扭曲。单圆核小巨核细胞,不论细胞大小,其染色质颗粒的大小、分布状态基本相似。幼稚巨核细胞核仁多不明显,纤维细胞增生多不显著;高分化型幼稚巨核细胞胞体较大,胞质丰富,嗜酸性,核呈圆形,核仁不明显,多核巨核细胞易见,细胞呈镶嵌样排列,网状纤维增多,胶原纤维增生,此型往往外周血不见幼稚巨核细胞,而骨髓涂片因干抽而无法诊断。电镜 PPO 染色 /CD41 单抗免疫组化及骨髓活检均有重要诊断价值。本病诊断要排除 CML 巨核细胞增多型(Ph 或 *BCR-ABL1* 融合基因阳性)及骨髓增殖性疾病(不能分类)伴淋巴样小巨核细胞增多者。

9)低增生型 AML:本病是指骨髓增生程度低于 30% 的 AML,包括 AML-M0、M1、M2、M4、M5。临床上与其他高增生性白血病的表现相似,因为骨髓增生较低下或极度低下,临床上易误诊为再生障碍性贫血。本病主要根据骨髓脂肪组织中散在少量的单一性幼稚细胞确诊。

(2)慢性髓细胞白血病(CML):组织学分为粒系增生型(即经典型)和粒系增生伴巨核细胞增多型,前者易发生急性变,后者易伴发骨髓纤维化。

1)粒系增生型(临床多属于慢性期):骨髓增生极度活跃,脂肪细胞基本消失,以粒系增生占绝对优势,原始阶段粒细胞较少,中、晚幼阶段粒细胞较多,越靠近骨小梁细胞越幼稚,越远离骨小梁分叶核、杆状核粒细胞越多,有的病例嗜酸性粒细胞多见,常呈灶性分布,核分裂少见。少数中晚幼红细胞散在其中,巨核细胞数量正常或减少,以单圆核小巨核细胞为主,胞体大的多核巨核细胞难以见到。有时可见小梁旁大片状原始细胞增生,或多发性片状增生,此时一部分患者临床上往往尚未表现急性变,病理学称之为慢粒伴急变趋势,实践中发现此类患者可能几周后便表现为急性变。

2)巨核细胞增生型(临床上多属于 CML 慢性期):骨髓增生极度活跃,除粒系细胞增生占绝对优势外,巨核细胞显著增多,达 13 个 /HPF 以上,以小型单圆核或淋巴样巨核细胞为主。粒、红系增生情况与经典型一致,网状纤维增多,常伴发骨髓纤维化、急性变者较少见。

3)CML 急性变:骨髓为均一性原始细胞增生浸润,似AML-M1 型,有的为均一性早幼粒细胞增生,似 AML-M3 型可伴有 t(9;22),t(15;17),亦有急性粒 - 单核细胞白血病变、ALL 变,其中 AML-M2a 型急性变的白血病细胞形态特殊,在光镜下较难区别为哪一系细胞克隆性增生,需作细胞化学或免疫组化确定。有的慢性期患者,髓外出现幼稚粒细胞增生形成的实体性肿块,多见于淋巴结,称髓外急性变。白血病髓内或髓外急性变可能与 *p53* 基因突变有关,有的髓外淋巴结,肿块组织学与非霍奇金淋巴瘤的形态一致,称为髓外 ALL 变。如 CML 与非霍奇金淋巴瘤同时发生,可称为 CML 合并非霍奇金淋巴瘤,但都必须经免疫组化、细胞和分子遗传学检查证实是单克隆性或是双克隆性的。

4) CML 继发性骨髓纤维化:大多数 CML 患者治疗后可继发骨髓纤维化,在骨髓纤维化期可见 CML(原发病)的骨髓组织学特征,纤维细胞增生明显,网状纤维增加,而胶原形成期时造血细胞明显减少,原发病特征不明显,仅见较多裸核巨核。硬化期时已无原发病的组织学表现,但硬化期比较少见,有时可达到大理石骨的病变。

(3) 慢性粒 - 单核细胞白血病(CMML):骨髓组织中,中幼以上阶段幼稚粒细胞明显增多。各阶段粒系及单核细胞增生,骨髓细胞成分相对复杂,与 CML 不同的是,CMML 骨髓组织中分叶核、杆状核粒细胞较少,嗜酸性粒细胞少,胞质不见颗粒的单核细胞多见。有的与 MDS-RAEB 组织形态相似。本病可分为 MDS 型和 MPD 型:

1) MDS 型:各年龄均可发生,一般无肝、脾肿大,外周血单核细胞大于 10%,骨髓粒、红、巨三系有病态造血,骨髓增生活跃或极度活跃,粒系各阶段细胞及单核细胞增生明显,尚未见有髓外器官浸润的报道。

2) MPD 型:中老年多发,不同程度肝、脾肿大,外周血单核细胞大于 10%,骨髓增生极度活跃,粒系各阶段细胞及单核细胞显著增生,粒、红、巨三系细胞病态造血不明显。后者与 CML 不同的是红系细胞明显增多,可见多核巨核细胞。与 MDS 型最显著的不同是常见肝、脾、淋巴结等髓外器官的幼稚粒细胞及单核细胞浸润。

过去 FAB 分型将 CMML 归入骨髓增生异常综合征(MDS)中,但国内专家认为既然是白血病就不能算是 MDS(过去又称白血病前期),如有 MDS 的特征,可称 MDS 伴单核细胞增多。由于临床上确实存在上述两种类型的 CMML,文献中也有较多报道,但是在 2001 版 WHO 髓系肿瘤分类时,对 CMML 是否分为 MDS 型和 MPS 型未获统一认识,而是将 CMML 归入骨髓增生异常 / 骨髓增殖性疾病(MDS/MPS)中,分为 CMML-1:外周血原始细胞 <5%,骨髓原始细胞 <10%;CMML-2:外周血原始细胞 5%~19% 或骨髓原始细胞 10%~19%。

(4)慢性嗜酸性粒细胞白血病(CEL):这种白血病属于骨髓增殖性疾病,一种与 CML 伴嗜酸性粒细胞增多不同的独立疾病实体。嗜酸性粒细胞的分化是由很多因子(如 IL-2、IL-3、IL-5 及 GM-CSF)直接或间接诱导的,这些因子可以由肿瘤性淋巴细胞或嗜酸性粒细胞本身分泌。嗜酸性粒细胞增多是异常 T 细胞群系产生的 IL-3/IL-5 增多所致,尤其是 ALL,如伴 t(5;4)时可导致 IL-3 基因活化,引起嗜酸性粒细胞增多。因此,急性白血病和淋巴瘤伴嗜酸性粒细胞增多时,不能认为嗜酸性粒细胞就是肿瘤性的。外周血持续性嗜酸性粒细胞增多,有些可能是嗜酸性粒细胞对寄生虫感染或药物治疗的反应,而还有一些嗜酸性粒细胞显著增高的患者查不到明显的原因,后者曾被称为特发性高嗜酸性粒细胞综合征(IHES)。

骨髓病理组织学:骨髓高度增生是 CEL 特征,并且是以嗜酸性粒细胞显著增多,易见幼稚嗜酸性粒细胞。原始细胞一般轻度增加,嗜中性粒细胞和红系细胞显著减少,巨核细胞不增多,一般无单圆核巨核细胞,可伴网状纤维增多,胶原纤维不一定增多。

(5)急性淋巴细胞白血病(ALL):是淋巴祖细胞起源的原始淋巴细胞系肿瘤性增生。根据免疫表型分为 T-ALL 和 B-ALL。成人 ALL 占急性白血病的 20%,而 70% 的 ALL 发生在 17 岁以下。骨髓活检示骨髓增生多呈极度活跃、弥漫性、均一性增生浸润,幼稚淋巴细胞胞体大小稍不均一,胞质少而淡染,核圆或不规则,多有核仁,一般核膜厚,染色质粗,呈现裂纹者多属 B 细胞性;核膜薄,染色质细,核扭曲者多属 T 细胞性,可用相应单克隆抗体及免疫组化进一步检测。FAB 分型中将 ALL 分为 L1、L2、L3 型,其中 L1 型原始和幼淋巴细胞以小细胞(直径 ≤12μm)为主,L2 型原始和幼淋巴细胞以大细胞(直径 >12μm)为主,L3 型也称 Burkitt 型,原始和幼淋巴细胞以大细胞为主,大小较一致,细胞内有明显空泡,胞质嗜碱性,染色深。而 WHO 分型则整合了细胞形态学、免疫学、细胞遗传学及分子生物学特征。

(6)慢性淋巴细胞白血病 / 小淋巴细胞淋巴瘤(CLL/SLL):1997 年 WHO 对淋巴与造血组织肿瘤分类时,认为 SLL 与 CLL 同属一种疾病的不同期,SLL 为该疾病的组织期,CLL 为该疾病的白血病期。本病主要为分化较成熟的小淋巴细胞单克隆性增生。大多数 CLL 起源于骨髓,一经发现白细胞即已显著增高(白细胞计数 $>10 \times 10^9/L$,细胞分类中淋巴细胞 >50%~60%),骨髓为均一性弥漫性小淋巴细胞浸润,伴或不伴有全身淋巴结和 / 或肝脾肿大。少数可由弥漫性 SLL(组织期)的后期发展成为 CLL(白血病期),早期仅有淋巴结或脾肿大,白细胞计数及淋巴细胞分类可正常,贫血症状不明显,骨髓粒、红、巨三系细胞比例及形态大致正常,可有散在或灶性小淋巴细胞浸润,这一点对诊断小细胞淋巴瘤累及骨髓很重要,需说明的是,CLL、SLL、淋巴浆细胞样(性)淋巴瘤、套细胞淋巴瘤均属小淋巴细胞肿瘤。CLL 细胞通常表达 CD5、CD3、CD19、CD19a、CD23。

骨髓组织学分为:①间质型:小淋巴细胞散在于其他造血细胞和脂肪细胞之间,此型预后最好,有的患者不治疗可存活 7~8 年,大多由小细胞性淋巴瘤累及骨髓发展而来,但有的找不到原发瘤;②结节型:白血病细胞聚集成片状或结节状,预后次之,也可能由小细胞淋巴瘤累及骨髓发展而来;③混合型:间质型和结节型同时存在,预后较差;④弥漫型:白血病细胞弥漫性浸润,粒、红、巨三系细胞极少或消失,预后最差。结节型极少见,结节型和间质型为本病早期,弥漫型为本病进展期。

(7)毛细胞白血病(HCL):属于慢性淋巴细胞增殖性疾病,一般认为原发于脾脏边缘区(B 细胞区)。由于白血病细胞在涂片中或相差显微镜下可见胞质多数呈绒毛状突起而得名,因 HCL 起源于脾脏,故早期骨髓受累较轻,采用塑料包埋切片及

HE-吉姆萨染色,高倍镜下可见少数胞体中等大、胞质丰富透明、核圆或椭圆的毛白细胞散在于形态及比例大致正常的粒、红、巨三系细胞之间。随病情加重,毛细胞增多,呈灶性或片状增生浸润甚至完全占据骨髓。因网状纤维增多,容易发生干抽。毛细胞大小(7~11μm)均一,胞质极丰富、透明,核与核相距宽且排列均匀,呈蜂窝状外观。胞核多为圆形,亦可见椭圆形,有的核染色质(如浆细胞)呈粗块状;单个核仁,有的不见核仁;有的可见核内包涵体。HCL不论在病理形态还是在临床上均需与CLL、前(幼)淋巴细胞白血病、伴毛细胞的脾淋巴瘤、边缘区淋巴瘤、套细胞淋巴瘤等慢性淋巴增殖性疾病相鉴别。

(8)前(幼)淋巴细胞白血病(PLL):白血病细胞分化程度比ALL成熟,比CLL幼稚。95%为B细胞单克隆性增殖。组织学特点与CLL相似,不同的是,CLL细胞核仁不明显或无核仁,而PLL细胞均有小核仁,有的似浆细胞样淋巴细胞。

(9)成人T细胞白血病(ATL):与HTLV-Ⅰ感染有关白血病细胞除具有T细胞一般特征外,细胞大小相差4倍以上,有的巨大瘤细胞似骨髓巨核细胞,显著多形性改变,核扭曲、畸形、分叶或是花瓣状等。皮肤浸润,肝及淋巴结肿大常见。

(三)白血病的形态学分型

1. 急性白血病的形态学分型 FAB分型将急性白血病分为ALL和AML,ALL分为3个亚型(ALL-L1~ALL-L3),AML分为8个亚型(AML-M0~AML-M7)。目前国内的诊断标准与国外的FAB分型基本相同。

(1)ALL各亚型的具体标准:ALL各亚型目前均以细胞直径来划分,细胞直径<12μm,大原始淋巴细胞<25%时为ALL-L1;细胞直径>12μm,大原始、幼稚淋巴细胞>25%时为ALL-L2,ALL-L2细胞与AML-M1型的原粒细胞不易区别,过氧化物酶染色、苏丹黑染色有鉴别价值,ALL的过氧化物酶染色阳性细胞一般均<3%;ALL-L3细胞似Burkitt淋巴瘤细胞。

1)ALL-L1:细胞以小细胞为主;核染色质较粗,结构一致;

核型规则,偶有凹陷或折叠;核仁不见,或较小,或不清楚;胞质量少;轻度或中度胞质嗜碱性;胞质空泡不定。

2)ALL-L2:细胞以大细胞为主,可大小不一;核染色质较疏松,结构不一致;核型不规则,凹陷和折叠常见;核仁一至多个,大而清楚,胞质量不定,常较多;胞质嗜碱性不一定,可深染;胞质空泡不定。

3)ALL-L3:细胞以大细胞为主,大小一致;核染色质细点状,均一;核型较规则;核仁一至多个,大而清楚,小泡状;胞质量较多;胞质嗜碱性深染;胞质空泡常明显。

(2)AML 各亚型特点

1)M0:骨髓中原始细胞≥90%(NEC,即除红系统外的有核细胞比例),原始细胞胞质透亮或中度嗜碱,无嗜天青颗粒及 Auer 小体,核仁明显,类似 ALL-L2 型。细胞化学染色 POX 及 SB 染色 <3%;电镜髓过氧化物酶阳性;免疫学检测髓系标志 CD33 和 / 或 CD13 可阳性,淋巴系抗原阴性,部分患者可有 CD7 和 TdT 阳性。

2)M1:骨髓中原始粒细胞≥90%(NEC),早幼粒细胞很少,中幼粒细胞以下阶段不见或罕见。

3)M2:分为以下 2 种亚型:① M2a:骨髓中原始粒细胞 30%~90%(NEC),单核细胞 <20%,早幼粒及其以下各阶段细胞 >10%。② M2b:原称为亚急性粒细胞白血病,此型骨髓中原始粒细胞及早幼粒细胞比例明显增多,以异常形态的中性中幼粒细胞为主,此类细胞有明显的核浆发育不平衡,核的发育落后于胞质,核仁常见,胞质中易见空泡,分化差者,核的凹陷处有少许中性颗粒;分化良好者,胞质中充满中性颗粒,此类细胞 >30%。

4)M3:骨髓中以颗粒增多的异常早幼粒细胞增生为主,>30%(NEC),细胞形态一致,原始粒细胞及中幼粒细胞以下各阶段细胞较少。细胞核形态多不规则,有时有内外浆,外浆中无颗粒,内浆中有大小不均的颗粒,根据颗粒大小可分为:① M3a

（粗颗粒型）：胞质中充满粗大嗜苯胺蓝颗粒，且密集融合分布，颗粒粗可以覆盖在核上；② M3b（细颗粒型）：胞质中嗜苯胺蓝颗粒细小而密集分布。

5）M4：按粒系和单核细胞系形态不同，可包括以下 4 种类型。① M4a：骨髓中以原始粒细胞及早幼粒细胞为主，原始、幼稚、成熟的单核细胞≥20%（NEC）；② M4b：骨髓中以原始单核细胞及幼稚单核细胞增生为主，原始粒细胞和早幼粒细胞 >20%（NEC）；③ M4c：骨髓中原始细胞既具有粒细胞系统的特点，又具有单核细胞系统的特点，此类细胞比例 >30%（NEC）；④ M4Eo：除有 M4 型的特点外，嗜酸性粒细胞比例增多，>5%~30%。形态学上除胞质中有典型的嗜酸颗粒外，可有少量嗜碱颗粒。

6）M5：可分为以下两种亚型：① M5a（急性单核细胞白血病未分化型）：骨髓中原始单核细胞≥80%（NEC）；② M5b（急性单核细胞白血病部分分化型）：骨髓中原始、幼稚单核细胞 >30%（NEC），但原始单核细胞应 <80%。

7）M6：骨髓中红细胞系 >50%，且伴有形态学的异常，表现为核染色质呈巨幼趋势，核分裂、双核或多核、核碎裂、巨形核等，骨髓中原始粒细胞（或原始、幼稚单核细胞）>30%（NEC），若外周血中原始粒细胞（或原始、幼稚单核细胞）>5%，则骨髓中原始粒细胞（或原始、幼稚单核细胞）>20%（NEC）。

8）M7：外周血中有原始巨核细胞（小巨核细胞），或骨髓中原始巨核细胞多于 30%。骨髓中细胞可减少或干抽。病理活检有原始巨核细胞等巨核细胞增生且有网状纤维的增生。

（3）特殊类型的白血病

1）低增生性急性白血病：临床上一般无浸润症状和体征，外周血常呈全血细胞减少，可以见到或不能见到原始细胞。两次以上不同部位骨髓检查均呈增生减低，有核细胞少，但原始细胞 >30%，且被骨髓病理活检证实。

2）CML 急性变：CML 急性变可呈粒变、淋变、红白变、粒 - 单核变、巨核变等。如果具有下列之一者的 CML 患者可诊断为急性变:①原始粒细胞(Ⅰ、Ⅱ型)或原始、幼稚淋巴细胞,或原始、幼稚单核细胞在外周血及骨髓中同时≥20%;②外周血中原始粒细胞 + 早幼粒细胞≥30%;③骨髓中原始粒细胞 + 早幼粒细胞≥50%;④有髓外原始细胞浸润。CML 急性变应注意有局灶变的可能,这多是早期急性变的表现形式。CML 急性变期临床变化及体征均较 CML 加速期更恶化、更严重。

3)浆细胞白血病:临床上具有白血病或多发性骨髓瘤的临床表现,外周血中浆细胞 >20% 或绝对值≥2×10^9/L。骨髓中浆细胞系明显增生,原始、幼稚及成熟浆细胞比例均明显增多,且伴有形态的异常。

4)成人 T 淋巴细胞白血病:临床上均发生于成年人,有浅表淋巴结肿大,而无纵隔或胸腺肿瘤,约半数患者有皮肤变化,呈丘疹、红皮病或局限性结节。外周血白细胞数常增高,多形核淋巴细胞(花瓣细胞)占 10% 以上,其胞体大小不一,细胞核呈多形性,核扭曲、畸形、分叶或折叠呈花瓣状;属 T 细胞型,有成熟 T 细胞表面标志。

5)嗜酸性粒细胞白血病:此病较少见,具有白血病的各种临床表现,外周血及骨髓中嗜酸性粒细胞比例增多。外周血中除见到成熟嗜酸性粒细胞外,还可见到幼稚嗜酸性粒细胞,骨髓中有各阶段幼稚嗜酸性粒细胞,甚至形态似早幼粒细胞,可见粗大的嗜酸性颗粒,原粒细胞 >5%。嗜酸性粒细胞形态异常,嗜酸颗粒可异常粗大,且分布不均匀,胞质中还经常夹杂大小不一的嗜碱性颗粒,胞质中可有空泡。嗜酸性粒细胞白血病时常有心、肺和中枢神经系统的浸润。

6)嗜碱性粒细胞白血病:少见,临床上具有白血病的各种临床表现,外周血中嗜碱性粒细胞明显增多,可见幼稚嗜碱性粒细胞,骨髓中可见到各阶段幼稚嗜碱性粒细胞及成熟嗜碱性粒细胞,而且原始粒细胞 >5%,嗜碱性颗粒粗大,本病应排除 CML 慢性期或加速期时的嗜碱性粒细胞增多及其他疾病(如重金属中毒、恶性肿瘤、淋巴瘤等)时的嗜碱性粒细胞增多。

7）肥大细胞（组织嗜碱细胞）白血病：罕见，临床上具有白血病的各种临床表现（如肝、脾、淋巴结肿大）及肥大细胞释放组胺和其他物质引起的局部和全身变化（皮肤潮红、瘙痒、支气管痉挛、呼吸困难、心悸、低血压等）。外周血中有肥大细胞，骨髓中肥大细胞明显增多，占有核细胞的 30% 以上。

8）急性混合细胞白血病：又称杂合性白血病。其特征是急性白血病患者骨髓中有髓细胞系和淋巴细胞系同时出现。急性混合细胞白血病根据细胞表面标记表达情况，可分为 3 种类型：①双表型：白血病细胞比较均一，白血病细胞表面同时表达淋巴细胞及髓细胞系的抗原标记；②双克隆型：白血病细胞不均，一部分表达髓细胞系特征，另一部分表达淋巴细胞系特征，这两部分细胞来源于各自的多能干细胞，并限定只有当两种细胞特征并存，或在 6 个月内白血病细胞由一种类型转变成另一种类型时方可诊断，例如原来 AML 经治疗完全缓解后复发转变为 ALL，也可以由 ALL 转为 AML；③双系列型：与双克隆型类似，但这两部分白血病细胞系来自同一多能干细胞。急性混合细胞白血病不能仅凭形态学诊断，应结合细胞化学、单克隆抗体、染色体核型、电镜以及分子生物学技术（基因重排）等综合分析判断。

9）急性未分化型白血病（AUL）：这是一组形态学不易分辨的急性白血病，既不像淋巴细胞系，也不像髓细胞系，甚至用单克隆抗体也难以分型。其形态学特点为胞质较丰富，浆呈灰蓝色或蓝色，无颗粒，胞核多呈圆形或椭圆形，有较明显的核仁，核染色质呈深颗粒状。免疫学检查均阴性，髓系过氧化物酶阴性，髓过氧化物酶基因阴性。此型白血病为异质性的，由分子生物学（基因重排）检测，可能为属于早期 B 淋巴细胞 ALL，有时也可能同时存在髓细胞系的某些细胞标志。

10）大颗粒淋巴细胞白血病：此病起源于自然杀伤细胞，又称为 NK 细胞白血病。多数属 ALL-L2，其主要特点是胞质丰富，浅蓝色，含有数个或粗或细的嗜天青颗粒，一般每个细胞少于

10个,颗粒呈淡红色、淡紫色或紫色,直径0.5~2μm,常偏位分布,核圆或椭圆,染色质呈块状,核仁不易见到。大颗粒的原始淋巴细胞可占全部白血病细胞的5%,细胞化学POX、CE均阴性,SB弱阳性,PAS阳性,阳性物为粗颗粒状、细颗粒状或块状,AE为阳性。

11)红血病:红血病的临床表现与急性白血病相似而不同于MDS。其主要特点是骨髓中红系>50%,原红细胞>30%。原红细胞的PAS染色呈块状阳性,原粒细胞很少或全无。

12)全髓细胞白血病:全髓细胞白血病甚少见,其临床表现及外周血象与其他急性白血病相似。骨髓中红、白、巨核三系细胞同时异常增生,但增生程度不一定成比例。全部病例均有AML-M6型的特点,且有巨核细胞质和量的异常,部分病例尚累及单核系。巨核细胞数往往在正常的10倍以上,原、幼巨核细胞>30%,或变性巨核细胞(如小巨核、核分叶过多、多核、胞质颗粒少等)>30%。巨核细胞的改变不同于AML、CML和AML-M6型伴随的巨核细胞增多。它们以分化成熟型为主,形态改变不明显。该病病程短,进展迅速。少数鉴别确有困难者需借助电镜、染色体或骨髓活检等检查。

2. 慢性白血病的形态学分型

(1)慢性髓系白血病(CML):CML是发生在多能造血干细胞的恶性骨髓增生性肿瘤,特点是主要累及髓系,外周血粒细胞显著增多并有不成熟性,患者多有脾脏肿大。90%以上的患者具有Ph染色体,几乎所有的CML患者分子生物学检测都能发现BCR-ABL基因重排。典型的CML患者外周血白细胞数增多。大多超过50×10^9/L,甚至高达(400~500)$\times 10^9$/L,外周血白细胞分类中以成熟粒细胞为主,可见到各阶段幼稚粒细胞及少许原粒细胞,嗜酸及嗜碱性粒细胞增多,有时伴有血小板增多。骨髓呈增生明显活跃或极度活跃,以粒系统增生为主,中性晚幼粒或中幼粒及杆状核粒细胞明显增多,嗜酸及嗜碱性粒细胞增多,红细胞系减少,巨核细胞系增生,易见到小型巨核细胞。外周血中性粒细胞碱性磷酸酶染色阳性率及积分减低,骨髓的细胞遗传学检查发现 Ph 染色体。若 Ph 染色体阴性,而临床及实验室检查符合 CML,并发现有 *BCR-ABL* 融合基因阳性也可诊断此病。

1)慢性粒 - 单核细胞白血病(CMML):FAB 协作组将 CMML 归为 MDS 的一种类型,目前 WHO 将 CMML 归为骨髓增生异常 / 骨髓增殖性肿瘤(MDS/MPN)。CMML 实际包括两大类型:一种是真正的 CMML,可视为骨髓增殖性疾病的一种;另一种有明显病态造血和 MDS 特点,是 MDS 伴有单核细胞增多。真正的 CMML 可有白细胞增多及脾脏肿大,骨髓中粒系统左移,中、晚幼粒细胞比例增多,且外周血中出现少量幼稚粒细胞,非常似 CML,但此病外周血中,单核细胞比例增多,绝对值常大于 1×10^9/L,有时骨髓中单核细胞系增加。CML 患者白细胞过高时,单核细胞绝对值可能大于 1×10^9/L,所以有学者提出白细胞高于 20×10^9/L 时,CML 患者单核细胞相对比例应低于 8%;当白细胞低于 20×10^9/L 时,CML 患者单核细胞绝对值应低于 1×10^9/L。CMML 的 NAP 往往正常。虽然晚期病例很容易鉴别,但早期的 CMML 患者很难与 CML 相鉴别,必须依靠 Ph 染色体及 *BCR-ABL* 融合基因检查相鉴别。

2)慢性中性粒细胞白血病(CNL):发病年龄大于 CML,白细胞显著增高,达(25~50) $\times 10^9$/L,其中 90%~95% 是成熟的中性粒细胞。NAP 活性增强。骨髓检查显示粒系统增生、幼稚粒细胞比例正常。Ph 染色体阴性。肝脾肿大伴不成熟粒细胞和巨核细胞浸润。白消安和羟基脲治疗短期有效,中位生存期 2~3 年。

3)幼年型慢性髓系白血病(JCML):由于常伴有单核细胞增加,部分学者亦称为儿童慢性粒 - 单细胞白血病。常发生于 5 岁以下的儿童,约占儿童白血病的 2%。几乎所有患儿脾脏肿大,约半数出现湿疹和斑丘疹样皮肤损害。感染与出血明显,淋巴结可肿大。白细胞数常不超过 100×10^9/L。分类除有幼稚粒细胞外,常伴有单核细胞的增多,可达 1×10^9/L,外周血可见有核红细胞,血小板减少常见。骨髓粒单系增生,不成熟粒、单核及成熟单核细胞增加,巨核细胞减少。N-ALP 活性减低,约 2/3 的患儿出现胎儿血红蛋白或血红蛋白 A2 浓度升高,多种红细胞酶水平减低,如红细胞碳酸酐酶,而葡萄糖 -6- 磷酸脱氢酶活性增高。本病进展较快,中位生存期小于 2 年。本病需与单体 7 综合征鉴别。单体 7 综合征常见于 2 岁以内婴幼儿,肝、脾、淋巴结肿大迅速,胎儿血红蛋白浓度正常或轻度升高,染色体检查可明确诊断。

4)不典型慢性粒细胞白血病(aCML):临床特点类似 CGL,但缺乏 Ph 染色体或 *BCR-ABL* 融合基因重排,FAB 协作组将此类患者归于 aCML。aCML 患者中位发病年龄较 CGL 患者大至少 10 岁,细胞升高水平远低于 CGL,约 2/3 的 aCML 患者单核细胞绝对值超过 1×10^9/L,其单核细胞比例达 4%,aCML 外周血嗜酸性粒细胞和不成熟粒细胞比例低于 CGL,N-ALP 活性常降低,约 30% 的 aCML 患者在就诊时发现多种多样染色体异常,可涉及 1、2、3、5、7、8、11、12、15、17、20 和 21 号染色体。aCML 患者对治疗的反应较差,中位慢性期持续时间和生存期较 CGL 为差。

(2)慢性淋巴细胞白血病(CLL)的形态学分型:CLL 患者临床上有乏力、消瘦、低热、贫血或出血表现及淋巴结、肝、脾肿大。外周血白细胞 >10×10^9/L,淋巴细胞比例≥50%,绝对值≥5×10^9/L,形态以成熟淋巴细胞为主,可见幼稚淋巴细胞或不典型淋巴细胞。骨髓增生活跃或明显活跃,淋巴细胞≥40%,以成熟淋巴细胞为主,外周血淋巴细胞应持续增高大于 3 个月,并可排除病毒感染、结核、传染性单核细胞增多症等其他引起淋巴细胞增多疾患。

CLL 免疫表型分为:

1)B-CLL 细胞形态学分型:①典型 CLL:90% 以上细胞类似成熟的小淋巴细胞;② CLL 伴随幼淋细胞增多(CLL/PL):幼

稚淋巴细胞 >10%（NEC），但 <50%（NEC）；③混合细胞型：有不同比例的不典型淋巴细胞，胞体大，核／浆比例降低，胞质呈不同程度嗜碱性染色，有或无嗜天青颗粒。

2）T-CLL 细胞形态学分型：①大淋巴细胞型：细胞体积较大，胞质为淡蓝色，内有细或粗的嗜天青颗粒，胞核为圆形或卵圆形，常偏向一侧，染色质聚集成块，核仁罕见；②幼稚 T 细胞型：胞核嗜碱性增强，无颗粒，核仁明显；③呈脑回样细胞核的小或大淋巴细胞；④细胞形态多样，胞核多有分叶。

根据淋巴细胞浸润的情况，骨髓病理可分为 3 种类型：①结节型；②间质型；③弥漫型。

（3）毛细胞白血病（HCL）：HCL 患者临床上有发热、贫血、脾大等表现。血常规检查多有全血细胞减少，也可仅表现为两系或一系细胞减少，白细胞数可明显增多、正常或降低，骨髓增生活跃，也可干抽。外周血和骨髓涂片可见到数量不等的毛细胞，毛细胞光学显微镜下的特征为：细胞大小不一，直径约 10~15μm，胞质中等量，瑞氏染色蓝色，周边不规则，锯齿状或伪足突起，有时为细长毛发状。核呈椭圆形，可有凹陷，偶见核仁。相差显微镜下新鲜活体标本中的毛细胞有细长毛发状的胞质突起，易于辨认。扫描电镜可证实上述发现。透视电镜下在血浆内可见到核糖体 - 板层复合物（RLC）。细胞化学染色 PAS 阳性，ACP 阳性，不被酒石酸抑制，α- 醋酸萘酯酶阳性，不被氟化钠抑制。

（4）幼淋细胞白血病（PLL）：PLL 患者脾中、重度肿大，常有肝大，淋巴结肿大较少见。外周血白细胞数常增高，也可正常，血涂片中可见大量的幼淋巴细胞，骨髓增生明显活跃，以淋巴细胞增生为主，有核仁的幼淋巴细胞占 17%~80%。幼淋巴细胞形态学特征为：细胞体积较大，圆形，胞质丰富，嗜碱性。核圆形，核染色质浓集成块或粗细不等，多沿核膜周边分布，核仁大而明显，核浆比例低。相差显微镜检查幼淋巴细胞有 1~2 个核仁，部分细胞胞质中有粗大的颗粒，部分细胞胞质中可见到突起的小绒毛。扫描电镜下幼淋巴细胞有毛状小突起。透射电镜见多数细胞有核仁,个大,核圆、胞质丰富,高尔基体不发达。无 RLC。细胞化学 Feulgen 染色显示核仁中 DNA 物质,阳性率 50% 以上。PAS 有不同程度的阳性反应,ACP 阳性,ACP 耐酒石酸试验阴性,POX、SB、α- 醋酸萘酯酶等均阴性。

二、白血病的免疫分型

（一）免疫表型分析的方法　细胞抗原包括膜抗原、胞质抗原和核抗原。白血病细胞膜表面或胞内抗原的检测即所谓免疫分型。常规免疫表型分析方法有两种:

1. 免疫酶标法　适用于玻片上经固定后的细胞和细胞涂片、Cytospin 制片和细胞培养等,可同时用于检测细胞膜表面和胞内抗原。第一抗体或抗第一抗体的第二抗体耦联一种酶,如过氧化物酶和碱性磷酸酶,这些酶产生一种棕色或红色的反应产物,可通过普通显微镜辨别并判定结果。通过过氧化物酶和碱性磷酸酶耦联不同的抗体可检测同一细胞两种抗原共表达。该方法的优点:①由于标本可以长期保存,因此可以进行回顾性分析;②可用于细胞膜和胞内抗原分析;③可以同时辨认细胞的形态;④仅需要普通光学显微镜。缺点:①细胞经过固定后某些抗原可能被破坏;②无法区分胞质或胞膜抗原;③不能进行抗原定量分析。

2. 免疫荧光法　适用于活的、未经固定的悬浮细胞。优点:①可以完整保留所表达的分化抗原;②可以进行抗原定量分析;③可通过流式细胞仪进行大量细胞分析;④可做双或多标志分析。缺点:①需要荧光显微镜或流式细胞仪;②不能进行回顾性分析;③如果原始细胞比例较低,则结果难以分析。

取材一般采用肝素抗凝骨髓或外周血,骨髓活检、石蜡包埋切片、免疫酶标法免疫分型,随着技术的不断改进,通过选择合适的抗体组合,完全可以准确地进行白血病诊断与分型,特别是在骨髓干抽、低增生性白血病、髓外白血病（如绿色瘤）等更能显示其独特的优势。

（二）抗体的选择 抗体分为单克隆抗体和多克隆抗体。单克隆抗体大致可分为两类:其一为系列特异性 McAb,如髓系的 anti-MPO、T 细胞系的胞质 CD3(CyCD3)、B 细胞系的 Cy79a 等;其二为系列相关性 McAbs。最近相继提出了几个急性白血病(AL)免疫表型分析选用抗体的建议,其中英国血液学标准化委员会(BCSH)和欧洲白血病免疫学特征研究组(EGIL)提出了 AL 免疫表型分析的一线和二线选用 McAbs。一线 McAbs 可以确定白血病属髓或淋巴细胞系白血病,二线 McAbs 进一步确定系内亚型。

（三）急性白血病的免疫分型

1. 急性髓系白血病(AML) AML 的诊断手段主要是光镜细胞形态学和细胞化学染色,但其中 M0、M6、M7 可以通过免疫表型分析得以确诊,某些特异类型如 Ly$^+$AML 必须依赖免疫分型方可确诊。

（1）AML-M0:1991 年 FAB 协作组提出了 AML-M0,该亚型约占 AML 的 5%~10%,由于该亚型缺乏特征性细胞形态和细胞化学染色特征,因此 M0 是只有通过免疫表型分析才能确诊的一个亚型。其诊断要点是:SBB/MPO 阴性或阳性率 <3%,淋系标志(如 CD3、CD79a、CD22 等)阴性,而 CD7 和 TdT 呈阳性,超微结构水平 MPO 或髓系特异性 McAb(MPO、CD13、CD33)中至少一个呈阳性,大部分患者表达幼稚细胞标志 CD34 和 HLA-DR,P170 亦常呈阳性。用 McAb 测 MPO 是确诊原始细胞属髓系的最敏感的指标。CyCD13 的表达早于 mCD13,因此当 mCD13 阴性时,应检测 CyCD13 的表达。

（2）AML-M1:根据形态和细胞化学可确诊 M1,该亚型的免疫表型特征基本与 M0 相似,通常 CD13$^+$、CD33$^+$ 和 HLA-DR$^+$,CD34 表达率低于 M0,但部分患者可表达 CD11b 和 CD15。

（3）AML-M2:全髓系标志(CD13、CD33、MPO)常阳性,CD15 亦常阳性,与 M4、M5(CD15 常阳性)不同的是,其 CD14/CD36 常

阴性。t(8;21)/M2 患者约 80% CD19$^+$,约 60% CD57$^+$,CD34 与 CD19 或 CD19 与 CD57 双表达是 t(8;21)/M2 特征性表型特征,有助于该亚型白血病的临床诊断。有很少部分 t(8;21)/M2 患者 CD13$^-$、CD33$^-$ 和 CD14$^-$,但 MPO$^+$。

（4）AML-M3：该亚型的免疫表型最具特征化,多颗粒 M3 常为 CD13$^+$、CD33$^+$、CD9$^+$、CD34$^-$、HLA-DR$^-$。M3V(M3b)高表达 CD2。在 HLA-DR$^-$ 的 AML 中 CD2$^+$ 与 M3/t(15;17)高度相关。多颗粒早幼粒细胞形态和 HLA-DR$^-$ 还见于 M3/t(11;17)患者,其免疫表型特征为 HLA-DR$^-$,CD33$^+$、CD13$^+$ 弱表达,且不同程度的表达 CD34$^+$、CD56$^+$。采用抗 PML 抗体用免疫细胞化学染色亦是 M3/t(15;17)的一个快速诊断方法。

（5）AML-M4/M5：这两个亚型表型特征基本相似,常表达抗原有 CD13、CD33、HLA-DR、CD14 和 CD15。CD11b 和胞质溶菌酶阳性有助于单核细胞白血病诊断。CD33$^+$、CD13$^-$ 和 CD34$^-$ 与 M5 高度相关。CD14 对 M4、M5 的诊断特异性高,但敏感性不高,CD64 特异性与敏感性均高,但 M3 高表达 CD64,唯其阳性率较低,此外 M3 患者 HLA-DR 常为阴性,据此有助于 M3 特别是 M3a 与 M5 的鉴别诊断。最近有研究表明 CD68(PG-M1 抗体)可以作为 M4、M5 的特异性诊断标志。此外,单核细胞白血病还可有 T 系抗原(如 CD4 和 CD7)、B 系抗原(如 CD19)、NK 相关抗原(如 CD56 和 CD16)及 TdT 阳性。CD2 表达常见于 M4Eo/inv(16)患者。

（6）AML-M6：包括两组患者,其一是以晚期/成熟红系细胞为主,特点是抗血型精蛋白 A 阳性,其二是早期/未成熟红系细胞为主,白血病细胞为原始红细胞或未分化细胞,细胞化学染色 MPO 阴性,免疫表型特征为 HLA-DR(−)、CD36$^+$、淋系标志(−)、髓系标志(−),CD33$^+$,但血型糖蛋白 A 和 B(+)、Spectrin(+)或经体外培养后可出现 ABH 血型抗原。最近 WHO 造血组织和淋巴系统恶性疾病分型建议将前者命名为 M6a,后者命名为 M6b。

（7）AML-M7：白血病细胞形态特点不典型,尽管细胞化学染色 PAS 或对 NaF 敏感的非特异性酯酶和抗酒石酸酸性磷酸酶呈阳性,但并不特异,电镜下血小板过氧化物酶（PPO）染色阳性是 M7 最敏感和特异的确诊指标,但因电镜不能普及而受到很大的限制。M7 的免疫表型特点是 CD34、CD33 或 CD13 常阳性,但最特异的标志是因子Ⅷ相关抗原和血小板糖蛋白 GPⅢa（CD61）和 GPⅡb/Ⅲa 复合物（CD41）。免疫表型分析是目前确诊 M7 的主要手段。值得注意的是由于血小板黏附于白血病原始细胞可导致假阳性,特别是用流式细胞仪进行检测时,CD41 假阳性可高达 85%,因此流式细胞仪检测 CD41$^+$ 时应同时用胞质免疫荧光法进一步肯定其阳性结果。

（8）Ly$^+$-AML：随着对急性双表型白血病认识的加深,已相继提出了一些积分系统,对于那些不能确诊为双表型白血病而又表达淋系相关抗原的 AML,即命名为淋系抗原阳性的 AML（Ly$^+$-AML）。由于使用 McAbs 的不同及方法学阳性判断标准各异,Ly$^+$-AML 的发生率为 2%~60%。Ly$^+$-AML 主要有 CD7$^+$AML、CD19$^+$AML、TdT$^+$AML 等。

2. 急性淋巴细胞白血病 急性淋巴细胞白血病（ALL）的 FAB 分型中区分 L1 或 L2 亚型与治疗策略的制定或预后判断关系不大。此外,一些 ALL 的 MIC-M 亚型被相继界定,并据此提出了一些新的治疗方案（如 B-ALL 治疗方案中含大剂量甲氨蝶呤和环磷酰胺,T-ALL 治疗方案中含大剂量的阿糖胞苷,Ph$^+$ALL 首次完全缓解后即应进行造血干细胞移植等）,使一些以前预后不好的亚型的临床疗效得到了显著提高,从而使 ALL 的总体疗效提高。因此,免疫亚型分析现已成为 ALL 的核心诊断手段,它不仅可以确诊 ALL 并将其区分为 B-ALL 和 T-ALL,而且可将其进一步细分为不同亚型。

识别 B 系原始细胞常用 McAb,有 CD19 和 CD22（检测 CyCD22 比 mCD22 更为敏感）,而 CD79b 的表达晚于 CD79a,因此意义较小。T 系原始细胞最有用和最特异的抗体是 CD3,特别是 CyCD3。anti-TCRαβ 和 anti-TCRγδ 的特异性相似,CD2、CD4 和 CD7 的特异性较差,特别是 CD7,如果 CD7 单独表达不能诊断为 T 系 ALL。

B-ALL 的分型反映了 B 细胞成熟的正常过程,早期细胞仅表达 HLA-DR。TdT 和全 B 抗原(如 CD19,CD22 和 CD79a),随后是 CD10,接着是出现胞质 μ 链和 CD79b、再次是胞质 κ 和 λ 链,最后是膜免疫球蛋白(SmIg)。Pro-B 和 Common ALL CD34 常阳性,但 Pro-B 或成熟 B 细胞 ALL 则常 CD34⁻。Pro-B 和 Common ALL 并非包括所有 CD10⁺ ALL,同时表达 SmIg 的患者常诊断为 B-ALL;此外同时表达胞质 μ 链、κ 和 λ 链者不在此亚型之列。

大部分 T-ALL 的表型特点为晚期皮质胸腺细胞表型,即 CD1、CD2、CD5、CD7 和 CD4 或 CD8 双阳性,低表达 CD3,TdT 常阳性,其次是早期皮质胸腺细胞表型,CD2、CD5、CD7 和 CD4 或 CD8 阳性,CD3+/-,TdT 亦可呈阳性。

某些 ALL 表达髓系相关抗原,即髓系抗原阳性的 ALL(My⁺ALL),My⁺ ALL 表现为 CD13⁺ 或 CD33⁺,成人 My⁺ ALL 发生率约为 35%,而儿童 ALL 中 My⁺ ALL 发生率则为 3.5%~20%。

3. 急性未分化型白血病　应用现有免疫分型技术,少于 1% 急性白血病患者不能被确认为 AML、ALL 或急性双表型白血病,这些白血病患者被称为急性未分化型白血病(AUL)。AUL 与 AML-M0 不同,AUL 是指细胞表面无系列特异或系列相关抗原表达,细胞形态和细胞化学特征也无法确定系列的 AL。这些患者表达 CD34 和 HLA-DR,亦可表达 CD38 和 TdT,他们不表达髓系标志(如 CD13、CD33、MPO、CDw65、CD117、CD41、CD61 和血型糖蛋白)和淋系标志(如 CD19、CD22、CD10、CD79a 和 CD3)。CD7⁺ 不能除外诊断,同样免疫球蛋白重链基因和 T 细胞受体基因重排阳性亦不能除外诊断,AUL 的确诊必须包括有胞质 CD3、CD22 和 CD13 的检测。

4. 急性双表型白血病　双表型白血病是指同一白血病克

隆同时表达两个系列标志,常为淋系和髓系。部分患者形态学
可表现为两个不同的原始细胞组群,但大部患者并非如此。双
表型白血病的确诊必须有免疫表型,但同时应考虑细胞形态学
和细胞化学染色特征,通过综合评定以后方可确诊。如果一个
髓系标志加一个淋系标志阳性率 >120%,提示为双表型,但确
定尚需进行双标,如联合两个免疫学标志或细胞化学联合一个
免疫学标志。现认为仅异常表达个别次要非本系列相关抗原不
能诊断双表型白血病,而应诊断 Ly⁺ AML 或 My⁺ ALL。初诊时
为 ALL,但复发时为 AML,如果有细胞遗传学或分子生物学等
证据证实为同一克隆,这些患者亦应诊断为双表型白血病(反
之亦然),但应与治疗相关性白血病加以鉴别。同时表达髓系和
NK 细胞标志(如 CD56)是否应诊断双表型白血病尚有分歧。

(四)慢性白血病(淋巴细胞型)的免疫分型 1989 年 FAB
协作组提出了慢性 B、T 淋巴细胞白血病分型诊断标准,新近提
出的修订版欧美淋巴瘤分型标准对这些疾病作了进一步界定。
免疫分型对慢性淋巴细胞白血病的确诊是必须的:①通过检测
细胞表达 κ 或 λ 轻链,可确定 B 细胞为单克隆或多克隆增生,
从而有助于与反应性 B 淋巴细胞增生相鉴别;②可以与 ALL 进
行鉴别诊断,并可进一步确诊 CLL 的特殊亚型;③可以研究某
些特殊亚型的不典型抗原表达,有时可据此判断预后。

1. B 淋巴细胞系慢性白血病(表 1-3)

表 1-3 B 淋巴细胞慢性白血病免疫表型特征

标志	CLL	PLL	HCL	SLVL	浆细胞白血病
SmIg	弱	强	强/中	强	阴性
CyIg	–	–/+	–/+	–/+	++
MRFC	++	–	–/+	–	–
CD5	++	–/+	–	–	–
CD19,20,24,79a	++	++	++	++	–

续表

标志	CLL	PLL	HCL	SLVL	浆细胞白血病
CD79b	-	++	-/+	++	-
CD23	++	-	-	-/+	-
FMC7,CD22	-/+				-/+
CD10	-	-/+	-	-	-/+
CD25	-	-	++	-/+	-
CD38	-		-/+	-/+	++
HLA-DR	++	++	++	++	-

注:CLL,慢性淋巴细胞白血病;PLL,幼稚淋巴细胞白血病;HCL,毛细胞白血病;SLVL,伴外周毛细胞的脾淋巴瘤;MRFC,鼠玫瑰花环形成细胞。++:80%~100%;+:40%~80%;-/+:10%~40%;-:0~9%

（1）慢性淋巴细胞白血病（CLL）:CLL 细胞弱表达 SmIg,轻链常为 μ 链,有时可同时表达 δ 链。全 B 细胞 McAb（如 CD19,20,24,79a）阳性,CD20 表达较弱,大部分患者 CD5$^+$ 和 CD23$^+$,FMC7、CD22 常阴性,CD79b、CD11c 和 CD25 不常表达,即使表达也较弱。

（2）幼稚淋巴细胞白血病（PLL）:约 2/3 的 PLL 患者其免疫表型与 CLL 明显不同,强表达 SmIg、FMC7、CD20,低表达 MRFC 和 CD5,另 1/3 的患者介于 CLL 与 PLL 之间。大部分 PLL 患者表达 IgM 或同时表达 IgD,小部分患者表达 IgG 和 IgA。与 CLL 相比,CLL 患者 CD79b、CD22 常阴性。

（3）CLL/MPLL 混合型:约 2/3 的患者免疫表型与典型 CLL 相同,另 1/3 的患者有一些不典型特征,如强表达 SmIg/CD20 或表达 CD11/FMC7。

（4）毛细胞白血病（HCL）:毛细胞常显示相对成熟 B 细胞表型,CD19、CD20、CD22 和 CD79a 阳性,且 CD22 强表达,SmIg 中度/强表达,常为 IgM,亦可为 IgD,IgG 或 IgA、CD5、CD10 和

CD23 阴性,CD25 和 FMC7 阳性。HCL 较特异的标志有 HC2、CD103 和 DBA.44。抗酒石酸的酸性磷酸酶既可用细胞化学染色方法检测,亦可用特异性 McAb 的免疫学方法来检测。

(5)伴外周毛细胞的脾淋巴瘤(SLVL):SmIg 强阳性,CD19、CD20、CD22、CD24、CD79a 等 B 细胞相关抗原及 FMC7 常阳性,约 3/4 的患者 CD79a 阳性,一些 CLL 特征性标志,如 CD23、CD5、CD10、CD103 和 HC2 常阴性,50% 的患者 CD11c$^+$,亦可表达 CD25、CD38,联合一组抗体不难作出与其他疾病的鉴别。

(6)浆细胞白血病(PCL):PCL 特异的标志有 PCA-1、BU11、CD38 和 B-B(CD138),全 B 标志(如 CD19、CD20 和 CD22)常阴性,部分患者可 CD79a 阳性。

2. T/NK 细胞慢性白血病　T/NK 细胞慢性白血病包括 T 幼稚淋巴细胞白血病(T-PLL)、大颗粒淋巴细胞白血病(LGLL)、成人 T 淋巴细胞白血病/淋巴瘤综合征(ATLL)、Sezary 综合征(SS)/蕈样真菌病(MF)。由于 FAB 协作组提出的 T-CLL 经超微结构和细胞遗传学特征研究证实这组患者包括 LGLL 和 T-PLL 小细胞变异型,因此 T-CLL 已不再使用。此外 Mututes 等还提出了 Sezary 细胞样白血病,但该亚型是独立亚型还是 T-PLL 上的变异型尚有争议。

(1)幼稚淋巴细胞白血病(PLL):一般来说,CD2 和 CD5 阳性,并强表达 CD7(该特征有利于 PLL 与其他亚型的鉴别)。20% 的患者细胞膜 CD3 和 anti-TCRα/β 阴性,但胞质却常阳性。CD3 表达较正常 T 淋巴细胞弱、2/3 的患者为 CD4$^+$、CD8$^-$,约 25% 的患者为 CD4$^+$、CD8$^+$,1/3 的患者弱表达 CD25,HLA-DR 常阴性。NK 细胞标志(如 CD56 和 CD16)及细胞毒 T 细胞标志(如 CD57)亦常是阴性。

(2)大颗粒淋巴细胞白血病(LGLL):根据 CD3 表达可将 LGLL 区分为两个主要亚型:T 细胞 LGLL(CD3$^+$)和 NK-LGLL(CD3$^-$)。T 细胞 LGLL 白血病根据 CD4、CD8 和 TCRαβ 可进一步分为三组:第一组为 TCRαβ$^+$、CD8$^+$、CD4$^+$ 占 90% 以上;第二

组 CD4$^+$、CD8$^-$、TCRαβ$^+$，这组患者常表达一些 NK 细胞标志；第三组为 TCRαβ 阴性、CD4 或 CD8 为阳性 / 阴性。NK-LGLL CD2$^+$，但 CD3 和 TCRαβ 阴性，CD4、CD8 弱阳性或阴性，CD11b、CD16 或 CD25 常阳性，CD57、CD7、CD58、HLA-DR 亦可阳性。

（3）成人 T 淋巴细胞白血病 / 淋巴瘤综合征（ATLL）：ATLL 细胞可形成玫瑰花结，常表达 CD2、CD3、CD4、CD25、CD5 和 HLA-DR，大部分患者 CD7、CD8 或 CD38 阳性，CD3、CD7 表达强度较正常 T 淋巴细胞弱。ATLL 特征性表型是 CD25$^+$，该 McAb 识别 IL2 受体 P55α 链，可据此将 ATLL 与其他 T 细胞疾病进行鉴别诊断。

（4）Sezary 综合征 / 蕈样真菌病（SS/MF）：Sezary 细胞 CD2、CD3、CD4 和 CD5 常阳性，而 CD7、CD8 或 CD25 常阴性，CD3、CD4 表达强度弱于正常 T 淋巴细胞，1/4~1/3 的患者 CD7$^+$，小部分患者可 CD25$^+$。

三、白血病的细胞遗传学检查

（一）常用方法

1. 标本的来源和采集　按照肿瘤染色体研究的标本必须取自肿瘤组织本身的原则，白血病的染色体研究通常以采用骨髓为宜。骨髓抽取量应视外周血白细胞计数之高低而定。当白细胞总数 >10 000/mm^3，原、幼细胞百分比 >10% 时，也可采用外周血细胞进行短期培养（24 小时或 4 小时），但不加植物血凝素（PHA）。

2. 染色体制备　作为常规的骨髓细胞染色体制备方法包括直接法和短期培养法两种。前者是指骨髓自体内取出后不经培养立即予以各种处理后制片，后者是指骨髓经有核细胞计数后按一定的细胞密度[（1~3）× 10^6/ml]接种到培养基内，经过 24 小时或 48 小时培养后再收获细胞制片。

以往学者们大多推荐直接法，当时他们认为，直接法反映体内细胞的真实核型状况；而培养法则有使正常细胞超过异常细胞的选择性生长倾向,故易于导致假阴性结果。

3. 染色体显带 常用的染色体显带技术有以下4种:Q带、G带、R带和C带。其中Q带因荧光很快褪色,标本不易保存,故国内很少应用。C带为染色体着丝粒显带法,对染色体识别帮助不大,一般也不作常规使用。国内应用较广的是G带和R带技术。G带是指标本事先经过某种预处理,再以吉姆萨染色后染色体纵轴上所显示的带型。它和Q带带型基本一致,并具有普通显微镜即可观察、标本能永久保存等Q带所没有的优点。和R带相比,G带的长处是带纹细微,因而解象力较强,其短处是多数染色体末端呈浅带,不利于该区异常的识别;其次G带对标本中分裂象的数量和质量要求较高,以致分裂象相对贫乏且染色体质量较差的白血病和实体瘤标本常不易获得高质量的带型;再次,影响显带的因素较多,故条件不易控制,欠稳定。

4. 染色体分析 染色体分析的方法包括镜下分析、照相分析和电脑分析等。以镜下分析最为常用。电脑分析其错误率明显高于熟练的工作者,仍需要检验者加以审核和校正。通过以上方法将单个细胞中所有染色体按其带型特征从大到小依次配对排列就构成了核型。白血病标本通常要求分析20~30个中期分裂象。分析细胞不足此数而又未能发现异常者,不能下正常核型的结论;相反,已发现异常克隆者则不一定强求此数。分析时先用低倍镜自左至右、自上而下逐个视野寻找合适的分裂象,再换用油镜进行观察。凡长度适中、分散良好、基本无重叠、带型可识别者均列为分析的对象。分析时要遵循“随机”的原则,避免只挑选漂亮的分裂象进行分析,否则可致人为的假阴性结论。

为了便于国际间的相互交流,核型描述要遵循《人类细胞遗传学国际命名体制》的有关规定。核型描述有简式和繁式两种表示法。一般尽量采用简式。先写出染色体众数,其次写出性染色体组成,再按照常染色体号数的大小依次列出其异常。若同时存在多个相关克隆时,则先写出最基本的干系克隆,然后按克隆演化先后顺序即由简单到复杂依次列出其他克隆,而不论其大小。若同时存在数个不相关的克隆时,则按克隆大小依次列出。不同克隆之间用外线隔开。

(二)慢性白血病的染色体改变

1. 慢性粒细胞白血病(CML)

(1) Ph 染色体的发现及性质:1960 年 Hungerford 在美国费城首先发现了 Ph1 染色体。现已改称为 Ph 染色体。1973 年 Rowley 同时应用 Q 带和 G 带证实 Ph 染色体是 9 和 22 号染色体的相互易位 t(9;22)(q34;q11)。高分辨技术将其断裂点精确定位于 9q34.1 和 22q11.21。分子学研究证实,原位于 q34 的 *ABL* 原癌基因易位到 22q11 上和 *BCR* 基因的一部分融合,产生 *BCR-ABL* 融合基因,后者转录为 8.5kb 的 *BCR-ABL* 融合 mRNA,最终翻译成 210kD 的蛋白质。该蛋白质具有酪氨酸激酶活性。它通过包括 RAS 在内的多种信号转导途径来活化癌基因和某些细胞因子,最终导致细胞的恶性转化。

Ph 染色体可见于粒、红和巨核细胞,一般不见于皮肤和淋巴细胞。近年来的研究发现一些 B 淋巴细胞,甚至少数 T 淋巴细胞中有 Ph 染色体存在。这表明 CML 是多能造血干细胞突变所致的克隆性疾病。

大约 92% 的 Ph+ CML 患者有典型的 t(9;22)(q34;q11)易位,其余患者则有涉及 3 条或更多染色体(包括 9 和 22 号染色体在内)的复杂易位。具有复杂易位的 CML 患者其临床、血液学和预后特征与典型易位的 CML 患者相比,并无明显区别。

(2) CML 慢性期的染色体改变:Ph 染色体约见于 95% 的 CML 患者,通常被认为是 CML 的重要诊断标志。根据 Ph 染色体的有无,不但可将 CML 与类白血病反应、骨髓增生综合征相鉴别,而且还可进一步将 CML 分成 Ph+ 和 Ph- 两种类型。值得注意的是,Ph 染色体也可见于其他恶性血液病,如 15%~30% 的成人 AML、2%~5% 的儿童 ALL、1%~2% 的 ANLL 以及个别的 MDS、真性红细胞增多症、骨髓纤维化、淋巴瘤、多发性骨髓瘤、慢性淋巴细胞白血病和恶性组织细胞病等。因此当 Ph 染色体阳性者拟诊为 CML 时,仍需结合临床,防止绝对化和片面性。

Ph⁺ CML 中,70% 的患者有 46,t(9;22) 的假二倍体核型,30% 的患者除 Ph 染色体外,还可有 −Y、+8 或 +Ph 等异常。绝大多数初诊 Ph⁺ CML 患者骨髓中 Ph⁺ 细胞为 100%,并且病程中一般不因化疗而发生大的波动。然而也报道过个别患者对白消安或羟基脲特别敏感,治疗后可发生核型转换并得以长期生存。干扰素治疗后约 20% 的患者可获完全细胞遗传学缓解。目前只有异基因骨髓移植能根除 Ph⁺ 克隆,恢复正常造血,从而使 CML 真正得到治愈。

(3) CML 急性期的染色体改变:20% 的患者保持 46,t(9;22) 核型不变,80% 的患者可发生核型演变,即出现额外的染色体异常以致染色体众数增至 47~50 条。最多见的额外染色体异常按出现频率的高低依次为 2Ph、+8、i(17q)。它们可单独或联合出现。染色体丢失较少发生,其中 −7 约见于 3% 的患者,多为急淋变。少数病例 Ph 易位可和 t(8;21)、t(15;17)、t(9;11)、inv(16) 或 inv(3) 同时出现,分别提示 CML 急粒变、早幼粒变、急单变、急粒 - 单变或巨核细胞变。额外的染色体异常通常比临床或血液学急变征象早出现 2~4 个月,因此 CML 病程中定期进行染色体检测有助于早期诊断 CML 急变。额外异常的有无与预后相关。无额外异常组中 80% 的病例对治疗有反应,中数生存期(MST)5.7 个月;全部细胞均有额外异常组中,30% 的病例对治疗有反应,MST 2.5 个月;部分细胞有额外异常组中,50% 的病例对治疗有反应,MST4.9 个月。

(4) Ph-CML:此型约占 CML 的 5% 左右。目前认为 Ph-CML 是一组异质性疾病。其中半数为 Ph-*BCR*⁺,实质上仍属于 Ph⁺ CML 的范畴,其临床和血液学表现和典型 CML 完全一致;半数为 Ph-*BCR*⁻,其临床和血液学表现多不典型,如常有贫血和血小板减少,脾大不显著,白细胞增多和嗜碱性粒细胞增多不明显。可涉及三系的病态造血改变,中性粒细胞碱性磷酸酶正常或增高,对治疗反应差,MST 较短,*NRAS* 突变率高(54%),多数人认为它实际上是慢性粒单细胞白血病的一种亚型或伴有原始细胞过多的难治性贫血。

2. 慢性淋巴细胞白血病(CLL) CLL 的染色体研究进展十分缓慢。由于 CLL 的白血病细胞自发性有丝分裂活性低下且植物血凝素是 T 细胞激活剂,早期采用不加丝裂原的骨髓细胞培养或加植物血凝素刺激的外周血培养大多显不正常核型。1979 年后由于多克隆 B 细胞激活剂(脂多糖、EB 病毒、佛波酸酯和细胞松弛素 B)的应用,CLL 的染色体研究才取得了突破。与 CML 相反,CLL 的染色体异常呈现较大的异质性,数目异常中 12 号染色体三体(+12)最常见,约发现于 1/3 有染色体异常的 CLL 患者,近年来应用 12 号染色体着丝粒探针进行荧光原位杂交(FISH)研究,发现 30% CLL 患者有 +12 异常。由于该技术不但可对中期细胞,而且可对间期细胞进行检测,因而比常规核型分析更为简便、敏感、准确、可靠。近年来一些研究发现 +12 更多见于不典型 CLL。此外,还可见 3 号染色体三倍体(+3,6%)和 18 号染色体三倍体(+18,5%)。结构异常中,14q+ 的检出率最高,约见于 25% 有染色体异常的 CLL 患者。该标记染色体常为 14 号染色体和一条其他染色体的相互易位所致,其中以 t(11;14)(q13;q32)和 t(14;19)(q32;q13)较多见。首先,前者导致位于 14q32 免疫球蛋白重链(*IgH*)基因和位于 11q13 的细胞周期素 *D1* 基因并置,后者致 *IgH* 基因和位于 18q13 的 *BCL-3* 基因并置。3/4 的 14q+ 异常往往伴有其他染色体异常。其次,13 号染色体长臂部分缺失(13q-)见于 20% 有染色体异常的 CLL 患者,常涉及 13q14 带。其他较常见的结构异常还有 i(17q)和 6q-。T 细胞 CLL 的特征性染色体异常为 inv(14)(q11;q13)。CLL 患者核型演变很少见,一旦发生则提示预后不良。

核型异常的有无及其类型与 CLL 的预后有关:正常核型组 MST 37 个月,异常核型组 MST24 个月;单纯 +12 者预后好于 +12 合并其他异常者;13q- 异常者的预后和正常核型者相同;

14q+ 和 17 号染色体畸变均提示预后不良。

（三）急性白血病的染色体改变

1. 急性髓细胞白血病（AML） 随着培养方法和显带技术的进步，目前 AML 的染色体畸变检出率已由 20 世纪 60—70 年代的 50% 上升至 80%~90% 左右。AML 染色体畸变的类型虽然多达 100 种以上，但可归纳为两类：一类是和 FAB 亚型相关的特异性染色体重排，约占 60%；另一类是和 FAB 亚型不相关的异常，大多为数目异常。原有异常者 CR 后一般不再被检出，复发则又可重现。部分病例由于核型演化而产生继发性异常，其中三体 -8 最为常见。

（1）FAB 亚型相关的特异性染色体重排

1）t（8;21）(q22;q22)：该易位约见于 12% 的 AML。它和 AML-M2 有特别联系（92% 为 AML-M2；7% 为 AML-M4，个别为 AML-M1），常显示下述典型的细胞学特征：原始细胞大，核有凹陷和近核浅染区，髓系细胞有显著的病态造血改变，胞质内 Auer 小体和空泡易见，骨髓嗜酸性粒细胞增多，成熟白血病细胞中可见橙红色颗粒，NAP 活性明显减低。这些改变和我国学者所描述的 AML-M2b 是一致的。白血病细胞的免疫表型分析显示 CD34$^+$、HLA-DR$^+$、CD13$^+$、CD33$^+$、CD19$^+$ 和 CD56$^+$，提示可能起源于较早期的造血干细胞。细胞遗传学上 75% 的 t（8;21）白血病可有额外的染色体异常，其中性染色体丢失最多见（73%），其次为 9 号染色体长臂的中间缺失（9q-，11%）。5% 的 t（8;21）白血病可有复杂变异易位。分子学研究揭示该易位导致原位于 21q22 的 *AML1* 基因易位到 8q22 上和位于该处的 *ETO* 基因并置，形成 *AML-ETO* 融合基因。*AML1* 系核心结合因子（*CBF*）的亚单位。正常情况下它和 CBF 亚单位结合，形成异二聚体的转录因子，从而调节许多与髓系细胞生长和分化有关的基因表达。*AML-ETO* 融合基因通过对残存的正常 CBFα/β 转录因子的显性负调控作用，干扰了有关蛋白的表达，最终导致细胞恶性转化。临床上 t（8;21）白血病好发于儿童和青年人，易有实体瘤形成,如绿色瘤,成人患者对治疗反应佳,CR率高(90%),MST52个月,但易于复发。儿童患者的预后不如成人患者理想。t(8;21)易位通常易于在常规核型分析中检出,但也报道过常规核型分析未见t(8;21)易位或仅见9q-异常而逆转录-聚合酶链反应(RT-PCR)检出 *AML1-ETO* 融合转录本的病例。因此对于具有t(8;21)白血病的细胞学特征而常规核型分析为阴性或仅见单纯9q-的病例,有必要应用RT-PCR或双色FISH技术检测 *AML1-ETO* 融合基因,以便进一步确诊。

2)t(15;17)(q22;q21):该易位只见于早幼粒细胞白血病(AML-M3),约85%的AML-M3(包括多颗粒型和微颗粒型)均可检出t(15;17),因而成为该型白血病高度特异性的细胞遗传学标志。分子学研究揭示原位于17q的维甲酸受体α基因易位到15q上和位于该处早幼粒细胞白血病的 *PML* 基因融合,形成 *PML-RARA* 融合基因。正常情况下 *PML* 显示类似肿瘤抑制基因的功能,*RARA* 则有促进分化和抑制生长的活性。*PML-RARA* 融合蛋白既破坏了核体的正常结构,又通过与 *PML* 或其他维甲酸结合蛋白形成稳定的异二聚体,从而对野生型 *PML* 和 *RARA* 等位基因起显性负调控作用,最终导致细胞的恶性转化。临床上仍有15%左右的病例由于染色体制备失败、采用直接法制备染色体标本、分裂象数量少、质量差、克隆少、t(15;17)插入易位或涉及3条染色体的变异型t(15;17)易位等不同原因而造成漏诊。此时可采用RT-PCR或双色FISH技术检测 *PML-RARA* 融合基因,以求确诊。临床上凡具有t(15;17)易位或 *PML-RARA* 融合基因的AML-M3病例应用全反式维甲酸治疗有效,反之则无疗效,表明t(15;17)的有无对AML-M3的治疗有指导作用。近来还报道了三种少见的变异型易位:t(5;17)(q32;q21)、t(11;17)(q13;q21)和t(11;17)(q23;q21),它们的分子学改变和典型的t(15;17)不完全相同,虽然都累及 *RARA* 基因,其伙伴基因分别为核磷蛋白、核有丝分裂器和早幼粒细胞白血病的锌指基因而不是 *PML*。伴有t(11;17)(q23;q21)的

AML-M3 对维甲酸治疗不敏感。

3）inv（16）(p13；q22)：该异常约见于 8% 的 AML 和 25% 的 AML-M4 患者,常有显著的骨髓嗜酸性粒细胞异常,可以是嗜酸性粒细胞的数量增加(8%~54%)或嗜酸性粒细胞的形态异常——嗜酸性颗粒中混杂有大而不规则的嗜碱性颗粒,其糖原和氯醋酸酯酶染色均呈强阳性,因而构成一种独特的临床病理学亚型——M4Eo。其细胞遗传学上有 3 种类型：inv（16）(p13；q22)、del（16）(q22) 和 t（16；16）(p13；q22)，其中以 inv（16）最为多见。三体 8 和三体 22 是常见的继发性改变。分子学研究揭示 inv（16）导致原位于 16p13 的平滑肌肌球蛋白重链基因(*MYH11*)和位于 16q22 的 *CBFβ* 基因断裂后并置在一起,形成 *CBFβ-MYH11* 融合基因。和 *AML1-ETO* 融合基因一样,*CBFβ-MYH11* 由于阻断了 *CBFα/β* 的转录激活功能而导致关键靶基因表达诱导的阻断。临床上 M4Eo 化疗效果好,CR 率接近 100%,MST 长达 5 年以上,但易并发脑膜白血病。inv（16）是一种微小的染色体异常,以致常规核型分析时难以发现而造成漏诊。近年来有人发现 30% 伴 inv（16）的 AML 缺乏典型 M4Eo 的形态学特点,而 10% 不伴有嗜酸性粒细胞异常的 AML-M4 有 *CBFβ-MYH11* 融合基因。RT-PCR 和双色 FISH 技术是两种敏感可靠的检测方法。

4）t/del（11）(q23)：该异常和单核细胞白血病有特别的联系,约见于 22% 的 AML-M5。它可以是单纯缺失,也可以是易位,后者常涉及 11q23 带,而其伙伴染色体则不固定,约有 20 种之多,其中以 t（9；11）(p22；q23)、t（6；11）(q27；q23)、t（10；11）(p12；q23) 和 t（11；19）(q23；p13) 较为多见。分子学研究揭示该易位导致位于 11q23 的 *MLL* 基因(又称 *ALL-l*、*HRX* 或 *HTRX* 基因)和来自伙伴染色体的基因如 *AF6*(6q27)、*AF9*(9p22)、*AF10*(10p12)、*AF17*(11q21) 或 *ELL*(19p13.1)并置在一起,形成 *MLL-AF6*、*MLL-AF9*、*MLL-AF10*、*MLL-AF17* 或 *MLL-ELL* 等融合基因。所有这些融合蛋白都缺失了 *MLL* 基因的激活区,干扰了野生型

MLL 基因对其下游 *HOX* 基因 H 表达的调节,从而导致白血病发生。该异常有少见的年龄分布,它占成人急性白血病的 5%,儿童急性白血病的 50% 和婴儿急性白血病的 70%。临床上常有高白细胞计数和皮肤受累,预后不良。该类易位常累及近端的微小片段,故有时难以从常规核型分析中所检出,而 RT-PCR 和 FISH 是两种检测 11q23 重排的敏感方法。

5)其他少见的染色体重排:其他特异性染色体重排均较少见(1% 或更少),例如 t(6;9)(P23;q34),见于伴有骨髓嗜碱性粒细胞增多的 AML-M2 或 AML-M4,患者较年轻,治疗后 CR 率低(50% 左右);t(8;16)(p11;p13)见于 AML-M5b,白血病细胞吞噬红细胞为其主要的形态学特点,临床上常有中枢神经系统受累和由于原发性纤溶或弥散性血管内凝血所致的出血倾向,CR 率 50% 左右且为时短促;inv(3)(q21;q26),见于 AML-M3 以外的各 AML 亚型,主要特点为相对性或绝对性血小板增多和骨髓小巨核增多,多数病例伴有其他染色体异常,特别是 –7/7q- 和 –5/5q-,化疗效果大多不佳,预后较为恶劣;t/del(12)(p12;p13),见于伴有骨髓嗜碱性粒细胞增多的 AML-M2;t(9;22)(q34;q11)见于 AML-M3 以外的各 AML 亚型,免疫学检测常同时表达髓系和淋系抗原,仅 30%~40% 的患者可获 CR,早期复发多见,通常无 CML 病史,骨髓中常有正常核型的细胞,缺乏 CML 急变时常见的继发性染色体异常,CR 后 Ph 染色体消失,融合基因产物为 P190 蛋白,借助以上诸点则不难与 CML 急变相鉴别;t(7;11)(p15;p15)主要见于 AML-M2,偶可见于 AML-M4,患者几乎均系东方人种,白血病细胞可见 Auer 小体,NAP 减低,化疗后 72% 的患者可获 CR,MST13 个月,分子学研究发现该易位导致原位于 11p15 的核孔素基因和位于 7p15 的同源盒基因并置在一起;t(16;21)(p11;q22),见于 AML-M2 和 AML-M5,临床上病情进展快,治疗效果差,CR 率低,复发率高,分子水平有 *FUS-ERG* 融合基因形成;t(1;22)、(p13;q13),仅见于小儿 AML-M7(28% 的儿童 AML-M7 和 67% 的婴儿 AML-M7),通常预后不良。

（2）和 FAB 亚型不相关的异常：大多为染色体的增加（三体）、丢失（单体）或部分缺失，几乎可涉及每条染色体，但以 +4、5q-、-7/7q-、+8、9q-、+11、+13、i(17q)、20q-、+21、+22 和 -Y 等较为常见。近来也发现其中某些类型有独特的临床生物学特点，+4 见于不到 1% 的 AML，多为 AML-M4，常有 MDS 病史和骨髓病态造血改变，部分患者可见双倍体。+8 见于 8% 的 AML，为最常见的染色体三体，预后中等。近年来还报道过四体 8 的 AML，大多数为单核细胞白血病，老年患者居多，常有皮肤受累表现，对化疗不敏感，难以获得 CR，生存期短。间期 FISH 检测常发现三体 8/ 四体 8 的嵌合型，提示四体 8 可能从三体 8 通过连续两次不分离事件演变而来。+11 见于 1% 的 AML，白血病细胞常显示干 / 祖细胞免疫表型（HLA-DR 和 CD34 阳性），多为 AML-M1 或 M2 亚型，分子学检测发现 MLL 基因外显子 2~8 的串联重复，多数患者对治疗反应差，仅获短暂的首次 CR。+13 约见于 0.5% 的髓系疾病，以 AML-M0 和 AML-M1 较为多见，往往同时表达淋系和髓系抗原，预后不良。-7/7q- 约见于 7% 的 AML。7q- 不如 -7 多见，有时为 -7 的先期改变。患者常因缺乏表面糖蛋白 GP130 而导致细胞的趋化功能缺陷。因此临床上感染和发热多见，少数患者还可有尿崩症的表现，预后通常恶劣。分子学检测常揭示 RAS 基因突变和 P170 糖蛋白的表达。

至于 AML-M6 虽未发现特异性染色体重排，但大多有重度核型异常，尤以涉及 5 和 / 或 7 号染色体的异常、多倍体、环状染色体和标记染色体等为其特色。

2. 急性淋巴细胞白血病（ALL） 大约 60%~85% 的 ALL 者可检出克隆性染色体畸变，其中 66% 为特异性染色体重排。

（1）染色体数目畸变：ALL 按染色体众数可分为以下 5 种亚型：

1）>50 的超二倍体：约见于 25%~30% 的儿童 ALL 患者，染色体众数在 51~65 之间，峰值 55，数目增加的染色体常见为 4、6、10、14、17、18、20、21 和 X 等。FAB 分型为 ALL-L1 或 ALL-L2，

免疫学检测显示 CD10 阳性的早期前 B 细胞表型,患儿年龄 2~10 岁,常伴有低的白细胞计数和较低的乳酸脱氢酶(LDH)水平,化疗效果好,MST 大于 2~3 年。

2)47~50 的超二倍体:见于 10%~15% 的 ALL 患者,FAB 分型为 ALL-L1 或 ALL-L2,免疫学检测示早期前 B 细胞表型,预后居中。

3)假二倍体:见于 40% 的 ALL 患者,染色体数目为 46,但可有各种数目和结构畸变,常伴有高白细胞计数和 LDH 增高,预后大都恶劣。

4)正常二倍体:见于 10%~15% 的 ALL 患者,FAB 分型为 ALL-L1 或 ALL-L2,T 细胞 ALL 中正常核型者高达 30%,预后居中。

5)亚二倍体/近单倍体:前者染色体数目 <46,见于 7%~8% 的 ALL 患者,后者染色体数目 <30,见于不到 1% 的 ALL 患者。FAB 分型为 ALL-L1 或 L2,免疫学检测示早期的 B 细胞表型预后较好。

(2)染色体结构畸变:ALL 的特异性染色体重排主要和白血病细胞的免疫学亚型相关。

1)B 系列:

t(8;14)(q24;q32):该异常见于 3% 的 ALL,特别是 85%~90% 有表面免疫球蛋白的成熟 B 细胞 ALL,少数患者则有变异易位如 t(2;8)(p12;q24) 或 t(8;22)(q24;q11),FAB 分型为 ALL-L3,患者白细胞计数为 10×10^9/L,1/3 病例合并脑膜白血病和/或腹部肿瘤,对常规治疗无反应,CR 率 35%,长期无病生存率 0~25%,预后恶劣,但近年采用新的短程强烈化疗,预后明显改善。分子学研究揭示该易位导致原位于 8q24 的 *Myc* 基因和免疫球蛋白基因之一(*IgH*、*Igκ*、*Igλ*)并置在一起,促使 *Myc* 基因调控失常而致高表达。

t(4;11)(q21;q23):该异常见于 2%~6% 的 ALL,新生儿和婴儿多见,FAB 分型为 ALL-L1 或 L2,免疫学检测显示前 B 或早前 B-ALL 表型,6% 的患者常同时表达 CD15,临床上常有高白细胞计数和中枢神经系统受累,治疗后 CR 率 75%,中位无病生存期为 7 个月,预后恶劣,分子学检测揭示该易位导致原位于 4q21 的 *AF4* 基因和位于 11q23 的 *MLL* 基因并置在一起,形成 *MLL-AF4* 融合基因。

t(1;19)(q23;p13):该异常见于 5%~6% 的儿童 ALL,特别是 25% 的 B-ALL(胞质 Ig$^+$、CD10$^+$、CD19$^+$)患者常为非白种人,有高白细胞计数、高 LDH 和 DNA 指数小于 1.16 等特点,预后不良,中位无病生存期仅为 6 个月,分子学研究揭示该易位导致位于 1q23 的 *PBX1* 基因和位于 19p13 的 *E2A* 基因并置在一起,形成 *E2A-PBX1* 融合基因。

t(9;22)(q34;q11):该异常见于 2%~5% 的儿童 ALL 和 15%~30% 的成人 ALL,FAB 分型为 ALL-L1 或 L2,免疫学检测显示前 B 或早前 B-ALL 表型,白细胞计数常增高,化疗效果差,CR 率低,复发率高。现推荐在强烈化疗获首次 CR 后施行异基因骨髓移植。其分子学改变和 Ph$^+$ CML 不同:成人病例中 P210 和 P190 各占半数,儿童病例中 P190 高达 82%。

t(1;21)(p13;q22):该异常约见于 12%~27% 的儿童 B 细胞 ALL,为儿童 B 细胞 ALL 中最常见的畸变,CR 率高,复发少见,分子学研究揭示该易位导致位于 1p13 的 *TEL* 基因和位于 21q22 的 *AML1* 基因并置在一起,形成 *TEL-AML1* 融合基因。由于该异常十分微小,染色体检查一般不能发现,只有用 RT-PCR 或双色 FISH 技术才能检出。

2)T 系列:大约 30%~40% 伴有异常核型 T 细胞 ALL,其染色体断裂点常涉及 T 细胞受体基因 α/δ、β 和 γ 所在位点:[TCRα/δ(14q11)、TCRβ(7q34-35)、TCRγ(7p15)], 其中 t(11;14)(p13;q11)、t(10;14)(q24;q11)、t(1;14)(p32-34;q11)、t(8;14)(q24;q11)和 t(11;14)(p15;q11)分别见于 25%、5%~10%、3%、2% 和 1% 的 T 细胞 ALL。较少见的异常还有 t(7;9)(q34;q34)、t(7;19)(q35;p13)和 t(7;11)(q35;p13)等,临床上常见白细胞计数

增高,纵隔肿块和脑膜白血病等表现,除 t(11;14)预后较好外,其余均预后不良。分子学研究揭示上述易位导致位于不同伙伴染色体上的转录因子和 T 细胞受体基因并置在一起,结果使前者调控失常而致高表达。

系列非特异性:患者可有 T 细胞 ALL 或 B 细胞 ALL 表型:

6q-:该异常见于 4%~13% 的儿童 ALL,成人 ALL 较少见,断裂点位于 6q15 和 6q21,预后较好。

9p-:该异常见于 7%~12% 的 ALL,关键缺失区为 9p11-9p12,预后不良,MST 少于 1 年,分子学研究发现该异常导致干扰素 α、β 等基因的缺失可能与白血病发病有关。

12p-:该异常见于 10%~12% ALL,可以是缺失或易位,最常见累及 12p12。其中 del(9;12)(p11;p12)只有前 B 或早前 B-ALL 表型,预后较佳,治疗后几乎均可获得 CR,MST 为 61 个月。

四、白血病的分子生物学检查

（一）Southern 印迹技术 Southern 印迹法是应用最早和最广泛的分子诊断技术之一。它是一种用 DNA 杂交法来检测基因组 DNA 中特异序列的技术。

人们改良了 Southern 印迹技术,称为 Northern 印迹技术,已用于 RNA 检测,可检测转录的基因来测定 RNA。所用试剂与测定 DNA 不同,但基本步骤相似,涉及 RNA 的提取、凝胶分离片段、转移至膜支持物以及与标记探针的杂交。也可将提取的 RNA 直接印染至膜支持物并与标记探针杂交。虽然这种方法得到的 RNA 转录产物的信息量较少,但这种方法快速,还可用于降解的 RNA。

（二）聚合酶链反应（PCR） PCR 比传统的 Southern 印迹技术敏感得多(可达 104 倍),它是一种快速、灵敏的方法,能够在几小时内将单个分子的 DNA 或 RNA 扩增几百万倍,可对特异的基因进行检测和克隆。它不需要制备大量的 DNA 或 RNA,仅用微量的组织标本即可进行分析。此种方法已广泛应用于很多生物学研究领域,包括分子生物学、生物工程和医学等。

PCR 包括加热变性、减温退火及引物延伸 3 个阶段,一个周期约 10 分钟,此基本步骤可按照变性 - 退火 - 延伸重复循环,DNA 分子数即按指数倍增(2n),若循环次数 n=25,可倍增百万倍,但实际上反应回收率并不是 100%,放大倍数也小得多。由于使用了一种耐高温酶,此酶为 DNA 聚合酶,是从存活于 95℃的细菌中分离得到,它使扩增的回收速度以及成本都得到明显改善,由于此酶可在高温下工作,而高温能消除 DNA 的超微结构,使 PCR 扩增效率明显提高。

(三)原位杂交技术(FISH) 原位杂交技术(FISH)可将被标记的 DNA 或 RNA 探针定位至特异的细胞或染色体部位。传统的放射自显原位杂交技术在时间及精确定位等方面均有其固有的局限性,为此,先后提出了几个有发展前景的非放射性标记方法,其中最常见的就是 FISH。它用生物素标记探针,可通过荧光 - 抗生物素蛋白酶联反应在细胞水平进行检测,显微镜下观察到的荧光信号即表示探针杂交的部位。染色体上的 FISH是以非放射性核素(生物素、地高辛等)将具有染色体区域特异性的核苷酸序列标记制备成探针,与靶细胞中期染色体进行原位杂交,即探针同染色体上相应的互补序列形成碱基配对,然后再用带荧光的抗体进行抗原抗体反应,进行放大和检测,使杂交的染色体区域显示荧光信号。高灵敏度的 FISH 技术很快取代了传统的放射性原位杂交,其另一优势还在于引入了染色体原位抑制杂交,这样探针分子中的一些重复序列可被未经标记的非特异性重复序列抑制,基因组探针也可被成功定位。FISH 技术不仅可以测定中期染色体中的特异序列,而且也能敏感地测定间期细胞核中的特异序列,这一优势在白血病的检测中尤为重要,因为它弥补了白血病患者骨髓细胞培养后难以获得高质量中期染色体的缺陷。

近年来,在 FISH 基础上又发展出数种分子细胞遗传学新技术:

1. DNA 纤维 FISH（Fiber-FISH） 应用一般 FISH 可视为基因组定向及排序的最直接途径。现阶段染色体 FISH 方法的材料主要包括中期或早中期染色体,中期染色体的克隆排序需要不同标记的克隆相距 1Mb 以上,因此中期相 FISH 的分辨率不能满足更精细的物理图谱的定位需要。以 DNA 纤维作为模板的 FISH 技术可将可视制图的分辨率由几 kb 提高至数千 kb,可快速对探针排序确定方向,测定探针间距离,所获得的结论也比较可靠。

2. 比较基因组杂交（CGH） 染色体异常是肿瘤细胞的实质性标志,大量的白血病淋巴瘤及实体瘤中可见反复发作的高度一致的染色体数目改变与结构改变。识别这些反复发作的细胞遗传学改变和分子标志变异对于肿瘤的诊断和预后具有重要的临床应用价值。PCR 和 FISH 提供了检测基因组改变的有力手段。但是 FISH 依赖于和已知探针进行杂交,不适于发现新的染色体异常,且在一次实验中,只能用一个探针来筛选整个基因组。要发现基因组中的所有异常就要做大量的工作。比较基因组杂交方法是近年来在多色染色体 FISH 的基础上发展起来的一门新的分子遗传学技术,可用来确定间期核或中期细胞中肿瘤的遗传成分,且不需进行肿瘤细胞培养和制备肿瘤中期染色体标本,也不需事先了解染色体的结构和可能存在的异常,仅需少量的肿瘤 DNA。在一次实验中就可对整个基因组中所有的遗传物质增加和 / 或丢失的异常进行总的分析。该技术在实体瘤遗传学和血液系统恶性肿瘤研究中已得到广泛应用。肿瘤 DNA 既可以从新鲜或冰冻的肿瘤活检标本中提取,也可以从培养的肿瘤细胞株中提取。另有报道可从甲醛溶液固定、石蜡包埋的存档肿瘤标本中提取用于 CGH 分析的 DNA,这使得那些原本不能进行研究的肿瘤标本也可用于染色体异常的检测。

3. 多重 FISH（M-FISH） 一般 FISH 的限制之一是其不能鉴别一个以上的靶序列,多重 FISH 的引进使得检测一个以上的靶序列成为可能。1990 年,Nederlof 等介绍了一种方法,即综合标记或按比例标记,采用一种以上的半抗原(荧光偶联核苷酸)以不同比例标记探针,并用一种以上的荧光来进行检测。如采用 3 种荧光染料按比例标记结合数字成像显微镜,可于中期细胞中检测到 7 种 DNA 探针。理论上,应用 N 种荧光分子的组合数目是 2^n-1,即 4 种不同的荧光分子可检测 15 种靶序列,5 种不同的荧光分子可检测 31 种 DNA 序列,以此类推。因此人们推测用染色体涂染探针来鉴别人 24 条不同的染色体,需要 5 种不同的荧光染料,即赋予 22 个常染色体和 2 个性染色体以 24 种不同的颜色。

4. SKY FISH 已作为常规细胞遗传学的辅助手段,与染色体显带的核型分析相比,可达到提高敏感性、特异性和分辨率的作用。若能够在差异显示所有人类染色体的基础上同时分析整个基因组,FISH 的诊断价值将大大增加。但由于波长不重叠的荧光染料的数目有限,限制了实验诊断中应用 FISH 以不同颜色同时区分所有人类染色体。最近,Schrock 等发展了一种波谱影像分析方法,即光谱核型分析 SKY 法,可进行全基因组扫描,即可观察 SKY 后每一人类染色体的特定发射光谱。应用计算机分离光谱,波谱发生重叠的特异染色体探针即可分辨开来。因此可同时识别所有的人类染色体。它是一种波谱影像分析方法,它结合了 Fourier 光谱学、电荷耦联成像装置及光学显微镜的应用原理,能够同时检测在可见光或近红色光谱范围内的样品所发射光谱的所有位点,也可应用于多重光谱重叠的探针。这种方法是建立在对不连续光谱的测定基础上(即通过许多不同波长测定每一像素及系列强度来识别),它促进了对多种荧光分子的辨别。不同于普通的外荧光显微镜(其通过荧光染料特异的光学滤片检测单一强度信号来区分荧光染料),光谱核型分析可分析发射光谱内所有的信息。

五、白血病中的癌基因

细胞遗传学和分子生物学发现的异常与白血病的一些类型

呈非随机相关,对于这类患者,检测出由于染色体异常引起克隆性基因重排是唯一的肿瘤特异性标记。用上述的各种分子生物学方法对染色体易位及其连接处下调的肿瘤基因的分子检测是确定白血病恶性程度、克隆性和分类的有力手段。

(一)BCR-ABL 融合基因

1. *C-ABL* 基因 定位于人类 9 号染色体长臂 q34,长约 230kb,共有 12 个外显子,因 5′ 端至 3′ 端依次为外显子 Ⅰb、Ⅰa、Ⅱ~Ⅵ。Ⅰb 和 Ⅰa 为选择性剪接的外显子,在转录时,仅其中一个外显子(Ⅰb 或 Ⅰa)通过剪接进入 mRNA 中去。*C-ABL* 原癌基因是 *SRC* 癌基因家族(即非受体型酪氨酸蛋白激酶家族)的一员。*C-ABL* 基因产物含有和 *SRC* 基因产物同源的结构域,都能编码特异的酪氨酸蛋白激酶。这些同源性区域命名为 SH 区域,其中 SH1 为蛋白激酶结构域,而处于其上游、调节激酶活性的顺序为 SH2 和 SH3。SH2 区域有两重功能,它一方面通过与激酶区域(SH1)相互作用而调节激酶活性(在这个意义上,这段顺序被认为具有抑癌基因的效应),另一方面又能介导蛋白质 - 蛋白质分子的相互作用,从而在细胞底物的识别中起作用。SH3 可能介导与细胞膜骨架蛋白的结合。

BCR 基因位于 22 号染色体 q11 上长度为 130kb,有 21 个外显子,编码 1 271 个氨基酸残基。在 *BCR* 结构基因上游有 2 个富含 GC 区域,可形成环区和发夹区,对 *BCR* 基因转录起调节作用。

2. CML 中的 *BCR-ABL* 融合基因 Ph 染色体易位的后果是使位于 9q34 上的 *ABL* 原癌基因易位至 22q11 的 *BCR* 基因 3′ 端形成 *BCR-ABL* 融合基因。9 号染色体断裂点多位于外显子 Ⅰb 和 Ⅱ 之间,但 Ⅰa 外显子无 5′ 端剪接位点,故在 mRNA 中,绝大多数情况下是外显子 Ⅱ 与 *BCR* 来源顺序融合,在偶尔的情况下外显子 Ⅲ 与 *BCR* 顺序相连。22 号染色体断裂点丛集于一个 5.8kb 的断裂点丛集区域(*BCR*),亦称为 *M(major)-BCR*,该基因即由此得名,包括 12、13、14 和 15 号 4 个外显子。如断裂点位于 14 号外显子下游,则 14 号外显子也包含在融合基因中;如断裂点位于 14 号外显子上游,则 *BCR-ABL* 融合基因包含 BCR1~13 号外显子。所形成的 *BCR-ABL* 融合基因转录本有两种类型,b13a2 或 b14a2,二者相差 75bp。这两种转录本长度约为 8.5kb,均可翻译为分子量 210kD 的 *BCR-ABL* 融合蛋白(P210)。与正常 BCR 及 ABL 蛋白相似,P210 也定位于细胞质。与正常 ABL 蛋白相比,P210 在体外有较强的酪氨酸蛋白激酶活性。近来研究发现,虽然融合蛋白中 *ABL* 的 SH1、SH2 和 SH3 结构均无改变,但 *BCR* 可通过与 *ABL* 中的酪氨酸激酶调节区结合而扰乱各结构域之间正常的互相制约作用。完整的 *BCR* 基因和 *BCR-ABL* 融合基因中 *BCR* 基因顺序的产物都能以高度的亲和力特异地与 *ABL* 基因的 SH2 区域结合,而不与 SH3 结合,从而使得 SH2 区域不能与 SH1 区域相结合,其后果是使 P210 的酪氨酸蛋白激酶活性失去了来自 SH2 的正常负性调控。

应用 *BCR* 基因探针发现所有 Ph 染色体阳性的 CML 均有该基因的重组,而大多数 Ph 阴性的 CML 也有 *BCR-ABL* 基因的重组,后者应被称为是 Ph 染色体被掩盖的 CML。*BCR-ABL* 基因的剂量增加可能与急变有关。

3. ALL 中的 *BCR-ABL* 融合基因　在 Ph 阳性的 ALL 中,9 号染色体的断裂点与 CML 相同,都发生在 *ABL* 基因 5′ 端,即位于外显子 Ib 和 II 之间的 2 个内含子中,但 22 号染色体的变化具有异质性。约半数的 Ph 阳性 ALL 患者和 CML 一样,断裂点集中于 *BCR* 基因中部的 *M-BCR*,这类患者称为 Ph⁺ *BCR*⁺ ALL。其所形成的 *BCR-ABL* 融合基因转录本亦有两种类型,即 b2a2 或 b3a2,并翻译为 P210。另有半数的 Ph 阳性 ALL,在 *M-BCR* 区没有发现基因重组,故称为 "Ph⁺ *BCR*⁻ ALL"。这部分患者中,*BCR* 基因断裂点位于第一个内含子 3′ 端被称为 *M-BCR-1* 和 *M-BCR-2* 的两个区域。该 *BCR-ABL* 融合基因的转录本为 ela2,翻译为 P190 的 *BCR-ABL* 融合蛋白。研究发现,P190 刺激未成熟淋巴细胞增殖的作用较之 P210 更强。P190 所诱发的白血病具有起病早、病程发展快的特点。

（二）APL 中的 t（15；17）及变异型易位 t（11；17）的融合基因　APL 中存在一种特异的染色体易位 t（15；17）（q21；q21），此种易位见于 90% 以上的 APL 患者细胞中，从而成为 APL 的一个特异标志。t（15；17）是由于 17 号染色体上的视黄酸受体（*RARA*）基因和 15 号染色体上早幼粒细胞白血病基因（*PML*）发生交互易位所致。研究发现，17 号染色体断裂点恒定地位于 *RARA* 基因一个 17kb 的内含子 2 中，而 15 号染色体断裂点位于 *PML* 基因两个断裂点集中区域内，即 3.0kb *PML-BCL* 和 1.5kb *PML-BCL2*，两者相距约 10kb，结果产生长型（L 型）和短型（S 型）两种长度不同的 *PML-RARA* 融合基因转录本，说明该融合基因具有异质性。

另外，APL 中的变异易位 t（11；17）（q23；q21），研究的结果发现 17 号染色体 *RARA* 基因与 11 号染色体长臂一个称为早幼粒细胞白血病锌指蛋白（*PLZF*）基因发生融合，形成 *PLZF-RARA* 融合基因。

PML-RARA 可通过显性负作用，抑制野生型 *RARA* 的正常功能，从而阻断细胞分化使细胞发生持续增殖。

（三）t（8；21）与 *AML1-ETO* 基因　t（8；21）（q22；q22）易位多见于 AML-M2b 亚型，t（8；21）在 M2b 亚型中发生率为 90%，但约 7% 的 t（8；21）见于 M4。伴 t（8；21）的白血病细胞有一定程度的分化能力，能分化至较成熟的中性粒细胞和嗜酸性粒细胞，且对化疗反应较敏感。1991 年，Miyoshi 等以 Not I 连接文库技术，发现 21 号染色体断裂点丛集并定位于一个称为 *AML-1* 的新基因。*AML-1* 基因编码一个由 250 个氨基酸组成的蛋白质，其 cDNA 5′ 端顺序与果蝇 runt 基因有明显同源性，runt 基因编码核蛋白，可能也是一种转录因子。现已证实，*AML1* 的 5′ 端（即与 runt 同源的顺序）与 8 号染色体上的一个新的基因融合，后者被命名为 *ETO*，从而导致产生嵌合转录因子 *AML1/ETO*，这种异常转录因子有可能参与造血系统恶性肿瘤的发生。*ETO* 基因的

3′端部分与人类 Cyclin-D2 相关基因（*CDR*）的第 2 个外显子有同源性。

（四）t（6;9）与 *DEK-CAN* 基因 t（6;9）（q23;q34）易位主要见于 AML-M2 或 M4 亚型中,也见于 M1 亚型,在 ANLL 中的发生率为 0.5%~4%。1985 年,Westbrook 等研究提示 t（6;9）中 9 号染色体上的断裂点位于 *C-ABL* 原癌基因位点的端粒侧,即位于 *C-ABL* 位点下游 360kb 处一段长约 8kb 的 DNA 区域内。1990 年,Von Linden 等进一步研究发现 t（6;9）易位分别累及 6P23 上一个称为 *DEK* 的基因和 9q34 上一个称为 *CAN*（*Cain*）的基因。6 号染色体上的 *DEK* 基因长约 40kb,而 9 号染色体上的 *CAN* 基因长约 130kb。Southern 印迹分析显示,6 号染色体上断裂点集中于 *DEK* 基因一个 9kb 的内含子中,称为 *icb-6*,9 号染色体上断裂点丛集于 *CAN* 基因中部一个 7.5kb 的内含子中称为 *icb-9*。由于 t（6;9）易位,*CAN* 基因 3′部分与 *DEK* 基因 5′部分融合,在 6 号染色体短臂上产生 *DEK-CAN*,转录成一个异常的 5.5kb 的 mRNA,可通过 PCR 方法检测。

（五）M4 伴嗜酸性粒细胞增多症 inv（16）致 *CBFβ-MYH11* 融合基因 Liu 等通过对 inv（16）（p13;q22）的研究表明,倒位的结果使 16 号染色体长臂的 CBF（核心结合因子）β 链基因和短臂的 *MYH11* 基因发生融合,形成两种形式的融合基因,即 *CBFβ-MYH11* 和 *MYH11-CBFβ*,其中前者对 M4Eo 的致病可能更为重要。研究结果提示 *CBFβ* 基因断裂点恒定地位于靠近 3′端编码区的 17 个氨基酸处而 *MYH11* 基因的断裂点存在着 3 种不同的方式,但这些重排仍保持着融合基因转录本的阅读框架。与其他类型白血病发生的分子基础相似,*CBFβ-MYH11* 融合蛋白的产生将促使白血病的发生。特别有意义的是本型白血病中的 inv（16）与 M2b 中的 t（8;21）分别累及 *CBFα* 和 *CBFβ* 链,进一步说明了转录因子异常在白血病发病原理中的特殊地位。

（六）*MPO* 基因 *MPO* 基因处在中幼粒细胞分化过程中,原始及早幼粒细胞 *MPO* mRNA 表达水平高,分化到成熟期则明显降低。在大多数 AML 可检测到 *MPO* 基因表达,而 ALL 则无;M0 和 M5 可不表达,M2 和 M7 表达最高。

(七)*IgH*重排 ALL 中 B 细胞系 ALL 最多见,占 70% 以上。正常 B 淋巴细胞的特征是能够合成 Ig,B 细胞在发育过程中要发生免疫球蛋白基因重排。基因重排的顺序是,先发生 *IgH* 重排,重排首先发生在可变区(V)、高变区(D)和结合区(J)之间,即 V-D-J 重排;然后再发生轻链重排。由于白血病是克隆性疾病,所以其免疫球蛋白基因重排的形式是单克隆的。用特异引物和探针,经基因扩增和核酸探针杂交可检出 *IgH* 重排,B-ALL 中几乎全部有 *IgH* 重排。

(八)*TCR*基因重排 T 淋巴细胞表面有两类特异性 T 细胞受体,分别包括一对肽链,即 TCRα/β、TCRγ/δ 两种。T 细胞分化过程中要发生 *TCR* 基因重排,*TCRγ/δ* 阳性细胞的发育时间比较早,*TCRγ/δ* 基因重排和 *TCRβ* 基因重排也较早,*TCRα* 重排发生在较成熟的 T 细胞中。用 *TCR* 基因片段作分子探针,可检测出克隆性电泳位置与胚系不同的基因重排带。T-ALL 中 90% 有 *TCRγ* 和 *TCRβ* 重排,但 40%~60% 的 B-ALL 可有 *TCRγ* 基因重排;几乎所有 T-ALL 可检出 *TCRδ* 基因重排。

第五节 临床表现

儿童及青少年急性白血病多起病急骤。常见的首发症状包括发热、进行性贫血、显著的出血倾向或骨关节疼痛等。起病缓慢者以老年及部分青年患者居多,病情逐渐进展。此外,少数患者以骨痛、抽搐、失明、牙痛、牙龈肿胀、心包积液、双下肢截瘫等为首发症状。

一、发热

白血病最常见的症状之一,表现为不同程度的发热和热型。发热的主要原因是感染,其中以咽峡炎、口腔炎、肛周感染最常见,肺炎、扁桃体炎、齿龈炎、肛周脓肿等较常见,耳部发炎、肠炎、痈、肾盂肾炎等也可见,严重者可发生败血症、脓毒血症等。发热也可以是急性白血病本身的症状,而不伴有任何感染迹象。

二、感染

病原体以细菌多见。疾病后期,由于粒细胞数量长期低于正常值和广谱抗生素的使用,真菌感染的可能性逐渐增加。病毒感染虽少见但凶险,须加以注意。

三、出血

出血部位可遍及全身,以皮肤、牙龈、鼻腔出血最常见,也可有视网膜、耳内出血和颅内、消化道、呼吸道等内脏大出血。女性月经过多也较常见,可以是首发症状。

四、贫血

早期即可出现,少数病例可在确诊前数月或数年先出现骨髓增生异常综合征(MDS),以后再发展成白血病。患者往往伴有乏力、面色苍白、心悸、气短、下肢水肿等症状。贫血可见于各类型的白血病,老年患者更多见。

五、骨和关节疼痛

骨和骨膜的白血病浸润引起骨痛,可为肢体或背部弥漫性疼痛,亦可局限于关节痛,常导致行动困难。逾 1/3 患者有胸骨压痛,此征有助于本病诊断。

六、肝脾和淋巴结肿大

以轻、中度肝脾肿大为多见。ALL 比 AML 肝脾肿大的发生率高,慢性比急性白血病脾脏肿大更为常见,程度也更明显。淋巴结肿大 ALL 也比 AML 多见,可累及浅表或深部如纵隔、肠系膜、腹膜后等淋巴结。

七、中枢神经系统白血病

中枢神经系统白血病(CNSL)系急性白血病的严重并发症，常见于 ALL 和 AML 中的 M4 和 M5，但在其他类型中也可见到。由于常用的化疗药物难以透过血脑屏障，因此成为现代急性白血病治疗的盲点和难点。浸润部位多发生在蛛网膜、硬脑膜，其次为脑实质、脉络膜或颅神经。重症者有头痛、呕吐、项强、视乳头水肿，甚至抽搐、昏迷等颅内压增高的典型表现，可类似颅内出血，轻者仅诉轻微头痛、头晕。颅神经(第 Ⅵ、Ⅶ 对颅神经为主)受累可出现视力障碍和面瘫等。

八、其他组织和器官浸润

ALL 皮肤浸润比 AML 少见，但睾丸浸润较多见。睾丸白血病也常出现在缓解期 ALL，表现为单或双侧睾丸的无痛性肿大，质地坚硬无触痛，是仅次于 CNSL 的白血病髓外复发根源。白血病浸润还可累及肺、胸膜、肾、消化道、心、脑、子宫、卵巢、乳房、腮腺和眼部等各种组织和器官，并表现相应脏器的功能障碍。

九、慢性粒细胞白血病的症状

起病缓慢，早期常无自觉症状，多因健康检查或因其他疾病就医时才发现血象异常或脾肿大而确诊。随着病情发展，可出现乏力、低热、多汗或盗汗、体重减轻等新陈代谢亢进的表现。由于脾肿大而感左上腹坠胀、食后饱胀等症状。检查时最为突出的是脾肿大，往往就医时已达脐平面。病情可稳定 1~4 年，之后进入加速期，迅速出现贫血及其他症状，然后很快进入急变期，可以急变为 AML 或者 ALL，临床表现与急性白血病完全一样，治疗效果和预后则比原发性急性白血病更差，通常迅速死亡。

第六节　白血病的并发症

急性白血病严重影响着患者的身体健康,因其并发症多,常常危及患者生命安全,临床表现上常见于感染、出血、贫血、脏器浸润等,如果白血病治疗不及时、病情持续发展还会导致器官功能衰竭等。

一、感染

感染是白血病最常见的并发症,由于白血病造成正常白细胞减少,尤其是中性粒细胞减少,同时化疗等因素亦导致粒细胞的缺乏,免疫功能低下,使患者易发生严重的感染或败血症。常引起感染的细菌有:革兰阳性菌,如金黄色葡萄球菌,溶血性链球菌;棒状杆菌等革兰阴性杆菌,如绿脓杆菌,大肠杆菌,克雷伯杆菌等;真菌感染以白色念珠菌,曲霉菌,毛霉菌扩头毛孢子菌等。老年体弱的患者更易感染。真菌感染多发生于长期粒细胞缺少或持续发热而抗生素不敏感的患者,尤其是接受皮质激素治疗的患者。由于细胞免疫功能低下,易发生病毒感染,如水痘带状疱疹病毒,单纯疱疹病毒等,此外卡氏肺囊虫感染也常见,上呼吸道感染及肺炎为其常见类型。

1. 白血病化疗后感染的处理　白血病是白细胞异常导致的癌症,相对于其他癌症更难治愈,而且没有实质病灶点,不可通过手术切除,更加大了治疗难度。化疗成为了白血病治疗的主要方法,但是白血病化疗后多半会导致患者更易被感染。

白血病患者化疗后容易感染的主要原因有以下四个:

(1)白血病细胞异常增生,抑制了正常的骨髓造血,导致成熟的中性粒细胞减少,免疫力低下。

(2)目前治疗白血病最有效的方法就是化学治疗,但化疗在杀死白血病细胞的同时,也使正常中性粒细胞减少,使免疫力进一步下降。

（3）白血病患者应用广谱抗生素，易导致菌群失调，引起合并感染。

（4）某些化疗药物如甲氨蝶呤、阿糖胞苷等，易造成口腔、肠道、肛周黏膜破溃，从而形成感染创面。

2. 白血病患者化疗的护理

（1）口腔黏膜炎护理：口腔黏膜炎包括口腔的炎症性和溃疡性反应，在急性白血病患者中发病率约为50%。具体护理措施为在接受化疗前进行口腔护理，并仔细检查口腔及牙齿情况，寻找潜在的感染病灶，寻找局部斑块及创伤的原因，去除牙垢及牙结石，修复龋齿，加强口腔卫生，化疗期间如无禁忌，鼓励患者继续加强口腔卫生，进行刷牙。

（2）口腔出血护理：口腔出血常发生在口腔黏膜和齿龈处。因口腔黏膜下结缔组织疏松，没有张力，出血多呈血疱状。目前预防口腔出血的相关报道鲜见。齿龈渗血可用无菌棉球或明胶海绵局部压迫止血，或用2%碘甘油涂于齿龈边缘处。出血量少及口腔黏膜、舌部血疱时用冰冻紫地合剂含漱，每天四五次，每次20~30ml，口中保留8~10分钟。冰盐水漱口，可使血管收缩减少出血。

（3）预防静脉炎：化疗药物对血管毒性大，如护理不当可发生静脉炎。因此在接受化疗时应合理选择血管，遵循由远心端开始，由外至内，左右交替原则；避开关节，尽量避免选用上肢贵要静脉及其分支，对使用套管针的患者保留时间不超过3天。用药结束后经常轻轻按摩四肢末梢血管和轻搓手背、足背，做手部伸握动作，局部进行热敷。对于已出现静脉炎的患者可用50%硫酸镁湿敷。

（4）免疫力降低的护理：化疗通过杀灭细胞导致中性粒细胞减少，造成患者化疗后免疫细胞减少而出现免疫力降低等现象。预防免疫力降低可以采用人参皂苷Rh2（单体含量16%以上的产品为宜），通过与化疗药物产生协同抗癌效果减少化疗药物使用量，从而降低化疗药物的毒副作用，对长期化疗产生的耐药性也有缓解效果,还可以保护正常细胞及促进正常细胞新陈代谢、再生。

二、出血

以出血为早期表现者为 40%。出血可发生在全身各部位,以皮肤瘀点、瘀斑、鼻出血、牙龈出血、月经过多较为多见。有资料表明 AL 死于出血者占 62.24%,其中 87% 为颅内出血。大量白血病细胞在血管中瘀滞及浸润、血小板减少、凝血异常以及感染出血是出血的主要原因。

1. 鼻腔出血 患者平日里应减少对鼻腔的不良刺激,如挖鼻孔、捏鼻子、碰鼻子等,以减少出血诱因;出血量较小时,可用卫生纸填塞压迫止血,或用沾有凉水的毛巾进行冷敷;出血量较大时,用 1∶1 000 肾上腺素棉球填塞压迫止血,严重时可用纱布条或止血粉进行止血。

2. 牙龈出血 刷牙、进食动作应缓慢,以减少诱因;保持口腔卫生,如饭后漱口、睡前用刷毛刷刷牙,必要时可口含具有杀菌、消炎作用的漱口液,以避免口内感染;出血较严重时,可使用明胶海绵止血剂行局部贴敷,以有效止血。

3. 眼底出血 应减少对眼部的不良刺激,如外出时佩戴深色眼睛、少看或不看电视、避免在强光下停留过长时间等;选择卧床休息,减少活动;及时前往医院治疗。

4. 皮肤出血 患者应减少对肢体的碰撞,动作要轻柔;局部穿刺后,用干棉球或消毒纱布压迫 3~5 分钟,以减少出血。

5. 其他方面 颅内出血时,患者应取平卧位,并进行高流量吸氧。用冰袋或冰帽对头部冷敷,严密观察病情等。

三、弥散性血管内凝血

弥散性血管内凝血(disseminated intravascular coagulation,DIC)是一组严重的出血综合征。DIC 是急性早幼粒细胞白血病最严重的并发症之一,为 APL 致死及导致不良预后的直接原因,应早期诊断。血浆 FIB<1.0g/L、白细胞 >20×10^9/L、PS 评分 2~4 分预示 DIC 高危、病死率极高,应早期进行维 A 酸及砷剂联合诱导治疗。

急性白血病细胞可释放凝血活酶样物质激活凝血系统,产生典型的弥散性血管内凝血,M3 型发生率最高,出血倾向严重,应积极治疗。患者血涂片可发现有大量异常的早幼粒细胞,凝血时间缩短,凝血酶原时间延长,纤维蛋白原减少,3P 试验阳性,FDP 定量增加则说明存在弥散性血管内凝血,应给以肝素治疗,弥散性血管内凝血晚期或优球蛋白溶解少于 90 分时应联合应用纤溶抑制剂。

白血病细胞的促凝活性增高是发生弥散性血管内凝血的起因,需要早期进行化疗,多采用 HO-AP 方案(高三尖杉、长春新碱、阿糖胞苷及泼尼松)。如出血倾向严重,已用肝素或化疗开始后,应每日或隔日输入新鲜血,补充所缺乏的凝血因子。

化疗可使白血病细胞大量破坏,可诱发或加重弥散性血管内凝血,应同时进行抗凝治疗,即肝素治疗 1~2 天后开始同时进行化疗。大多数 M3 型白血病患者白细胞计数均偏低,不能因此而推迟化疗,抗凝治疗时肝素应用的剂量应更偏小,一般第 1 日可 50~100mg 静脉滴注,以后每日 50mg 维持,5~7 天即可停用。

四、中枢神经系统白血病

中枢神经系统白血病(CNSL)是白血病的一种常见并发症,白血病细胞髓外浸润至蛛网膜或蛛网膜邻近神经组织而产生的临床症状和体征,对预后有重要影响。CNSL 主要见于急性白血病(AL),慢性白血病患者发生者少,慢性淋巴细胞白血病更罕见有 CNSL。AL 中较多见于急性淋巴细胞白血病(ALL),及急性髓系白血病(AML)中的 M4 型及 M5 型。高白细胞血症(血白细胞 >100×10^9/L)患者大多在病程中出现 CNSL,T 细胞 ALL 患者发病率也非常高。儿童 ALL 并发 CNSL 者远高于成人 ALL。

CNSL 的临床表现,可有头痛、呕吐、脑神经损害(以面神经麻痹最多见,其他依次为第Ⅲ、Ⅳ、Ⅱ、Ⅷ对脑神经受累)、颈强直、病理反射阳性、视乳头水肿。少数患者可因颅内血管受侵破裂,或血小板明显减少,或凝血障碍而诱发颅内出血,患者表现为烦躁、神志不清、抽搐、偏瘫等。部分 CNSL 者可无任何临床表现,于常规预防性鞘内注药检查脑脊液(CSF)时发现。

主要见于 ALL、AML 的 M4、M5 型,其发生的危险因素:

(1)年龄 <2 岁或 >10 岁。

(2)血细胞增高或高细胞白血病。

(3)乳酸脱氢酶增高者。

五、肿瘤溶解综合征

常见于急性白血病、高度恶性淋巴瘤,肿瘤细胞增殖速度快及治疗后肿瘤细胞大量死亡的患者。肿瘤溶解综合征具有以下特征:高尿酸血症、高钾血症、高磷血症而导致的低钙血症等代谢异常症状。少数严重者还可发生急性肾功能衰竭、严重的心律失常(如室速和室颤)、DIC。

六、白血病髓外并发症

由于白血病细胞可以侵犯各种组织器官,或影响各系统功能,因此可引起多种并发症,有时这些系统并发症甚至成为患者的主要临床表现。可见成人呼吸窘迫综合征、结节病胸腔积液、肺纤维化心包积液、心律失常、高血压、心脏功能衰竭、急腹症、门静脉高压、肾功能不全等。

1. 内分泌与代谢并发症 表现为糖尿病、尿崩症、电解质紊乱。

2. 神经系统并发症 颅内出血是白血病患者严重并发症,是导致患者死亡的主要原因之一。

3. 皮肤损害 白血病并发皮肤损害较为常见,可分为特异皮肤损害(多与白血病皮肤浸润有关)和非特异性皮肤损害。特异性皮损表现为红斑、结节、肿块。M5、M3 型相对多见。

4. **骨关节病变**　骨关节疼痛是白血病常见的并发症,其他骨骼并发症有颅骨缺损、股骨头坏死。

5. **眼部并发症**　视网膜出血、视乳头水肿是白血病患者常见的表现。其他眼部并发症有结膜充血、水肿、前房积脓、脉络膜浸润、虹膜浸润、玻璃体混浊、视力减退、眼眶肿块、眼球突出、急性闭角型青光眼等,主要见于 M5 型。

6. **绿色瘤**　是 AML 或 CML 髓外浸润的表现,主要由原始或幼稚粒细胞、单核细胞形成。肿瘤较常见的发生部位为皮肤、眼眶、其他的部位沿有鼻旁窦骨、胸壁、乳腺、胃肠道、呼吸道或泌尿道、CNS 或淋巴结。T(8;21)AML 具有髓外浸润特点,绿色瘤较多见。一般认为有绿色瘤的白血病患者治疗效果较差,预后不良。

7. **口腔并发症**　①牙龈增生:AML 中 M4、M5 亚型常见牙龈增生,白血病性牙龈增生沿唇侧及舌侧发展、充血呈海绵状,质较柔软,局部可有坏死、出血。化疗后牙龈增生可减轻或消失。②口腔黏膜病变:可表现为出血、糜烂、溃疡、红斑、血疱等。与白血病患者血小板减少性出血、口腔感染、化疗对黏膜的损伤有关。口腔黏膜病变的重要性在于它可能成为细菌入侵的门户。

8. **白血病相关性副瘤综合征**　白血病患者并发的某些临床综合征与白细胞髓外浸润无关,称为白血病相关性副瘤综合征,主要包括 Sweet's 综合征、坏疽性脓皮病、关节炎及血管炎综合征。临床上伴有皮损及发热的 AML 抗生素治疗无效,皮损或血培养未发现病原体,应考虑 Sweet's 综合征,其诊断有赖于皮肤活检,证明真皮层中性粒细胞浸润,排除病原体感染、白血病细胞浸润和血管炎即可确诊。坏疽性脓皮病是一种病因未明的溃疡性皮肤病,50%~80% 与全身性疾病有关,近 1% 的坏疽性脓皮病与血液病有关,AML、CML 是最常见类型,伴坏疽性脓皮病的 ALL 和 HCL 偶见于报道,坏疽性脓皮病可作为白血病的初诊时症状,有些甚至早于白血病的诊断。

第七节 白血病的治疗

白血病的治疗非常重要,以药物治疗为主,也就是说以化疗为主,具体的治疗方案根据白血病类型、分期、分层制定治疗方案,但是首先要基础治疗。

一、支持治疗

1. 注意休息 高热、严重贫血或有明显出血时,尽量卧床休息。进食高热量、高蛋白食物,维持水、电解质平衡。

2. 防治感染 严重的感染是白血病主要的死亡原因之一。病区中应设置相对"无菌"区域,将中性粒细胞计数低或进行化疗的患者隔离。注意口腔、肛门周围皮肤卫生,防止黏膜溃疡、糜烂、出血,一旦出现要及时地对症处理。食物和食具应先灭菌。口服不吸收的抗生素(如庆大霉素、粘菌素)和抗霉菌(如制霉菌素、万古霉素)等以杀灭或减少肠道的细菌和霉菌。对已存在感染的患者,治疗前作细菌培养及药敏试验,以便选择有效的抗生素治疗。一般说来,白血病的感染可以是细菌感染、真菌感染、病毒感染等,需根据不同的感染应用针对性药物治疗,白血病的感染可以发生在身体的任何部位,比如口腔、肛周、肺部感染、败血症等,因此白血病感染的治疗非常重要。

3. 纠正贫血 显著贫血者可酌情输注红细胞;自身免疫性贫血可用肾上腺皮质激素,丙酸睾丸素或蛋白同化激素等。

4. 控制出血 采取化疗使白血病得到缓解是纠正出血最有效的方法。但化疗缓解前易发生血小板减少而出血,可应用止血药预防。有严重的出血时可用肾上腺皮质激素、输血小板等。急性白血病(尤其是急性早幼粒细胞白血病),易并发 DIC,一经确诊要迅速用肝素治疗,当 DIC 合并纤维蛋白溶解时,在肝素治疗的同时,给予抗纤维蛋白溶解药(如氨甲苯酸等)。必要时可输注新鲜冰冻血浆。

5. 高尿酸血症的防治 白细胞计数高的患者在进行化疗时,因大量白细胞被破坏、分解,血尿酸增高,有时引起尿酸结石梗阻尿路,所以要特别注意尿量,并查尿沉渣和测定尿酸浓度,在治疗上除鼓励患者多饮水外,要给予别嘌醇 10mg/(kg·d),分三次口服,连续 5~6 天;当血尿酸 >59μmol/L 时,需大量输液和碱化尿液。

二、白血病治疗的基本策略

主要是化学治疗,靶向治疗和骨髓移植。化学治疗可以清除白血病细胞克隆,重建骨髓正常造血功能。化疗可以分为诱导化疗,巩固治疗,强化治疗及维持治疗。靶向治疗已经取得了很大进步。身体状况允许的患者可以进行骨髓移植治疗。

三、化学治疗

化疗可分为缓解诱导和维持治疗两个阶段,其间可增加强化治疗、巩固治疗和中枢神经预防治疗等。

缓解诱导是大剂量多种药物联用的强烈化疗,以求迅速大量杀伤白血病细胞,控制病情,达到完全缓解,为以后的治疗打好基础。完全缓解(CR)是指白血病的症状、体征完全消失,血象和骨髓象基本上恢复正常。急性白血病未治疗时,体内白血病细胞的数量估计为 $5 \times 10^{10\sim13}$,经治疗而达到缓解标准时体内白血病细胞数量仍估计在 $10^8\sim10^9$ 以下,且主要存在髓外某些隐蔽之处。

维持治疗是较缓和的治疗方案,用一系列的小剂量药物进行较长时间的延续治疗,目的在于巩固由缓解诱导所获得的完全缓解,并使患者长期地维持这种"无病"状态而生存,最后达到治愈。巩固治疗是在维持治疗以后。

维持治疗以前,在患者状况允许的情况下,重复缓解诱导方案。强化治疗是在维持治疗的几个疗程中间再重复原缓解诱导的方案。中枢神经预防性治疗宜在诱导治疗出现缓解后立即进行,以避免和减少中枢神经系统白血病发生,一个完整的治疗方案应遵循上述原则进行,具体的治疗方案根据白血病类型、分期、分层制定。

(一)急性淋巴细胞白血病的治疗

1. 缓解诱导治疗 治疗 ALL 常用的化疗方案是 VP 方案,以 VP 方案为基础再与柔红霉素(DNR),多柔比星(ADM),阿糖胞苷(Ara-C),门冬酰胺酶(L-ASP)和巯嘌呤(6-MP)等药物组成有效的多药联用方案。儿童初治病例 CR 率达 90%~95%;成人亦可达 80%~90%。多药联用方案主要用于难治和复发病例的治疗,常用方案见如下:

急性淋巴细胞白血病的缓解诱导化疗方案剂量用药方法(VP、DVP 方案适用于儿童病例)

VP 方案:VCR 2mg 静脉注射,第 1 天每周一次,PDN 60mg 分次口服,第 1~7 天。

DVP 方案:DNR 1mg/kg 静脉注射,第 1 天,每周 1 次,4~6 周为一疗程,VCR 1.5mg/m² 静脉注射,第 1 天,每周一次,PDN 40mg/m² 口服,第 1~8 天。

POMP 方案:PDN 60mg/d 分次口服,5 天为一疗程 VCR 2mg 静脉注射,第 1 天 MTX 30mg 静脉注射,第 2、5 天 6-MP 100mg 口服。

VDCP 方案:DNR 40mg/(m²·d)静脉注射,第 1、2、3、15、16、17 天,三周为一疗程 VCR 2mg 静脉注射,第 1、8、15、21 天 CTX 0.4~0.8g/m² 静脉注射,第 1、15 天 PDN 40~60mg/(m²·d)口服,第 1~14 天后,减量。

DVP+ASP 方案:VCR 2mg 静脉注射,第 1 天,每周 1 次,第 15 天作骨髓检查,如仍有白血病细胞再用 DNR 50mg/m²,4 周为一疗程 DNR 50mg/m² 静脉注射,第 1、2、3 天 PDN 60mg/m² 分次口服,第 1~28 天 L-ASP 600U/m² 静脉注射,第 17~28 天。

2. 维持治疗　凡用上述方案达到 CR 后,应继续用原方案巩固疗效。用 VP 和 VDP 方案者,应再继续 2~3 周;用 POMP方案者可再用两个疗程。缓解期间用 6-MP 100mg/d,连续口服7 天,继之给环磷酰胺(CTX)400mg 静脉注射;间歇 7 天后,在第 1、5、9 天给 MTX 15mg,静脉注射或口服;间歇 3 天后依次重复上述治疗。

3. 复发的治疗　可继续使用 VP 方案或 Ara-C 5~10mg,每日 1 次静脉注射,共 4 次,或 DNR 1mg/(kg·d),静脉注射,共 4 天。

(二)急性非淋巴细胞白血病的治疗

1. 缓解诱导治疗

DA 方案:DNR 60~90mg/(m^2·d),静脉注射,第 1~3 天,Arc-c 100~200mg/m^2 静脉注射,第 1~7 天。

VPP 方案:VCR 2mg 静脉注射,第 1 天,间隔 1~2 周重复治疗;Ara-C 100~150mg,静脉注射,第 1、5 天;DNR 30mg,静脉注射,第 1、2 天。

COAP 方案:CTX 200mg 静脉注射,第 1、3、5 天,每隔 1 周重复治疗;VCR 2mg,静脉注射,第 1 天;Ara-C 100~150mg 静脉注射,共 4 天;PDN 200mg/d,分次口服。

HOP 方案:VCR 2mg 静脉注射,第 1 天,间隔 1~2 周重复;HRT 2~4mg 静脉注射,3 小时滴完;第 2、7 天 PDN 40mg/d 分次口服,第 1~8 天。注:VPP 方案中 ADM 可代替 DNR,剂量为20mg,同静脉注射,第 1、2 天。

2. 维持治疗　一般以 MTX 15mg,肌内注射或口服;6-MP 100mg/d,CTX 200mg/m^2,口服,每周 1 次,长期维持,并在维持治疗开始后的 1/2、1、2、4、7、16 个月加用原诱导方案巩固、强化。16 个月后每半年 1 次,至少 2~4 年。

(三)小儿 ALL 治疗方案

1. 诱导期治疗　VDLP 或 VDLD 或 CVDLD,具体药物见以下:

环磷酰胺(CTX)1 000mg/(m^2·次),1 次,静脉注射。(T-ALL

可考虑 CVDLD 方案);

长春新碱(VCR)1.5mg/(m²·次),每周 1 次,共 4 次,每次最大量不超过 2mg;无长春新碱可用长春地辛(VDS)替代,VDS 3mg/(m²·次),每周 1 次,共 4 次;柔红霉素(DNR)30mg/(m²·次),每周 1 次,共 2~4 次;

门冬酰胺酶(L-asp)5 000~10 000U/(m²·次),共 8~10 次;或培门冬酶(PEG-Asp)2 000~2 500U/(m²·次),第 9、23 天,肌内注射;

泼尼松(PDN,VDLP 方案应用)45~60mg/(m²·d),第 1~28,第 29~35 天递减至停。地塞米松(DXM,VDLD 方案应用)6~8mg/(m²·d),第 8~28 天,第 29~35 天递减至停。

2. 早期强化治疗 CAM 或 CAML 方案,根据危险度不同给予 1~2 个疗程,具体药物见下:

(1)环磷酰胺 750~1 000mg/(m²·d),静脉滴注,1 次;阿糖胞苷(Ara-C)75~100mg/(m²·次),静脉注射,7~8 天,每天 1~2 次(如每天一次,可一周 5 天,连续两周共 10 天);巯嘌呤(6-MP)50~75mg/(m²·d),空腹口服,7~14 天。

(2)培门冬酶(PEG-ASP,CAML 方案)2 000~2 500U/(m²·d),第 2 天,1 次,肌内注射。或者在 CAML 基础上加用 DXM 8mg/(m²·d),口服,第 1~7 天。

3. 缓解后巩固治疗

(1)mM 方案:低、中危 ALL 应用,大剂量甲氨蝶呤(HD-MTX)2~5g/(m²·次),每两周 1 次,共 4 次;亚叶酸钙(CF)15mg/(m²·次),6 小时 1 次,3~8 次,根据 MTX 血药浓度给予调整;6-MP 25mg/(m²·d),不超过 56 天,根据 WBC 调整剂量。上述方案实施期间需要进行水化、碱化。

(2)HR-1'、HR-2'、HR-3' 方案:高危患儿 CAM 或 CAML 方案后应用,具体为:

HR-1' 方案:

DXM 20mg/(m²·d),口服或静脉注射,第 1~5 天;

VCR 1.5mg/(m²·次)(最大 2mg),静脉注射,第 1 天,第 6 天;

HD-MTX 5g/(m²·次),静脉滴注,第 1 天;CF 15mg/(m²·次),6 小时 1 次,3~8 次,根据 MTX 血药浓度调整;

CTX 200mg/(m²·次),12 小时 1 次,静脉滴注,第 2~4 天,共 5 次,HD-MTX 结束后 7h 开始给予;美司那 400mg/(m²·次),于静脉滴注 CTX 的 0、4、8h;Ara-C 2 000mg/(m²·次),12 小时 1 次,第 5 天,共 2 次;

维生素 B₆ 150mg/(m²·次),静脉注射或口服,12 小时 1 次,第 5 天,共 2 次;PEG-ASP 2 500U/(m²·次),肌内注射,第 6 天;

TIT 第 1 天。

HR-2' 方案:

DXM 20mg/(m²·d),口服或静脉注射,第 1~5 天;

长春地辛(VDS)3mg/(m²·次),静脉注射,第 1 天,第 6 天;

HD-MTX 5g/(m²·次),静脉注射,第 1 天;CF 15mg/(m²·次),6 小时 1 次,3~8 次,根据 MTX 血药浓度调整;

异环磷酰胺(IFO)800mg/(m²·次),静脉注射,12 小时 1 次,第 2~4 天,共 5 次,HD-MTX 结束后 7h 开始给予;

DNR 30mg/(m²·次),静脉注射,第 5 天;

PEG-ASP 2 500U/(m²·次),肌内注射,第 6 天;

TIT 第 1 天。

HR-3' 方案:

DXM 20mg/(m²·d),口服或静脉注射,第 1~5 天;

Ara-C 2 000mg/(m²·次),静脉注射,12 小时 1 次,第 1~2 天;

维生素 B₆ 150mg/(m²·次),静脉注射或口服,12 小时 1 次,第 1~2 天;

依托泊苷(VP-16)100mg/(m²·次),静脉注射,12 小时 1 次,共 5 次,第 3~5 天;PEG-ASP 2 500U/(m²·次),肌内注射,第 6 天;

TIT 第 5 天。

之后再重复 HR-1'、HR-2'、HR-3' 方案,基于 MTX 浓度监测。

4. 延迟强化治疗 推荐 VDLD（或 VDLA）方案和 CAM（或 CAML）方案，中危组患者在继续治疗后可选择重复一次上述方案。

（1）VDLD 或 VDLA 方案：

VCR 1.5mg/（m²·次），每周 1 次，共 3~4 次，每次最大量不超过 2mg；或者 VDS 3mg/（m²·次），每周 1 次，共 3~4 次，静脉注射；

DXM 8~10mg/（m²·d），第 1~7 天，第 15~21 天，口服；

L-ASP 6 000~10 000U/（m²·次），共 4~10 次 或 PEG-ASP 2 000~2 500U/（m²·次），共 2 次（间隔 14 天），肌内注射。

DNR 或多柔比星 25~30mg/（m²·次），每周 1 次，静脉注射，共 2~4 次（VDLD 方案）；

Ara-C 2 000mg/（m²·次），静脉注射，12 小时 1 次，第 1~2 天，共 4 次（VDLA 方案）。

（2）CAM 或 CAML 方案：

根据危险度不同给予 1~2 个疗程：

CTX 750~1 000mg/（m²·d），静脉注射，1 次；

Ara-C 75~100mg/（m²·次），7~8 天，每天 1~2 次静脉注射（如每天一次，Ara-C 可一周 5 天，连续两周共 10 天）；

6-MP 50~75mg/（m²·d），7~14 天，空腹口服；

培门冬酶（PEG-ASP，CAML 方案）2 000~2 500U/（m²·d），第 2 天，1 次，肌内注射。

5. 继续治疗（中间治疗） 中危组患儿可选择继续治疗与否，如选择则推荐以下 2 个方案：

（1）6-MP+MTX 方案：

6-MP 50mg/（m²·d），持续睡前空腹口服；

MTX 15~30mg/（m²·次），每周 1 次，口服或肌内注射，共 8 周。

（2）6-MP/6-MP+MTX/6-MP+VCR+DXM/Dex+DNR+VCR+6-MP+PEG-Asp 方案交替：

1）用量：6MP 25~50mg/（m²·d），第 1~7 天，睡前空腹口服；

MTX 25mg/（m²·d），第 1 天，口服；

DXM 8~12mg/(m^2·d),第 1~5 天;

VCR 1.5mg/m^2,第 1 天;

DNR 25mg/m^2,第 1 天,静脉注射;

PEG-Asp 2 000~2 500U/(m^2·次),第 2 天,肌内注射。

2)具体用法:低危组第 1、4、13 周采用 6-MP+VCR+Dex 治疗且每周 TIT 一次,第 2、3、5、6、10~12、14~16 采用 6-MP+MTX 治疗;中高危组第 1、4、7、10、13 周采用 Dex+DNR+VCR+6-MP+PEG-Asp,第 2、3、5、6、11、12、14~16 天采用 6-MP 治疗。

6. 维持期治疗　重复延迟强化后进入维持治疗,可选择以下 2 个方案之一:

(1)6-MP+MTX 方案:6-MP 50mg/(m^2·d),持续睡前空腹口服;MTX 15~30mg/(m^2·次),每周 1 次,口服或肌内注射,持续至终止治疗(男 2.5~3 年,女 2~2.5 年)。根据白细胞调整方案中的药物剂量。

(2)6-MP+MTX/VD 方案(6-MP+MTX 方案期间每 4~8 周插入):VCR 1.5mg/(m^2·次),1 次,静脉注射,每次最大量不超过 2mg;DXM 6~8mg/(m^2·d),第 1~7 天,口服。

ALL 患儿化疗总疗程:低危组男女孩均为 2 年,中危组女孩 2 年,男孩 2.5 年,高危组男女孩均为 2.5 年。

(四)小儿 ANLL 的化疗　VAPA 方案是一种多药强化的序贯式综合治疗程序,经历 14 个月的治疗,不包括有 CNS 预防治疗,对小儿 ANLL 治疗效果,尤其是长时期的缓解确有较大改善,VAPA 方案组织及用法如下:

治疗程序Ⅰ:ADM 45mg/(m^2·d),静脉注射,第 1 天;Ara-C 200mg/(m^2·d),静脉注射,第 1~5 天。每 3~4 周为 1 周期,共 4 个周期。

治疗程序Ⅱ:ADM 30mg/(m^2·d),静脉注射,第 1 天;Ara-C 150mg/(m^2·d),静脉注射,第 1~5 天;每 4 周为一周期,共 4 个周期。

治疗程序Ⅲ:VCR 1.5mg/(m^2·d)静脉注射,第 1 天;Me-PDN

800mg/（m²·d），静脉注射，第 1~5 天；6-MP 500mg/（m²·d），静脉注射，第 1~5 天；MTX 7.5mg/（m²·d），静脉注射，第 1~5 天；每 3 周为一周期，共 4 个周期。

治疗程序Ⅳ：Ara-C 200mg/（m²·d），静脉注射，第 1~5 天，每 3~4 周为一周期，共 4 个周期。

中枢神经系统（CNS）白血病的防治。CNS 白血病和脑膜白血病都可治疗，首选药物以 MTX 做鞘内注射，但多数预后不佳，因此要强调 CNS 的预防治疗。一般是 MTX 0.25~0.5mg/（kg·次）或 42mg/（m²·次）（极量 20.0mg）鞘内注射直至症状缓解。其后再于 6~8 周间以同药同剂量鞘内注射以防止复发。亦可放射治疗，如 60Co 颅脑照射，脊髓照射。

（五）慢性髓系白血病 目前首选 TKI 类药物治疗，见第六章 第一节。

干扰素是分子靶向药物出现之前的首选药物。目前用于不适合 TKI 和异基因造血干细胞移植的患者。主要副作用包括乏力、发热、头痛、纳差、肌肉骨骼酸痛等流感样症状和体重下降、肝功能异常等，造成轻到中度的血细胞减少。预防性使用对乙酰氨基酚等能够减轻流感样症状。

羟基脲是细胞周期特异性化疗药，起效快，用药后两三天白细胞即下降，停药后又很快回升。用药期间要经常检查血象，以便调节药物剂量。耐受性好，单独应用羟基脲的慢性期患者中位生存期约为 5 年。单独应用羟基脲目前限于高龄、具有并发症、酪氨酸激酶抑制剂和干扰素均不耐受的患者以及用于高白细胞淤滞时的降白细胞处理。

其他药物还包括阿糖胞苷、高三尖杉酯碱、砷剂、白消安等。

（六）慢性淋巴细胞白血病

1. 烷化剂 苯丁酸氮芥有连续和间断两种用法。连续用药时要根据血象调整剂量，以防骨髓过度抑制目前多用于年龄较大、不能耐受其他药物化疗或有并发症的患者以及维持治疗。另一种烷化剂环磷酰胺，疗效与苯丁酸氮芥相当，组成 COP

或 CHOP 方案并不优于单药。苯达莫司汀是一种新型烷化剂，兼具有抗代谢功能和烷化剂作用，单药治疗慢性淋巴细胞白血病（简称慢淋），不论是初治或复发难治性患者，均显示了较高的完全缓解率和治疗反应率。

2. 嘌呤类似物　氟达拉滨中位缓解期约是苯丁酸氮芥的 2 倍，但两者总生存期无差异。烷化剂耐药者换用氟达拉滨仍有效。嘌呤类似物联合烷化剂，如氟达拉滨联合环磷酰胺（FC 方案），优于单用氟达拉滨，能有效延长初治慢性淋巴细胞白血病的无进展生存期，也可用于治疗难治复发慢性淋巴细胞白血病。

3. 糖皮质激素　主要用于合并自身免疫性血细胞减少时的治疗，一般不单独应用，但大量甲泼尼龙对难治性慢性淋巴细胞白血病，尤其是 17p 缺失患者有较高的治疗反应率。

四、造血干细胞移植

造血干细胞移植对治愈成人急性淋巴细胞白血病至关重要。异基因造血干细胞移植可使 40%~65% 的患者长期存活。主要适应证为：①复发难治急性淋巴细胞白血病；② CR2 期急性淋巴细胞白血病；③ CR1 期高危急性淋巴细胞白血病：如细胞遗传学分析为 Ph$^+$、亚二倍体者；*MLL* 基因重排阳性者；白细胞数 $\geqslant 30 \times 10^9/L$ 的前 B-ALL 和白细胞数 $\geqslant 100 \times 10^9/L$ 的 T-ALL；获 CR 时间 >4~6 周；完全缓解后在巩固维持治疗期间微小残留病灶持续存在或仍不断升高者。

复发难治的急性非淋巴细胞白血病可选用造血干细胞移植，再诱导达完全缓解后应尽快进行造血干细胞移植。复发的急性早幼粒细胞白血病选用 ATO ± ATRA 再诱导，完全缓解后融合基因转阴者行自体造血干细胞移植或砷剂（不适合移植者）巩固治疗，融合基因仍阳性者考虑异基因造血干细胞移植或临床试验。

异基因造血干细胞移植是唯一可治愈慢性髓系白血病的

方法。随着移植技术的进步,慢性期患者全相合异基因造血干细胞移植术后 5 年总体生存率可达 80%,异基因造血干细胞移植治疗慢性髓系白血病慢性期的治疗相关死亡率已经下降到10% 以下。但由于异基因造血干细胞移植的相关毒性,自甲磺酸伊马替尼应用以来,异基因造血干细胞移植的适应证:新诊断的儿童和青年;依据年龄、脾脏大小、血小板计数和原始细胞数等综合的疾病进展风险预测可能性高者,并具有全相合供者的年轻患者;酪氨酸激酶抑制剂治疗失败或者不耐受者;加速期患者,如果既往未使用过酪氨酸激酶抑制剂治疗,可以采用加量的一代或者二代酪氨酸激酶抑制剂使患者回到慢性期,立即行异基因造血干细胞移植治疗;急变期患者,明确急变类型后,可在加量的酪氨酸激酶抑制剂的基础上,加以联合化疗方案使患者回到慢性期后,立即行异基因造血干细胞移植。异基因造血干细胞移植干细胞来源不再受限于全相合供体,可以考虑行亲缘单倍体移植。

慢性淋巴细胞白血病患者年龄较大,多数不适合移植治疗。可作为预后较差的年轻患者的二线治疗。在缓解期行自体干细胞移植,效果优于传统化疗,部分患者微小残留病灶可转阴,但易复发。异基因造血干细胞移植可使部分患者长期存活甚至治愈。

五、生物治疗

白血病虽行长时间的巩固强化治疗,但体内仍残留一定数量的白血病细胞,用化疗不能达到将其彻底消灭的目的,依靠人体的免疫可能消灭这些残留的白血病细胞。近年来,免疫治疗已逐渐被临床应用,常用的药物有 BCG、TF、IFN 等。

（一）主要作用机制

1. 活化吞噬细胞、自然杀伤细胞、杀伤性 T 细胞等免疫细胞,诱导白细胞素,干扰素 -γ,肿瘤坏死因子 -α 等细胞因子的分泌。

2. 诱导癌细胞凋亡。

3. 与传统的化学治疗药物（丝裂霉素、卡莫司汀注射液等）合用,既增加药效,又减轻化疗过程中的毒副作用。

4. 与免疫治疗药物（干扰素 -α/2β）有协同作用。

5. 减缓晚期癌症患者的疼痛,增加食欲,改善患者的生活质量。

（二）DC-CIK 生物免疫疗法　是在体外将单个核细胞诱导分化为树突状细胞(DC),再用经抗原刺激的树突状细胞(DC)诱导 CIK 细胞产生特异性肿瘤杀伤作用的治疗技术,即将树突状细胞(DC)与 CIK 细胞进行共同培养而成的杀伤性细胞群体(DC-CIK)。其实人的体内本身就拥有一些具有杀伤肿瘤细胞功能的免疫细胞,但肿瘤患者体内本身的免疫细胞由于没有符合相关的标准要求,无法有效地抵抗肿瘤细胞的疯狂增长。因此,DC-CIK 生物免疫疗法技术正是通过从患者体内抽取部分免疫细胞,然后在体外进行培养、诱导、激活等一系列操作,使其抗肿瘤的活性提高后,再把这些本来就来源于患者自身并在体外激活了的抗肿瘤细胞回输到患者体内,让这支经过特殊训练的"特种部队"去杀灭肿瘤细胞。

（三）CAR-T（chimeric antigen receptor T-cell immunotherapy）即嵌合抗原受体 T 细胞免疫疗法。该疗法是一种出现了很多年但近几年才被改良使用到临床中的新型细胞疗法。在急性白血病和非霍奇金淋巴瘤的治疗上有着显著的疗效,被认为是最有前景的肿瘤治疗方式之一。

CAR-T 治疗,简单来说是五步:

1. 从癌症患者身上分离免疫 T 细胞。

2. 利用基因工程技术给 T 细胞加入一个能识别肿瘤细胞,并且同时激活 T 细胞杀死肿瘤细胞的嵌合抗体,T 细胞立马变身为 CAR-T 细胞。它不再是一个普通的 T 细胞,它是一个带着GPS 导航,随时准备找到癌细胞,并发动自杀性袭击,与之同归于尽的"恐怖分子"T 细胞!

3. 体外培养,大量扩增 CAR-T 细胞,一般一个患者需要几十亿,乃至上百亿个 CAR-T 细胞(体型越大,需要细胞越多)。

4. 把扩增好的 CAR-T 细胞输回患者体内。

5. 严密监护患者,尤其是控制前几天身体的剧烈反应。

患者接受 CAR-T 疗法有一个巨大的临床风险:细胞因子风暴,也叫细胞因子释放综合征(CRS)。

由于 CAR-T 杀癌细胞太快太有效,于是在瞬间在局部产生超大量的细胞因子,引起惊人的免疫反应,这就是细胞因子风暴。临床表现就是患者超高烧不退,如果不控制好,就有生命危险。CAR-T 的最后一步严密监护患者是非常关键的。

(四)慢性髓系白血病的分子靶向治疗 第一代酪氨酸激酶抑制剂甲磺酸伊马替尼为 2- 苯胺嘧啶衍生物,能特异性阻断 ATP 在 *ABL* 激酶上的结合位置,使酪氨酸残基不能磷酸化,从而抑制 *BCR-ABL1* 阳性细胞的增殖。甲磺酸伊马替尼也能抑制另外两种酪氨酸激酶:C-KIT 和 PDGF-R(血小板衍生的生长因子受体)的活性。甲磺酸伊马替尼需要终身服用,治疗剂量 400mg/d。治疗期间应定期检测血液学、细胞遗传学、分子生物学反应,据此调整治疗方案。可发生白细胞、血小板减少和贫血的血液学毒性以及水肿、肌痉挛、腹泻、恶心、肌肉骨骼痛、皮疹、腹痛、肝酶升高、疲劳、关节痛和头痛等非血液学毒性。甲磺酸伊马替尼治疗失败时需要进行 *BCR-ABL1* 基因突变的分析,治疗失败的患者可以选用第二代甲磺酸伊马替尼,也可以进行异基因造血干细胞移植,对于具有 *T315I* 突变的 CML 患者,不适合甲磺酸伊马替尼治疗,宜立即行异基因造血干细胞移植或参加临床试验。

六、基因治疗

反义基因治疗根据碱基互补配对的原理,人工合成或生物体内合成一段寡聚脱氧核糖核酸与癌基因、突变基因或非正常表达基因中正义链或 mRNA 某片段特异互补,封闭或阻断这些基因的表达,使恶变的细胞逆转,进入分化或成熟阶段,或使细胞凋亡、逆转耐药。*BCL-2* 基因在造血细胞中表达于较为原始的细胞表面,是具抗凋亡效应的一种癌基因。研究发现,*BCL-2* 反义寡核苷酸可下调 HL-60 细胞、*BCL-2* 过表达的 HL-60-DOX 细胞、急性髓系白血病原代细胞 BCL-2 的表达,并且减少 HL-60 细胞的生存时间,此种作用对 HL-60-DOX 细胞稍有减弱,但三种细胞对阿糖胞苷(Ara-C)的敏感性均增强。许多基因转染实验表明,BCL-2 蛋白的高表达会增加细胞对各种化疗药的抗杀死作用,如甲氨蝶呤、阿糖胞苷、柔红霉素等。

自杀基因转入一些特异的酶可以作为药物作用的靶位,药物可杀伤或抑制带有该种酶基因的细胞,激活药物产生的毒性仅局限于具有激活药物酶基因的细胞和 / 或其微环境中。这种激活药物的酶基因被称为自杀基因。人们可把自杀基因转入肿瘤细胞,使无毒或低毒的药物前体产生高度敏感性,从而选择性杀伤肿瘤,但对宿主无害。常用的自杀基因有单纯疱疹病毒胸苷激酶(*HSV-TK*)基因、胞嘧啶脱氨酶(*CD*)基因等。

免疫调节基因转入包括细胞因子基因治疗和细胞因子联合基因治疗。细胞因子基因治疗是将各种细胞因子基因,如白细胞介素(IL)、粒细胞集落刺激因子(G-CSF)、干扰素(INF)等,转染到细胞毒性 T 淋巴细胞(CTL)、肿瘤浸润淋巴细胞(TIL)等抗癌效应细胞、肿瘤细胞、造血干细胞等,借助细胞因子激活 CTL,以补偿辅助 T 淋巴细胞的不足,加强对低免疫原性肿瘤细胞的识别等。细胞因子联合基因治疗是把两种或两种以上有协同作用的细胞因子联合基因或细胞因子与 *B7* 基因、自杀基因等联合转染肿瘤细胞,达到改变肿瘤细胞表面免疫特性、更有效地杀伤肿瘤细胞的目的。国外将 *IL-2* 基因成功地导入髓系白血病细胞 K562 中,使之对淋巴因子活化的杀伤细胞(LAK 细胞)介导的细胞毒作用的敏感度提高。有人将 MHC I 类抗原转染到缺 MHC I 类抗原表达的肿瘤细胞上,发现抗原提呈作用增强,易于 CTL 识别。B7 分子是抗原提呈细胞的协同刺激分子,应用 B7 转导肿瘤细胞注射可治愈 60% 野生型 EL-4 淋巴小鼠。

核酶是一类有催化活性的 RNA 分子,可序列特异地与靶 RNA 分子配对,对底物进行切割,促进 mRNA 的降解,从而使其失去生物学功能。利用这种特性,人工设计合成具有催化活性的核酶,针对特定的 RNA 序列进行剪切,使其失活,从而抑制有害基因的表达。具有催化活性核酶的有Ⅰ类内含子、Ⅱ类内含子、RNasep、锤头状核酶、发夹状核酶和斧头状核酶。国外根据 b3a2 型的 *BCR* 基因结构设计了一种锤头状核酶 R26,发现 R26 在体内对 K562 细胞的 *BCR-ABL* 基因的 mRNA 水平比对照组下降了 53%,集落形成能力下降了 63%,细胞增殖能力下降了 43%,细胞的凋亡也略有上升。研究发现,核酶在近似生理环境下只用 6 小时就会使多药耐药基因 1(*MDR1*)的表达减少 80%;即使对晚期急性髓性白血病患者来源的体外培养细胞,其抑制率也达 50%。

DNA 去甲基化治疗在 DNA 修复、基因稳定、分化及基因抑制方面起到重要作用。在正常 DNA 链上,肿瘤刺激基因甲基化,肿瘤抑制基因不甲基化。在 RAS 致癌途径调节下,激活甲基转移酶过度表达、肿瘤抑制基因超甲基化、肿瘤刺激基因脱甲基化导致肿瘤产生。用甲基转移酶抑制剂或反义核苷酸探针抑制转移酶活性,使肿瘤抑制基因恢复,即去甲基化,达到治疗肿瘤的目的。国外研究证明,急性白血病患者骨髓中甲基转移酶比正常人高 4 倍。近年研究,地西他滨是去甲基化治疗白血病的代表性药物,肿瘤抑制基因的启动被甲基化后抑制其基因的表达,地西他滨可使启动子去甲基化,恢复肿瘤抑制基因表达,诱导分化。国外用地西他滨与安吖啶或柔红霉素联合化疗治疗难治复发的急性淋巴细胞白血病和急性非淋巴细胞白血病 63 例,结果 23 例完全缓解,从初治到复发时间 1 年以上者缓解率为 51.4%,1 年内复发者缓解率为 15.4%,染色体正常者缓解率为 61%,异常者为 15.8%,平均无病生存期为 8 个月,20% 的患者无病生存期超过 1 年。

其他此外,尚可改变宿主对化疗药物的耐受性,如用逆转录病毒将 *mdrl* 基因转移到小鼠祖细胞,已证实能减少由化疗引起的骨髓抑制。6- 氧 - 甲基鸟嘌呤 -DNA 甲基转移酶(MGMT)则修复亚硝基脲(一类碱性化疗药)造成的 DNA 损伤;用 *MGMT* 基因转移的小鼠骨髓细胞来预防卡莫司汀的毒性。

七、外科治疗

慢性粒细胞白血病慢性期、毛细胞白血病患者因巨脾出现压迫症状,且化疗效果不佳或是发生脾梗死、脾破裂时,手术切脾对患者是有利的。但若患者是因胆石症或阑尾炎等需要手术,则应根据患者当时的全身情况加以考虑。若保守治疗不能控制病情时,应手术治疗。

急性白血病患者,当病情尚未达完全缓解时,患者因原发血液病或化疗的影响,白细胞和血小板均较低,若出现外科急症,手术的风险较大,应先争取保守治疗。若必须手术,应在积极输血、血小板等支持及抗感染治疗保护下进行手术。当已经完全缓解时,手术应避免化疗后骨髓抑制期。于手术前后注意给予相应的支持、抗感染治疗。

八、放射治疗

1. 脾脏照射　脾肿大,疼痛,不能手术者。

2. 硬膜外浸润压迫脊髓　照射野上下均超出病灶区 2 个椎体。

3. 中枢神经系统照射　一般用于中枢神经系统白血病的挽救性治疗,因不良反应限制了其应用。

4. 全射量髓消除　对髓外局部病灶可局部照射,非姑息治疗。

（王树叶　陈　曦）

第二章

急性髓系白血病

第一节 概 述

急性髓系白血病(AML)约占我国急性白血病(AL)的57.8%,其发病率随年龄增加而逐步升高。西方国家35岁以下 <1/10万,75岁高达15/10万。我国AML的发病率也随年龄增长而上升,60~69岁时是发病高峰;50岁以前两性发病率基本相似,老年男性发病率明显高于女性,60~69岁时分别为5/10万与3/10万左右。据我国的统计,AML中各亚型所占比例,M1为10.8%,M2a为25.2%,M2b为10.5%,M3为18.7%,M4为6.2%,M5为23.25%,M6为4.5%,M7为0.6%,类型不明的为0.3%。我国M3的发病率高于西方国家的10%左右,有的地区,如黑龙江大庆油区,M3的发病率在AML中可高达20%~30%,甚至更高。

第二节 分 类

临床上急性髓系白血病的分类主要有两大标准,一个是FAB标准,临床重要性逐渐下降。FAB标准将原始细胞≥30%作为急性白血病的诊断标准,按照细胞形态和细胞化学染色分为AML和ALL,AML分为M0~M7型。另一诊断分型标准是较新的 WHO 标准,见(表 2-1)和(表 2-2)。

表 2-1　AML 的 FAB 分型

分型	中文名	骨髓特点
M_0	急性髓系白血病微分化型	原始细胞 >30%,无嗜天青颗粒及 Auer 小体,MPO 及苏丹黑 B 阳性细胞 <3%,CD33 及 CD13 阳性,淋巴抗原及血小板抗原阴性
M_1	急性粒细胞白血病未分化型	原粒细胞占非红系有核细胞(NEC)>90%,其中 MPO 阳性细胞 >3%
M_2	急性粒细胞白血病部分分化型	原粒细胞占 NEC30%~89%,其他粒细胞≥10%,单核细胞 <20%
M_3	急性早幼粒细胞白血病(APL)	早幼粒细胞占 NEC≥30%
M_4	急性粒细胞 - 单核细胞白血病	原始细胞占 NEC≥30%,各阶段粒细胞≥20%,各阶段单核细胞≥20%
M_5	急性单核细胞白血病	原单、幼单细胞占 NEC≥30%,且原单、幼单及单核细胞≥80%
M_6	红白血病	有核红细胞≥50%,原始细胞占 NEC≥30%
M_7	急性巨核细胞白血病	原始巨核细胞≥30%,血小板抗原阳性,血小板过氧化物酶阳性

NEC:非红系细胞

表 2-2　AML 的 WHO 分型(2016)

AML 伴重现性遗传异常

　　AML 伴 t(8;21)(q22;q22.1);*RUNX1-RUNX1T1*

　　AML 伴 inv(16)(p13.1q22)或 t(16;16)(p13.1;q22);*CBFB-MYH11*

　　APL 伴 *PML-RARA*

　　AML 伴 t(9;11)(p21.3;q23.3);*MLLT3-KMT2A*

　　AML 伴 t(6;9)(p23;q34.1);*DEK-NUP214*

续表

AML 伴 inv(3)(q21.3q26.2)或 t(3;3)(q21.3;q26.2);*GATA2,MECOM*

AML(原始巨核细胞)伴 t(1;22)(p13.3;q13.3);*RBM15-MKL1*

暂定型:AML 伴 *BCR-ABL1*

AML 伴 *NPM1* 突变

AML 伴 *CEBPA* 双等位基因突变

暂定型:AML 伴 *RUNX1* 突变

AML 伴骨髓增生异常相关改变

治疗相关髓系肿瘤

AML 非特定型

　　AML 微分化型

　　AML 不成熟型

　　AML 成熟型

　　急性粒 - 单核细胞白血病

　　急性原始单核细胞 / 单核细胞白血病

　　纯红白血病

　　急性巨核细胞白血病

　　急性嗜碱性粒细胞白血病

　　急性全髓白血病伴骨髓纤维化

髓系肉瘤

唐氏综合征相关性骨髓增殖

　　急性髓系白血病(AML)的诊断手段主要是光镜细胞形态学和细胞化学染色,但其中 M0、M6、M7 可以通过免疫表型分析得以确诊。

一、AML 的 FAB 分型

（一）AML-M0　　1991 年 FAB 协作组提出了 AML-M0,该

亚型约占 AML 的 5%~10%,由于该亚型缺乏特征性细胞形态和细胞化学染色特征,因此 M0 是唯一只有通过免疫表型分析才能确诊的一个亚型。其诊断要点是:SBB/MPO 阴性或阳性率<3%,淋系标志(如 CD3、CD79a、CD22 等)阴性,而 CD7 和 TdT呈阳性,超微结构水平 MPO 或髓系特异性 McAb(MPO、CD13、CD33)中至少一个呈阳性,大部分患者表达幼稚细胞标志 CD34和 HLA-DR,P170 亦常呈阳性。用 McAb 测 MPO 是确诊原始细胞属髓系的最敏感的指标。CyCD13 的表达早于 mCD13,因此当 mCD13 阴性时,应检测 CyCD13 的表达。

(二) AML-M1　根据形态和细胞化学可确诊 M1,该亚型的免疫表型特征基本与 M0 相似,通常 CD13$^+$、CD33$^+$ 和 HLA-DR$^+$,CD34 表达率低于 M0,但部分患者可表达 CD11b 和 CD15。

(三) AML-M2　全髓系标志(CD13、CD33、MPO)常阳性,CD15 亦常阳性,与 M4、M5(CD15 常阳性)不同的是,其 CD14/CD36 常阴性。t(8;21)/M2 患者约 80% CD19$^+$,约 60% CD57$^+$,CD34 与 CD19 或 CD19 与 CD57 双表达是 t(8;21)/M2 特征性表型特征,有助于该亚型白血病的临床诊断。有很少部分 t(8;21)/M2 患者 CD13$^-$、CD33$^-$ 和 CD14$^-$,但 MPO$^+$。

(四) AML-M3

1. 细胞形态学　以异常的颗粒增多的早幼粒细胞增生为主(比例 >30% 即可诊断 APL),且细胞形态较一致,胞质中有大小不均的颗粒,常见呈柴捆状的 Auer 小体。FAB 分类根据颗粒的大小将 APL 分为:M3a(粗颗粒型):颗粒粗大,密集或融合染深紫色,可掩盖核周围甚至整个胞核;M3b(细颗粒型):胞质中嗜苯胺蓝颗粒密集而细小,核扭曲、折叠或分叶,易与急性单核细胞白血病混淆;M3c(微颗粒型):少见,易与其他类型 AML 混淆。细胞化学:APL 的细胞化学具有典型特征,表现为过氧化物酶强阳性,非特异性酯酶强阳性,且不被氟化钠抑制,碱性磷酸酶和糖原染色(PAS)呈阴性或弱阳性。

2. 组织病理学　对于高凝状态下的 APL 患者可通过骨髓

活检,在 HE 染色和组织化学染色下诊断。

3. 细胞遗传学 包括常规染色体和荧光原位杂交(FISH)检测。两种技术可检测约 90% 典型的 t(15;17)和约 5% 的不典型易位,如 t(11;17)、t(5;17)、15q24 异常和 17q21 等。5% 的 APL 患者核型正常。常规染色体检测还可发现除 t(15;17)以外的染色体异常。FISH 可快速报告,利于尽早靶向治疗。

4. 免疫分型 多参数流式细胞仪(MPFC)检测,典型的 APL 表达 CD13、CD33、CD117 和 MPO,不表达或弱表达 CD3、CD7、CD14、CD64、HLA-DR、CD34、CD56。部分治疗后和复发的患者部分免疫表型发生改变,如 CD2、CD34 和 CD56 等。由于 MPFC 检测快速、特异、敏感,其可与实时定量 PCR(RQ-PCR)检测结合用于 APL 患者的诊断和微小残留病(MRD)的检测。

5. 分子生物学 RQ-PCR 可检出 99% APL 患者的 *PML-RARA* 融合基因,APL 患者 99% 存在着 *PML-RARA* 融合基因,检测 *PML-RARA* 融合基因是诊断 APL 的最特异、敏感的方法之一,也是 APL 治疗方案选择、疗效分析、预后分析和复发预测最可靠的指标。但仍有 1% 的 APL 患者可出现假阴性。部分 APL 患者可伴有 *FLT3-ITD* 基因突变。

6. 诊断和分层变异型 APL 的诊断标准 具有 APL 的临床特征、细胞形态学表现,细胞遗传学或分子生物学检测发现 t(11;17)(11q23;q12)/*PLZF-RARA*、t(5;17)(5q35;q12)/*NPM-RARA*、t(11;17)(q13;q21)/*NuMA-RARA*、der(17)/*STAT5b-RARA*、t(17;17)(q24;q12)/*PRKARlA-RARA*、t(4;17)(q12;q21)/*FIPlLl-RA*、t(X;17)(p11;q21)/*BCOR-RARA*、t(2;17)(q32;q21)/*OBFC2A-RARA*、t(3;17)(q26;q21)/*TBLRl-RARA*、t(7;17)(q11;q21)/*GTF2I-RARA*、t(1;17)(q42;q21)/*IRF2BP2-RARA*、t(17;17)(17q21;q12)/*STAT3-RARA*。

(五)AML-M4/M5 这两个亚型表型特征基本相似,常表达抗原有 CD13、CD33、HLA-DR、CD14 和 CD15。CD11b 和胞质溶菌酶阳性有助于单核细胞白血病诊断。CD33⁺、CD13⁻ 和

CD34$^-$与 M5 高度相关。CD14 对 M4、M5 的诊断特异性高,但敏感性不高,CD64 特异性与敏感性均高,但 M3 高表达 CD64,唯其阳性率较低,M3 患者 HLA-DR 常为阴性,据此有助于 M3特别是 M3a 与 M5 的鉴别诊断。最近有研究表明 CD68(PG-M1抗体)可以作为 M4、M5 的特异性诊断标志。此外,单核细胞白血病还可有 T 系抗原(如 CD4 和 CD7)、B 系抗原(如 CD19)、NK 相关抗原(如 CD56 和 CD16)及 TdT 阳性。CD2 表达常见于 M4Eo/inv(16)患者。

（六）AML-M6　包括两组患者,其一是以晚期 / 成熟红系细胞为主,特点是抗血型糖蛋白 A 阳性,其二是早期 / 未成熟红系细胞为主,白血病细胞为原始红细胞或未分化细胞,细胞化学染色 MPO 阴性,免疫表型特征为 HLA-DR$^-$、CD36$^+$、淋系标志(–)、髓系标志(–),CD33$^+$,但血型糖蛋白 A 和 B(+)、Spectrin(+)或经体外培养后可出现 ABH 血型抗原。最近 WHO 造血组织和淋巴系统恶性疾病分型建议将前者命名为 M6a,后者命名为 M6b。

（七）AML-M7　白血病细胞形态特点不典型,尽管细胞化学染色 PAS 或对 NaF 敏感的非特异性酯酶和抗酒石酸酸性磷酸酶呈阳性,但并不特异,电镜下血小板过氧化物酶(PPO)染色阳性是 M7 最敏感和特异的确诊指标,但因电镜不能普及而受到很大的限制。M7 的免疫表型特点是 CD34、CD33 或 CD13常阳性,但最特异的标志是因子Ⅷ相关抗原和血小板糖蛋白GPⅢa(CD61)和 GPⅡb/Ⅲa 复合物(CD41)。免疫表型分析是目前确诊 M7 的主要手段。值得注意的是,由于血小板黏附于白血病原始细胞可导致假阳性,特别是用流式细胞仪进行检测时,CD41 假阳性可高达 85%,因此流式细胞仪检测 CD41$^+$时应同时用胞质免疫荧光法进一步肯定其阳性结果。

二、AML 的 WHO 分型

WHO 将原始细胞≥20% 作为急性白血病的诊断标准。将AML 和 ALL 的细胞形态学 - 免疫学 - 细胞遗传学 - 分子生物学特征纳入,形成了 MICM 分型。WHO(2016)分类方案中对诊断 AML 时原始细胞计数标准进行了明确,原始细胞百分比是指原始细胞占所有骨髓有核细胞的百分比。

第三节 临 床 表 现

一、正常造血功能受抑制表现

(一)**贫血** 一般与病程长短显著相关。少部分患者因发现早可无贫血,多数患者就诊时有贫血。重度贫血患者并不少见。主要表现为乏力、面白,活动后心悸、气短等。

(二)**发热** 约50%的患者以发热起病,进而发现血象异常,热型可无规律,体温≥38.5℃提示有继发感染。感染可发生在各个部位,口腔、牙龈和咽部最常见,可发生溃疡和坏死;肺部感染、肛周炎、肛周脓肿亦常见,严重时可致败血症。最常见的致病菌为革兰阴性杆菌,如肺炎克雷伯杆菌、绿脓杆菌、产气杆菌等;其他有金黄色葡萄球菌、粪链球菌等。长期应用抗生素者,可出现真菌感染,如念珠菌、曲霉菌、隐球菌等。因伴免疫功能缺陷,可有病毒感染,如带状疱疹等。偶见卡氏肺囊虫病。

(三)**出血** 主要为皮肤和黏膜出血,也可见消化道、呼吸道、泌尿道、眼底甚至中枢神经系统出血,严重时威胁生命。M3主要临床表现为发热、出血和贫血,出血较其他类型多见且严重。出血部位主要为皮肤、黏膜,有瘀点、瘀斑(在注射部位和穿刺的部位可有大片融合的瘀斑);鼻腔、口腔、牙齿、消化道、泌尿道、阴道、眼底等处的出血也较常见;特别严重的是颅内出血,是致死的主要原因。早幼粒细胞内含有大量的颗粒,现已证实为溶酶体,含有丰富的类似组织凝血活酶的物质。在白血病细胞大量增殖或化疗后被破坏时,促凝物质释放入血,激活抗凝系统,导致 DIC。此外。在少数病例中出血是由于纤维蛋白溶解亢进,因为白血病细胞内的颗粒也含有纤溶酶原的激活物,后者可使纤溶酶原形成纤溶酶,导致纤维蛋白溶解。DIC 的发生与急性早幼粒细胞胞质内颗粒粗细、Auer 小体是否存在无关。本病除出血倾向严重外,感染也多见,而器官浸润较少见,肝脾淋巴结肿大不明显,胸骨压痛、骨痛、齿龈增生和皮肤破坏也不常见。

二、白血病增殖浸润的表现

(一)肝、脾淋巴结肿大　AML 较 ALL 少见。

(二)骨骼和关节　急性白血病常有胸骨下段局部压痛和骨关节疼痛。发生骨髓坏死时,可引起骨骼剧痛。

(三)粒细胞肉瘤　2%~14% 的 AML 患者出现粒细胞肉瘤(granulocytic sarcoma),又称绿色瘤。常累及骨膜,以眼眶部位最常见,可引起眼球突出、复视或失明。

(四)口腔和皮肤　常见于 M5,是由于白血病细胞浸润出现牙龈增生、肿胀,皮肤出现局限性或弥漫性紫色突起硬结或斑块。

(五)中枢神经系统白血病(CNSL)　AML 以 t(8;21)/AML、inv(16)/AML、M4 和 M5 多见。临床上轻者表现为头痛、头晕,重者有呕吐、颈项强直,甚至抽搐、昏迷。可能存在视乳头水肿、视网膜出血、颅神经麻痹,常侵及软脑膜,脑实质损伤少见。

第四节　实验室检查

一、血常规

患者常有贫血及血小板减少,大部分白细胞升高,正细胞性贫血多见,血小板多减少,晚期血小板可极度减少。白细胞数目可高可低。血涂片分类检查可见数量不等的原始和幼稚细胞。但不论白细胞总数是多少,其中白血病细胞占了 85%。有 10%~15% 的 AML 病例外周血白细胞数超过 100×10^9/L,即高白细胞血症,多见于 M4、M5 型患者,常伴肺部及中枢神经系统浸润、肿瘤溶解综合征和白细胞瘀滞症,属于高危型,预后差。

二、骨髓象

骨髓增生多明显活跃或极度活跃,也可以增生减低。少数甚至骨髓"干抽",主要见于白血病细胞显著增高,或合并骨髓纤维化的患者,需骨髓活检明确诊断。Auer 小体是急性髓系白血病的特征。

三、细胞化学

细胞化学染色是形态诊断的重要组成部分。可以用于鉴别AML 和 ALL,常见反应见表 2-3。近年随着流式细胞免疫表型的广泛开展,逐渐被免疫表型代替。

表 2-3 急性白血病的细胞化学染色

	ALL	急性粒细胞 白血病	急性单核细胞 白血病
髓过氧化物酶 (MPO)	-	分化差的原始细胞 -~+ 分化好的原始细胞 +~++	-~+
糖原染色(PAS)	成块或粗 颗粒状	弥漫性淡红色或细 颗粒状	弥漫性淡红色或细 颗粒状
非特异性酯酶 (NSE/NEC)	-	-~+,NaF 抑制 <50%	+,NaF 抑制 >50%

四、免疫学检查

流式细胞仪的免疫学检查主要用于急性白血病的分型,按照 WHO 标准对 AML 和 ALL 鉴别诊断。常用原髓细胞系抗体为 MPO、CD33、CD13、CD11b、CD15、CD14,其他与髓系相关的抗体是 CD34、HLA-DR 等,抗血型糖蛋白单抗以及抗血小板糖蛋白 I b/Ⅲa、Ib(CD41a、CD41b、CD61、CD42a、CD42b)分别被认为是鉴别 M6 和 M7 型 ANLL 敏感而特异的单抗,90% 以上 M3 型 ANLL 以 CD33⁺、HLA-DR 为特点,CD14 是单核细胞特异性抗体,然而敏感性不够高,在 M4 和 M5 型 ANLL 中,阳性率约占 70%。

五、染色体核型和分子生物学检查

(一)AML(非 APL)主要用于检查白血病的遗传学异常,用于诊断分型和预后评估。见表 2-4。

表 2-4 AML 患者的预后危险度

预后等级	细胞遗传学	分子遗传学
预后良好	inv(16)(p13q22)或 t(16;16)(p13;q22) t(8;21)(q22;q22)	*NPM1* 突变但不伴有 *FLT3-ITD* 突变 *CEBPA* 双突变
预后中等	正常核型 t(9;11)(p22;q23) 其他异常	inv(16)(p13;q22)或 t(16;16)(p13;q22)伴有 *C-KIT* 突变 t(8;21)(q22;q22)伴有 *C-KIT* 突变
预后不良	单体核型 复杂核型(≥3 种),不伴有 t(8;21)(q22;q22)、inv(16)(p13;q22)或 t(16;16)(p13;q22)或 t(15;17)(q22;q12) -5、-7、5q-、-17 或 abn(17p) 11q23 染色体易位,除外 t(9;11) inv(3)(q21q26.2)或 t(3;3)(q21q26.2) t(6;9)(p23;q34) t(9;22)(q34.1;q11.2)	*TP53* 突变 *RUNX1*(*AML1*)突变 * *ASXL1* 突变 * *FLT3-ITD* 突变 *

注:*,这些异常如果发生于预后良好组时,不应作为不良预后标志

DNMT3a,RNA 剪接染色质修饰基因突变(*SF3B1*,*U2AF1*,*SRSF2*,*ZRSR2*,*EZH2*,*BCOR*,*STAG2*),这几种基因突变在同时不伴有 t(8;21)(q22;q22)、inv(16)(p13q22) 或 t(16;16)(p13;q22) 或 t(15;17)(q22;q12)时,预后不良。

（二）APL 预后分组　APL 根据诊断时白细胞数和血小板计数进行预后分组:低危组 -WBC<10×10^9/L 且 PLT>40×10^9/L;中危组 -WBC<10×10^9/L 且 PLT<40×10^9/L;高危组 -WBC>10×10^9/L。目前常常把低危组和中危组放在一起作为低危组,治疗策略相同。

六、血液生化改变

（一）血清尿酸　浓度增高,特别在化疗期间,尿酸排泄量增加。血清乳酸脱氢酶(LDH)可增高。

（二）脑脊液检查　出现 CNSL 时,脑脊液压力升高,白细胞数增加,蛋白质增多,糖定量减少,涂片中可找到白血病细胞。

第五节　鉴　别　诊　断

根据外周血或者骨髓中原始细胞≥20%,诊断白血病一般不难。进一步根据骨髓细胞形态学,尤其是流式免疫表型确定为急性髓系白血病。初诊患者应尽力获得全面的 MICM 分型资料,以全面评价预后,利于治疗方案的制定。

应注意排除下述疾病:

（一）类白血病反应　类白血病反应表现为外周血白细胞增多,血涂片可见中、晚幼粒细胞;骨髓粒系左移,有时原始细胞增多。但类白血病反应多有原发病,血液学异常指标随原发病的好转而恢复。

（二）骨髓增生异常综合征　表现为血细胞减少(尤其是白细胞减少)的 AML 患者需与骨髓增生异常综合征相鉴别。主要鉴别点在于,骨髓增生异常综合征原始细胞小于 20%,一般没有脾、淋巴结肿大及其他浸润症状。

（三）再生障碍性贫血 表现为全血细胞减少,骨髓增生减低的患者需与该病鉴别。该病原始细胞少见,无肝脾肿大。

（四）其他原因引起的白细胞异常 EB病毒感染如传染性单核细胞增多症,百日咳、传染性淋巴细胞增多症、风疹等病毒感染时及幼年特发性关节炎,也可表现为发热、脾淋巴结腺体肿大或全血细胞减少。但此类疾病病程短呈良性经过,骨髓象中原始幼稚细胞均不增多。

（五）巨幼细胞性贫血 巨幼细胞性贫血有时可与红白血病混淆。但前者骨髓中原始细胞不增多、幼粒细胞PAS反应常为阴性。

第六节 治 疗

患者诊断明确后,依据MICM分型结果及临床特点进行预后分层,结合患者的意愿和经济能力,选择并设计整体的多周期的综合治疗方案。

对于本病的治疗按照作用机制大致可以分为几类:①传统化疗,包括蒽环、抗代谢药物及烷化剂等;②诱导分化治疗,以用于急性早幼粒细胞白血病的全反式维甲酸和亚砷酸为代表;③造血干细胞移植;④分子靶向治疗,以用于慢性粒细胞白血病的伊马替尼为代表;⑤免疫治疗,包括用于成熟B淋巴细胞肿瘤治疗的CD20单抗的抗体免疫治疗,还有近年新兴的CAR-T细胞免疫治疗。

一、支持治疗

（一）高白细胞血症的处理 化疗前预处理——AML应用羟基脲或阿糖胞苷降低白细胞水平。外周血白细胞数增高(尤其是 $>100 \times 10^9/L$)时,患者可产生白细胞淤滞,表现为呼吸困难,甚至呼吸窘迫、反应迟钝、言语不清、颅内出血等。除APL

外,可采用白细胞分离术清除过高的白细胞,同时给予化疗药物和水化,并预防高尿酸血症及电解质紊乱,给予血制品积极纠正凝血异常。

（二）防治感染 白血病患者常伴有粒细胞减少,应注意口腔、鼻腔及肛周护理。化疗、放疗后,粒细胞缺乏将持续较长时间,可住层流病房。化疗后可使用粒细胞集落刺激因子（G-CSF）促进粒细胞恢复。发热应进行细菌培养和药敏试验,并及时给予经验性抗生素治疗。

（三）成分输血 严重贫血可吸氧、输浓缩红细胞。血小板计数过低时,需输注单采血小板悬液,维持血小板计数 $\geq 10 \times 10^9/L$,合并发热、感染时应维持血小板计数 $\geq 20 \times 10^9/L$。

（四）防治尿酸性肾病 由于白血病细胞大量破坏,特别在化疗时,血清和尿中尿酸浓度增高,积聚在肾小管,引起阻塞而发生尿酸性肾病。应适量输液饮水,碱化尿液,可给予别嘌醇抑制尿酸形成。

（五）出凝血障碍的纠正 患者因血小板减少或合并感染,可引起凝血功能紊乱,严重者可并发 DIC,尤其是 APL。应严密监测出凝血时间、适当补充凝血因子。

二、联合化疗

（一）AML（非 APL）的诱导缓解治疗 目前初治成人非APL 的 AML 诱导治疗方案的组成以蒽环类药物联合阿糖胞苷为基础,常用的有去甲氧柔红霉素（IDA）或柔红霉素（DNR）联合阿糖胞苷（Ara-C）组成的 IA/DA（3+7）方案,具体剂量需要根据患者的病情决定。同时,随着近年新药的研发,AML 的诱导治疗也可以在 3+7 方案的基础上加用其他药物,如目前美国已经上市的米哚妥林（midostaurin）和靶向 CD33 的免疫毒素 GO单抗。此外,柔红霉素和阿糖胞苷的脂质体混合物 CPX351 也可以用于 AML 的诱导治疗。

目前国内 2017 年 AML 治疗指南推荐年龄 <60 岁 AML 患

者诱导缓解治疗方案包括：

标准剂量阿糖胞苷（Ara-C）100~200mg/（m²·d）×7 天联合去甲氧柔红霉素（IDA）12mg/（m²·d）×3 天或柔红霉素（DNR）60~90mg/（m²·d）×3 天。

含中大剂量 Ara-C 的诱导治疗方案：

蒽环（包括 IDA、DNR 等）类药物联合中大剂量 Ara-C，1.0~2.0g/（m²·q）12 小时，3~5 天（第 1、3、5 天或 1~5 天）。

含中剂量 Ara-C 的 HAD 方案：

高三尖杉酯碱（HHT）2mg/（m²·d）×7 天，DNR 40mg/（m²·d）×3 天，Ara-C 前 4 天为 100mg/（m²·d），第 5、6、7 天为 1~1.5g/（m²·q）12 小时。

其他 HA+蒽环类药物组成的方案，如 HAA（HA+阿柔比星）、HAD（HA+DNR）等。

AML（非 APL）缓解后治疗：①高危组，首选异基因造血干细胞移植（Allo-HSCT）。②低危组，首选大剂量 Ara-C 为主的巩固化疗，可以使用大剂量阿糖胞苷 3g/（m²·q）12h，共 6 个剂量，3~4 个疗程。也可以使用中剂量阿糖胞苷或者标准剂量阿糖胞苷的方案进行巩固治疗。③中危组，HSCT 和化疗均可采用。自体 HSCT（auto-HSCT）适用于部分中低危组患者。④初诊时白血病细胞高，伴髓外病变，M4/M5，存在 t（8;21）或 inv（16）、或有颅内出血者，应在 CR 后作脑脊液检查并鞘内预防性用甲氨蝶呤（MTX）、阿糖胞苷及地塞米松。

通过多色流式细胞术、定量 PCR 等技术监测患者体内微小残留病（MRD）水平是预警白血病复发的重要方法。巩固治疗后 MRD 持续高水平或先下降后上升，往往提示复发高风险。对这些患者应考虑造血干细胞移植治疗。

（二）老年 AML 的治疗

1. 老年患者，年龄 <75 岁 一般情况好、没有不良预后因素（不良染色体核型、前期血液病病史、治疗相关性 AML），可用标准 3+7 方案诱导治疗。2017 年中国 AML 指南推荐的首选

方案为:标准剂量 AraC 100mg/（m²·d）×7d 联合 IDA 8~12mg/（m²·d）或 DNR 30~60mg/（m²·d）或米托蒽醌 6~8mg/（m²·d）（1~2个疗程）。

2. 年龄≥75 岁　一般情况差或具有不良预后因素的患者多采用支持治疗或低强度治疗(如地西他滨或 CAG 方案等)。2017 年中国 AML 指南推荐的首选方案为:地西他滨[20mg/（m²·d），5~10 天方案];小剂量化疗 ± G-CSF(如小剂量 AraC 为基础的方案——CAG、CHG、CMG 等,AraC-阿糖胞苷、A-阿柔比星、H-高三尖杉酯碱、M-米托蒽醌);地西他滨联合小剂量化疗等。

（三）APL 的治疗　急性早幼粒细胞白血病(APL)是一种有着特异基因与染色体核型改变的特殊类型急性白血病。临床表现凶险,起病及治疗过程中容易发生出血和栓塞而引起死亡。由于 APL 的出血倾向,往往由于出血导致早期死亡。因此,对于疑诊 APL 的患者,应先按 APL 治疗(如口服 ATRA 治疗或亚砷酸治疗),待明确诊断后再调整诊疗方案。

近二十年来,由于全反式维甲酸(ATRA)及砷剂的临床应用,APL 已成为可以治愈的白血病之一。APL 易见于中青年人,平均发病年龄为 39 岁,流行病学研究证实国外 APL 发病率占同期白血病的 5.0%~23.8%,占急性髓系白血病(AML)的 6.2%~40.2%。国内多位学者报道称 APL 发病率占同期急性白血病的 3.3%~21.2%。

1. 临床凝血功能障碍和出血症状严重者　首选为原发病的治疗。支持治疗如下:输注单采血小板以维持 PLT≥（30~50）×10⁹/L;输注冷沉淀、纤维蛋白原、凝血酶原复合物和冰冻血浆维持纤维蛋白原 >1 500mg/L 及 PT 和 APTT 值接近正常。每日监测 DIC 相关指标直至凝血功能正常。如有纤溶异常,应快速给予 ATRA。如有器官大出血,可应用重组人凝血因子Ⅶa。

2. 高白细胞 APL 患者的治疗　不推荐白细胞分离术。可给予水化及化疗药物。

3. APL 分化综合征　临床表现为以下 7 个表现:不明原

因发热、呼吸困难、胸腔或心包积液、肺部浸润、肾脏衰竭、低血压、体重增加 5kg,符合 2~3 个者属于轻度分化综合征,符合 4个或更多个者属于重度分化综合征。分化综合征通常发生于初诊或复发患者,WBC>10×10^9/L 并持续增长者,应考虑停用ATRA 或亚砷酸,或者减量,并密切关注体液容量负荷和肺功能状态,尽早使用地塞米松(10mg,静脉注射,每日 2 次)直至低氧血症解除。

4. 治疗 2018 年中国 APL 诊疗指南的推荐方案如下。

(1)中低危组 APL:①可采用全反式维甲酸(ATRA)联合砷剂的治疗方案诱导治疗:ATRA 25mg/($m^2 \cdot d$)同时联合三氧化二砷(简称亚砷酸)0.16mg/(kg·d)或复方黄黛片 60mg/(kg·d),直到完全缓解(CR)。巩固治疗:ATRA 25mg/($m^2 \cdot d$)×2 周,间歇 2 周,为 1 个疗程,共 7 个疗程。亚砷酸 0.16mg/(kg·d)或者复方黄黛片 60mg/(kg·d)×4 周,间歇 4 周,为 1 个疗程,共 4 个疗程。总计约 7 个月。维持治疗可用,也可不用。②维甲酸 +砷剂 + 化疗的治疗方案。

诱导治疗:ATRA 25mg/($m^2 \cdot d$)联合亚砷酸 0.16mg/(kg·d)或复方黄黛片 60mg/(kg·d),直到 CR。

巩固治疗(2~3 个疗程):

可选方案:① HA 方案:高三尖杉酯碱(HHT)2mg/($m^2 \cdot d$),第 1~7 天;Ara-C 100mg/($m^2 \cdot d$),第 1~5 天。② MA 方案:米托蒽醌(MIT)6~8mg/($m^2 \cdot d$),第 1~3 天;Ara-C 100mg/($m^2 \cdot d$),第 1~5天。③ DA 方案:柔红霉素(DNR)40mg/($m^2 \cdot d$),第 1~3 天;Ara-C 100mg/($m^2 \cdot d$),第 1~5 天。④ IA 方案:去甲氧柔红霉素(IDA)8mg/($m^2 \cdot d$),第 1~3 天;Ara-C 100mg/($m^2 \cdot d$),第 1~5 天。若第 3次巩固化疗后未达到分子学转阴,可加用 IDA[8mg/($m^2 \cdot d$),第1~3 天]和 Ara-C(1.0g/m^2,每 12 小时 1 次,第 1~3 天)。必须达到分子学转阴后方可开始维持治疗。

维持治疗:每 3 个月为 1 个周期,第 1 个月:ATRA 25mg/($m^2 \cdot d$)×14 天,间歇 14 天;第 2 个月和第 3 个月:亚砷酸 0.16mg/

(kg·d)或复方黄黛片 60mg/(kg·d)×14 天,间歇 14 天。完成 8 个周期,维持治疗期总计约 2 年。

(2)高危组 APL

①维甲酸 + 砷剂 + 化疗诱导治疗继之巩固、维持治疗。

诱导治疗:ATRA 25mg/(m²·d)联合亚砷酸 0.16mg/(kg·d)或复方黄黛片 60mg/(kg·d),直到 CR;DNR 45mg/(m²·d)或 IDA 8mg/(m²·d)第 1~3 天。

巩固治疗(3 个疗程)

可选用以下方案:①HA 方案:HHT 2mg/(m²·d),第 1~7 天;Ara-C 100mg/(m²·d),第 1~5 天。②MA 方案:MIT 6~8mg/(m²·d),第 1~3 天;Ara-C 100mg/(m²·d),第 1~5 天。③DA 方案:DNR 45mg/(m²·d),第 1~3 天;Ara-C 100mg/(m²·d),第 1~5 天。④IA 方案:IDA 8mg/(m²·d),第 1~3 天;Ara-C 100mg/(m²·d),第 1~5 天。若第 3 次巩固化疗后未达到分子学转阴,可加用 IDA[8mg/(m²·d),第 1~3 天]和 Ara-C(1.0g/m²,每 12 小时 1 次,第 1~3 天)。必须达到分子学转阴后方可开始维持治疗。

维持治疗:每 3 个月为 1 个周期,第 1 个月:ATRA 25mg/(m²·d)×14 天,间歇 14 天;第 2 个月和第 3 个月:亚砷酸 0.16mg/(kg·d)或复方黄黛片 60mg/(kg·d)×14 天,间歇 14 天。完成 8 个周期,维持治疗期总计约 2 年。

②维甲酸 + 砷剂诱导、巩固、维持治疗。

诱导治疗:ATRA 25mg/(m²·d),第 1~36 天;亚砷酸 0.16mg/(kg·d),第 9~36 天;IDA 6~12mg/(m²·d),静脉注射,第 2、4、6、8 天。

巩固治疗(2 个疗程):①ATRA 25mg/(m²·d),第 1~28 天 + 亚砷酸 0.16mg/(kg·d),第 1~28 天;②ATRA 25mg/(m²·d),第 1~7、15~21、29~35 天 + 亚砷酸 0.16mg/(kg·d),第 1~5、8~12、15~19、22~26、29~33 天。

维持治疗(2 年):每 3 个月为 1 个周期:ATRA 25mg/(m²·d),第 1~14 天;6-MP 50~90mg/(m²·d),第 15~90 天;MTX 5~15mg/m²,

每周 1 次,共 11 次。共 8 个周期,维持治疗期总计约 2 年余。

建议采用定量 PCR 监测骨髓 *PML-RARA* 转录本水平,治疗期间建议 2~3 个月进行 1 次分子学反应评估,持续监测 2 年。上述融合基因持续阴性者继续维持治疗,融合基因阳性者 4 周内复查。复查阴性者继续维持治疗,确实阳性者按复发处理。流式细胞术因对于 APL 的 MRD 敏感性显著小于定量 PCR,因此不建议单纯采用流式细胞术对 APL 进行 MRD 监测。

在 APL 诱导治疗过程中,为了减少出血的风险,应维持 PLT>(30~50)× 10^9/L,纤维蛋白原 >1.5g/L。另外需警惕出现诱导分化综合征:主要表现为不明原因发热、呼吸困难、胸腔或心包积液、肺部浸润、肾脏衰竭、低血压、体重增加 5kg,符合 2~3 个者属于轻度分化综合征,符合 4 个或更多个者属于重度分化综合征。分化综合征的发生通常发生于初诊或复发患者,WBC>10 × 10^9/L 并持续增长者,应考虑停用 ATRA 或亚砷酸,或者减量,并密切关注体液容量负荷和肺功能状态,尽早使用地塞米松(10mg,静脉注射,每日 2 次)直至低氧血症解除。

低中危 APL 患者,ATRA 联合砷剂作为一线治疗方案中建议预防性鞘内治疗;高危 APL 或复发患者,因发生 CNSL 的风险增加,对这些患者应进行至少 2~6 次预防性鞘内治疗。对于已诊断 CNSL 患者,按照 CNSL 常规鞘内方案执行。

三、诱导治疗后监测

诱导治疗过程中建议于骨髓抑制期(停化疗 7~14 天)、恢复期(停化疗后第 21~28 天)复查骨髓。根据骨髓抑制期、恢复期的骨髓情况进行治疗调整。

(一)标准剂量阿糖胞苷诱导治疗患者的诱导后治疗调整

1. 化疗后第 7~14 天复查骨髓　存在明显的残留白血病细胞(≥10%),考虑双诱导治疗,可使用下列方案。

(1) 大剂量阿糖胞苷为基础的联合治疗,如联合 IDA 或 DNR 的方案;FLAG 方案。

（2）标准剂量阿糖胞苷 + 蒽环或蒽醌类药物（IDA、DNR、米托蒽醌等）。

（3）含 G-CSF 的预激方案，如 CAG 方案。

（4）等待观察（尤其是骨髓增生低下的情况下）。

2. 化疗后第 21~28 天（骨髓恢复）复查骨髓象、血常规

（1）完全缓解，进入缓解后治疗。

（2）白血病细胞比例下降不足 60% 的患者，按诱导失败对待。

（3）未取得完全缓解，但白血病细胞比例下降超过 60% 的患者可重复原方案 1 疗程。

（4）增生低下，残留白血病细胞 <10% 时，等待恢复；残留白血病细胞 ≥10% 时，考虑下一步治疗（参考双诱导治疗的方案或诱导治疗失败患者的选择）。

（二）大剂量阿糖胞苷方案诱导治疗患者诱导后治疗调整

1. 化疗后第 7~14 天复查骨髓

（1）存在明显的残留白血病细胞（ ≥10%）：按诱导失败对待。

（2）残留白血病细胞 <10%，但无增生低下：等待恢复。

（3）增生低下，残留白血病细胞 <10% 时：等待恢复。

2. 化疗第 21~28 天（骨髓恢复）复查骨髓象、血常规

（1）完全缓解，进入缓解后治疗。

（2）骨髓已恢复，但达不到部分缓解的，按诱导失败对待。

（3）骨髓恢复，达部分缓解，可换用标准剂量化疗再诱导（也可重复原方案 1 疗程）。

（4）增殖低下：残留白血病细胞 <10% 时，等待恢复；残留白血病细胞 ≥10% 时，按治疗失败对待。

缓解后可以使用标准剂量的化疗巩固治疗，对于预后良好的患者也可以使用中剂量阿糖胞苷巩固治疗。一般情况可，且有合适供者的患者在缓解后可行降低强度预处理的造血干细胞移植。

第七节　复发、难治性急性髓系白血病的治疗

一、复发、难治性急性髓系白血病（AML）诊断标准

（一）复发 AML 诊断标准　完全缓解（CR）后外周血再次出现白血病细胞或骨髓中原始细胞 >5%（除外巩固化疗后骨髓再生等其他原因）或髓外出现白血病细胞浸润。

（二）难治性 AML 诊断标准　经过标准方案治疗 2 个疗程无效的初治病例；CR 后经过巩固强化治疗，12 个月内复发者；12 个月后复发但经过常规化疗无效者；2 次或多次复发者；髓外白血病持续存在者。

（三）复发、难治性 AML（非 APL）患者仍缺乏有效的治疗方式　总体而言，复发、难治性 AML 使用目前治疗方案的预后仍较差。难治性 AML 形成的主要原因是白血病细胞对化疗药物产生耐药。白血病细胞耐药分为原发耐药（化疗前即存在）和继发耐药（反复化疗诱导白血病细胞对化疗药物产生耐药）。难治性白血病的治疗原则包括：①使用无交叉耐药的新药组成联合化疗方案；②中、大剂量的阿糖胞苷（Ara-C）组成的联合方案；③造血干细胞移植（HSCT）；④使用耐药逆转剂；⑤新的靶向治疗药物、生物治疗等。对于 CR1 期时间大于 12 个月的患者，可以使用初次诱导方案治疗。CR1 期小于 12 个月的患者，需要尝试其他的治疗方案。可以尝试新的靶向治疗药物，如表观遗传学调控药物地西他滨、国外已经上市的 IDH2 抑制剂（enasidenib），CD33 的免疫毒素 GO 单抗等。也可选择 FLAG 等化疗方案。异基因 HSCT（allo-HSCT）是唯一可能获得长期缓解的治疗措施，移植前通过挽救方案获得缓解有利于提高移植疗效。对于 allo-HSCT 后复发患者可尝试供体淋巴细胞输注（DLI）、二次移植等。复发、难治性 AML 治疗在化疗方案选择时，应综

合考虑患者细胞遗传学、免疫表型改变、复发时间、患者个体因素(如年龄、体能状况、合并症、早期治疗方案)等因素,以及患者的治疗意愿。另外,建议完善分子表达谱的检测(包括 *FLT3* 突变)以帮助患者选择合适的临床试验。

二、治疗推荐

(一)复发患者的治疗选择要按照年龄来分层

1. 年龄 <60 岁　早期复发者(≤12 个月)建议:①临床试验(强烈推荐);②挽救化疗,继之 HLA 配型相合同胞或无关供者或单倍体 HSCT,具体参考中国 HSCT 专家共识。晚期复发者(>12 个月)建议:①临床试验(强烈推荐);②挽救化疗,继之相合同胞或无关供者、单倍体 HSCT,具体参考中国异基因造血干细胞移植治疗血液系统疾病专家共识(2014);③重复初始有效的诱导化疗方案(如达到再次缓解,考虑进行异基因 HSCT)。

2. 年龄≥60 岁　早期复发者建议:①临床试验(强烈推荐);②最佳支持治疗;③挽救化疗,体能状况佳者继之相合同胞或无关供者 HSCT,具体参考中国异基因造血干细胞移植治疗血液系统疾病专家共识(2014)。晚期复发者建议:①临床试验(强烈推荐);②重复初始有效的诱导化疗方案;③挽救化疗,继之相合同胞或无关供者 HSCT,具体参考中国异基因造血干细胞移植治疗血液系统疾病专家共识(2014);④最佳支持治疗(用于不能耐受或不愿意进一步强烈治疗的患者)。

(二)复发难治性急性髓系白血病中国诊疗指南推荐　常见的复发难治化疗方案:分为强烈化疗方案和非强烈化疗方案,强烈化疗方案以包含嘌呤类似物(如氟达拉滨、克拉屈滨)的方案为主,这些方案在很多临床试验中的缓解率达 30%~45%,中位生存期 8~9 个月。一般情况好、耐受性好的患者可选择以下强烈化疗方案:

CLAG ± M/I 方案:克拉屈滨 $5mg/m^2$,第 1~5 天;Ara-C 1~$2g/m^2$,第 1~5 天,静脉滴注 3h;G-CSF $300\mu g/m^2$,第 0~5 天;加或

不加米托蒽醌。

（三）APL复发治疗 患者一般采用亚砷酸±ATRA±蒽环类化疗进行再次诱导治疗。诱导缓解后必须进行鞘内注射，预防中枢神经系统白血病（CNSL）。再次缓解（细胞形态学）者进行 *PML-RARA* 融合基因检测，融合基因阴性者可以行自体造血干细胞移植或亚砷酸巩固治疗（不适合移植者）6个疗程，融合基因阳性者进入临床研究或行异基因造血干细胞移植。再诱导未缓解者可加入临床研究或行异基因造血干细胞移植。

第八节　中枢神经系统白血病

AML患者CNSL的发生率远低于急性淋巴细胞白血病，一般不到3%。参考美国国立综合癌症网络（National Comprehensive Cancer Network，NCCN）的意见，在诊断时对无症状患者不建议行腰穿检查。

一、有神经系统症状

有头痛、精神错乱、感觉改变的患者应先行放射学检查（CT/MRI），排除神经系统出血或肿块。这些症状也可能是由于白细胞淤滞引起，可通过白细胞分离等降低白细胞计数的措施解决。

二、无神经系统症状

若体征不清楚、无颅内出血的证据，可在纠正出凝血紊乱和血小板支持的情况下行腰穿。脑脊液中发现白血病细胞者，应在全身化疗的同时鞘注 Ara-C（40~50mg/次）和/或甲氨蝶呤（5~10mg/次）+地塞米松（5~10mg/次）。若症状持续存在，脑脊液无异常，应复查。

已达完全缓解的患者，尤其是治疗前白细胞计数（WBC）≥ 100×10^9/L或单核细胞白血病（M4和M5）、t（8；21）/*AML1-ETO*、 inv（16）白血病患者，建议至少行腰穿、鞘注一次，以进行 CNSL 的筛查。

（一）诊断时有神经系统症状 首先应行 CT/MRI 检查，除外出血或肿块。

1. 没有发现颅内或脊髓肿块者 进行腰穿检查。

（1）脑脊液正常：观察。如果症状持续存在，可以进行再次腰穿检查。

（2）脑脊液发现白血病细胞：每周 2 次鞘注化疗药物直至脑脊液正常，以后每周 1 次，连续 4~6 周。

2. 发现颅内或脊髓肿块或颅内压增高者 建议先行放射治疗，然后鞘注，每周 2 次鞘注化疗药物直至脑脊液正常，以后每周 1 次，连续 4~6 周。

（二）无神经系统症状，CR1 后行腰穿筛查脑脊液发现白血病细胞者 2 次/周鞘注化疗药物直至脑脊液正常，以后每周一次，连续 4~6 次。若患者接受大剂量阿糖胞苷治疗，应于治疗完成后复查脑脊液（证实脑脊液正常）；也可配合腰穿、鞘注，至脑脊液恢复正常。

（三）无神经系统症状，CR1 后腰穿脑脊液正常者 WBC ≥ 100×10^9/L 或单核细胞白血病（M4 和 M5）、t（8；21）/*AML1-ETO*、inv（16）白血病患者，每个疗程行 1~2 次腰穿、鞘注，共 4~6 次（采用大剂量阿糖胞苷治疗者可减少腰穿次数）。其余患者不再强调腰穿、鞘注的次数；以后出现神经系统症状者再次腰穿。

（田垚垚 刘亚波）

第三章

急性淋巴细胞白血病

急性淋巴细胞白血病（acute lymphoblastic leukemia，ALL），是一种儿童常见的恶性血液病，生物学特征多样而临床异质性很大，以骨髓和淋巴组织中不成熟淋巴细胞的异常增殖和聚集为特点。ALL 占所有白血病的 15%，约占急性白血病的 30%~40%。发病率在美国白人中为 1.5/10 万，黑人为 0.8/10 万；男女之比为 1.4：1。我国 1986 年白血病流行病学调查研究显示，我国的 ALL 发病率为 0.69/10 万。美国统计资料显示 75% 的患者 <15 岁，发病高峰在 3~7 岁，10 岁以后发病率随年龄增长逐渐下降，但 50 岁以后发病率又略有上升。成人 ALL 的中位年龄 30~40 岁。通常男性比女性稍多见。ALL 包括 B-ALL 及 T-ALL，其中 B-ALL 中 20%~30% 患者染色体伴（9;22）(q34;q11.2）/*BCR-ABL1* 重现性遗传学异常，称为 Ph⁺ALL。

第一节　临 床 表 现

急性白血病的临床表现包括骨髓组织受白血病细胞浸润所引起的骨髓正常造血衰竭表现（如贫血、感染、出血等）以及白血病细胞的髓外浸润引起的异常（如淋巴结、肝脾肿大等）两大方面。ALL 的临床表现各异，症状可以表现比较隐匿，也可以呈急性，这取决于骨髓被恶性克隆替代的程度和髓外浸润的范围。患者就医前的症状期平均约 6 周(可短于 1 周至长达 1 年),与急性髓系白血病比较,起病情况及发热、出血、贫血等症状基本相似,但 ALL 的髓外浸润及中枢神经系统白血病更常见。

一、正常骨髓造血功能受抑制的表现

(一)**贫血**　贫血是白血病最常见的症状之一,常较早出现,且随着病情进展而加重。表现为苍白、无力、头晕、心悸、厌食、水肿等。患者贫血的程度与出血量不成比例。

(二)**出血**　出血也是常见表现,约半数病例可有不同程度出血。出血部位分布广泛,以皮肤、黏膜最常见,表现为皮肤瘀点、瘀斑及鼻出血、齿龈出血等,颅内出血、消化道出血、泌尿系出血虽少见,但往往导致严重后果。血小板质和量的异常是出血的最主要因素,白血病细胞对血管壁的浸润、破坏也增加了出血风险,DIC 的发生、凝血因子缺乏也可加重出血倾向。

(三)**发热、感染**　一半以上患者由发热起病,可为低热或高热。疾病本身可以出现肿瘤热,但高热往往提示有继发感染。感染可发生于机体任何部位,以咽部、口腔最多见;上呼吸道及肺部感染、肛周感染和胃肠炎也较常见;若合并脓毒血症是引起死亡的主要原因之一。

二、白血病细胞增殖浸润的表现

白血病细胞可以浸润任何器官,其中淋巴结、肝、脾、骨关节、中枢神经系统和皮肤是最容易受累及的部位。

(一)**肝、脾、淋巴结肿大**　以轻、中度肝脾肿大多见。ALL患者肝脾肿大的发生率较急性髓系白血病发生率高,肿大程度也更明显。淋巴结肿大多见,约 50% 的病例诊断时可发现淋巴结肿大,可累及浅表或深部如纵隔、肠系膜、腹膜后等淋巴结。肝、脾、淋巴结肿大程度一般在 T-ALL 较 B-ALL 明显,一般呈轻至中度肿大,质地中等,无压痛,与周围组织无粘连。有的病例还有纵隔淋巴结肿大,偶尔有胸腺肿大。肝脾肿大亦较急非淋常见,半数以上病例有肝脾肿大,其肿大程度与病情发展快慢无平行关系;发病迅速者,虽有浸润但不肿大。肝、脾肿大程度一般为轻至中度,质地中等。少数病例可见脾肿大超过肋下6cm。

(二)骨关节疼痛 骨和骨膜的白血病浸润引起骨痛(儿童较成人多见、ALL较急性髓系白血病多见),骨痛常比较剧烈,部位不固定,主要见于四肢骨、脊柱和骨盆,游走性不明显,应用一般止痛剂疗效不佳。逾1/3的患者有胸骨压痛,是白血病常见的体征之一(有助于诊断)。此外,少数患者可因骨髓坏死而导致剧烈骨痛。

(三)中枢神经系统白血病(CNSL) CNSL多发生在白血病的缓解期,初诊病例相对少见;ALL的CNSL发生率比在急性髓系白血病(AML)高。浸润部位多发生于蛛网膜、硬脑膜,其次为脑实质、脉络膜或颅神经。CNSL可影响脑脊液(CSF)循环,造成颅内压增高,患者出现头痛、恶心、呕吐、视力模糊、视乳头水肿,甚至抽搐、昏迷等表现。颅神经麻痹主要为神经根被浸润,特别是通过颅神经孔处的第3对和第7对颅神经受累,可引起面瘫;脊髓受白血病细胞浸润,以进行性截瘫为主要特征;血管内皮受浸润以及白血病细胞淤滞,发生继发性出血,临床表现同脑血管意外。CNSL和出血除有神经症状外,还可有精神障碍。

(四)睾丸 睾丸白血病是仅次于CNSL的白血病髓外复发的根源,也常出现在缓解期的ALL患者。主要表现为睾丸无痛性肿大,质地坚硬无触痛;多为一侧性,另一侧虽无肿大,但在活检时往往也发现有白血病细胞浸润。明确诊断需要病理活检。

(五)其他 白血病浸润还可累及肺、胸膜、肾、消化道、心、脑、子宫、卵巢、乳房、腮腺和眼部等各种组织和器官,并出现相应脏器的功能障碍,但也可表现无症状。

第二节 诊 断 分 型

20世纪70年代之前细胞形态学、细胞化学是唯一的诊断工具,此后逐渐发展为:细胞形态学、细胞化学、细胞遗传学(常规细胞遗传学)、免疫表型(多参数流式细胞仪-MFC)、分子细胞遗传,荧光原位杂交(FISH),比较基因组杂交技术、分子遗传学(大多数是以 PCR 为基础的技术和测序),以及免疫球蛋白和T 细胞受体基因重排、多药耐药、基因组学、微小残留病(MRD)等。因此,ALL 的诊断分型是一个多步骤的过程,ALL 的现代检查、诊断方法应包括精确的免疫学、细胞遗传学和分子生物学。这些方法的结合有助于确定预后相关因素、微小残留病的检测标记,有针对性设计治疗策略。

一、细胞形态学

ALL 分型主要有 FAB 和 WHO 两种标准。其中 FAB 标准主要以细胞形态学为基础要求骨髓中原始淋巴细胞比例超过30%。

法国、美国、英国(FAB)协作组于 1976 年用 Romanowsky 染色观察血片及骨髓涂片,根据细胞大小、核浆比例、核仁大小及数量、细胞质嗜碱程度等,将 ALL 分为 L1、L2、L3 三个亚型(表 3-1)。

表 3-1 ALL 各亚型细胞形态学特征

项目	L1	L2	L3
细胞大小	小细胞为主	大细胞为主	大细胞为主,大小较一致
核染色质	较粗结构较一致	细而分散或粗而浓集,结构较不一致	呈细点状均匀一致
核形	规则,偶有凹陷折叠	不规则,常见凹陷或折叠	较规则
核仁	小而不清楚,少或无	清楚,一个或多个	明显,一个或多个,泡沫状

续表

项目	L1	L2	L3
胞质	少	不定,常较多	较多
胞质嗜碱性	轻或中度	不定,有些细胞深染	深蓝色
胞质空泡	不定	不定	常明显,呈蜂窝状

　　细胞化学染色弥补了形态学的部分不足,在一定程度上提高了诊断的准确度。ALL 患者细胞化学染色的特点主要为:①过氧化物酶(POX)与苏丹黑染色(SBB),各阶段淋巴细胞均为阴性,阳性的原始细胞 <3%;②糖原染色(PAS),约 20%~80%的原始淋巴细胞呈阳性反应,为红色颗粒状、块状或呈环状排列,胞质背景清晰;③酸性磷酸酶染色,T 细胞阳性,B 细胞阴性;④ a- 丁酸萘酚酯酶(a-NBE)染色呈阴性反应。

二、免疫分型

　　免疫表型分析从早期的间接荧光法发展到目前的多色流式细胞术,可以根据细胞大小、颗粒、抗原表达特征将细胞分为不同的群体。

　　ALL 患者的免疫表型分析不仅可以确定受累的系列(B 或 T 细胞系),还可以进一步分析临床重要的亚型,是 ALL 分型最为重要的检查之一。分析免疫表型时还应注意白血病细胞抗原表达的强度,具体体现在荧光强度的不同(意义在于从正常细胞中分离出白血病细胞、区分不同的白血病亚型)。MFC 可以确定绝大多数患者的白血病相关的免疫表型,主要依据为:①交叉系列标记的不同步表达;②某些抗原表达的缺失;③抗原表达的不同步性;④抗原的过表达。因此,幼稚细胞的免疫表型研究包括:①系列确定;②评估细胞成熟情况;③异常表型分析等。

　　白血病细胞群抗原表达强弱的确定还有一定的治疗意义(为单克隆抗体的临床应用提供依据)。定量流式细胞仪分析有助于分析白血病细胞抗原结合位点,对于诊断和 MRD 监测意义重大。

因此,免疫分型是确诊 ALL 的重要手段,也是治疗后疾病监测(如 MRD)的极有价值的工具。要达到这一目的需要一系列的抗体,可以根据抗原的系列特异性分步筛选。

第一轮筛选:

B 淋巴:CD19、胞质 CD22、CD79a、CD10

T 淋巴:胞质 CD3、CD2、CD7

髓系:抗 MPO、CD13、CD33、CDw65、CD117

非系列特异性:TdT、CD34、HLA-DR

第二轮筛选:

B-ALL:胞质 IgM、k、l、CD20、CD24

T-ALL:CD1a、膜 CD3、CD4、CD5、CD8、抗 TCRa/b、抗 TCRg/d

AML:抗溶酶体、CD14、CD15、CD41、CD61、CD64、抗糖蛋白 A。

1994 年在法国召开了欧洲白血病免疫学分型协作组(EGIL)会议,提出 ALL 的四型 21 类法。即先按 T、B 淋巴细胞系和髓系抗原积分系统确定不同抗原积分,再按积分和抗原表达及分化程度把 ALL 分为四大类型(裸型、纯型、变异型、多表型)、21 亚型。1995 年发表了简化后的 EGIL 分型,1998 年又进行了修改(表 3-2)。

在此基础上 99% 的病例可以确诊。成人 ALL 中 B-ALL 占 75%,T-ALL 占 25%,约 25%~30% 的成人 ALL 表达髓系相关抗原。

表 3-2　急性淋巴细胞白血病的免疫学分型(EGIL,1998)

分型	免疫表型
1. B 系 ALL(CD19[+] 和 / 或 CD79a[+] 和 / 或 CD22[+],至少两个阳性)	
早期前 B-ALL(B-I)	无其他 B 细胞分化抗原表达
普通型 ALL(B-II)	CD10[+]

分型	免疫表型
前 B-ALL（B-III）	胞质 IgM$^+$
成熟 B-ALL（B-IV）	胞质或膜 κ 或 λ$^+$
2. T 系 ALL（胞质 / 膜 CD3$^+$）	
早期前 T-ALL（T-I）	CD7$^+$
前 T-ALL（T-II）	CD2$^+$ 和 / 或 CD5$^+$ 和 / 或 CD8$^+$
皮质 T-ALL（T-III）	CD1a$^+$
成熟 T-ALL（T-IV）	膜 CD3$^+$,CD1a$^-$
α/β$^+$T-ALL（A 组）	抗 TCRα/β$^+$
γ/δ$^+$T-ALL（B 组）	抗 TCRγ/δ$^+$
（α/β$^+$T-ALL、γ/δ$^+$T-ALL：是 T-ALL 中根据膜表面 T 细胞受体 -TCR 的表达情况进行的分组。）	
3. 伴髓系抗原表达的 ALL（My$^+$ALL）	表达 1 或 2 个髓系标记,但又不满足杂合性急性白血病的诊断标准

三、细胞遗传学和分子学分析

细胞遗传学和分子学分析对于 ALL 的诊断和预后因素的确定均十分重要,主要涉及染色体易位、缺失、相应的受累基因,细胞周期调控基因等。方法学包括染色体核型分析的常规细胞遗传学、FISH、比较基因组（CGH）、光谱核型分析,分子学分析的聚合酶链反应（PCR,尤其是实时定量 PCR）。这些技术的应用可以发现 ALL 患者的染色体和分子缺陷,可以从分子 - 遗传学角度对 ALL 进行分类,获得有益的预后判断资料,为预后分组、分层治疗提供生物学基础。

约 60%~80% 的 B-ALL 和 35%~60% 的 T-ALL 有染色体核型异常。ALL 患者的染色体核型异常分为倍体异常和结构异常。

倍体异常指染色体数量的异常。超二倍体核型指染色体数

量 >46;高超二倍体指染色体数量 >50,往往提示较好的预后。超二倍体往往指出现额外的 4、6、10、14、18 和 21 号染色体等。染色体数目 <46 条为亚二倍体核型,亚二倍体预后不良,特别是低亚二倍体组(32~39 条;90% 以上的患者伴有 *TP53* 突变)。

结构异常最常见的是平衡易位,平衡易位常导致交叉基因的融合。这些基因重排常与不同的免疫学亚型有关,在儿童和成人 ALL 中的发生率不一样(表 3-3)。成人 ALL 最常见的细胞遗传学异常是 Ph 染色体的异常,即[t(9;22)/*BCR-ABL1*];发生率可由儿童的 5% 至老年患者的 40%。Ph 染色体常见于前体 B-ALL,免疫表型常同时表达异常的髓系抗原。少数患者 *BCR-ABL* 重排呈隐匿性,即染色体分带技术无法发现,间期 FISH(IP-FISH)和 / 或 RT-PCR(反转录 PCR)可以发现。

表 3-3　ALL 常见的细胞遗传学异常及其
在儿童、成人患者中的发生率

疾病	涉及的基因		染色体异常	发生率	检测方法
B-ALL	*BCR*	*ABL*	t(9;22)(q34;q11)	成人 30%、儿童 3%	RT-PCR
	c-MYC	*IgH*	t(8;14)(q24;q32)	1%	FISH
	E2A	*PBX1*	t(1;19)(q23;p13)	5%	RT-PCR
	E2A	*HLF*	t(17;19)(q22;p13)	<1%	RT-PCR
	IL3	*IgH*	t(5;14)(q31;q32)	<1%	DNA-PCR
	MLL	*AF1P*	t(1;11)(p32;q23)	<1%	RT-PCR
	MLL	*AF4*	t(4;11)(q21;q23)	成人 5%、婴儿 60%	RT-PCR
	MLL	*AF9*	t(9;11)(p22;q23)	<1%	RT-PCR
	MLL	*ENL*	t(11;19)(q23;p13)	<1%	RT-PCR
	TEL	*AML1*	t(12;21)(p13;q22)	成人 <1%、儿童 20%	RT-PCR

疾病	涉及的基因		染色体异常	发生率	检测方法
T-ALL	*c-MYC*	*TCRα/δ*	t(8;14)(q24;q11)	2%	FISH
	HOX11	*TCRα/δ*	t(10;14)(q24;q11)	5%~10%	RT-PCR
	LMO1	*TCRα/δ*	t(11;14)(p15;q11)	1%	RT-PCR
	LMO2	*TCRα/δ*	t(11;14)(p13;q11)	5%~10%	RT-PCR
	SIL	*TAL1*	Normal 1p32	成人10%、儿童20%	RT-PCR
	TAL1	*TCRα/δ*	t(1;14)(p32;q11)	1%~3%	FISH
	TCL1	*TCRα/δ*	inv(14)(q11;q32)	<1%	FISH

　　细胞遗传学异常是 ALL 患者的一个标志,对 ALL 分类和危险度分层至关重要(成人 ALL 的细胞遗传学预后分组见表3-4)。但约 30% 的儿童 ALL 和 50% 的成人 ALL 缺少与临床相关的细胞遗传学异常,基因芯片技术的开展在一定程度上弥补了这一缺陷。以 DNA 基因芯片为基础的实验除了了解分类诊断、明确患者的分子学特征外,还可以确定与特殊的分子异常、肿瘤表型、临床结果相关的基因表达类型。

表 3-4　成人 ALL 细胞遗传学预后分组

预后	染色体特点
良好	del(12p),t(12p),高超二倍体(>50 条染色体)
	t(10;14),t(14q11-q13),t(12;21)
中等	正常核型,其他非良好/不良核型
中等-不良	t(1;19),abn(9p),del(6q)
不良	t(9;22),t(4;11),-7,+8,abn(11q23)
	低二倍体、复杂核型,t(8;14)

（一）ALL 的形态学、免疫学、细胞遗传学、基因分型（MICM 分型） 1985 年 4 月由 Vanden Bergh 等在比利时组成了第一个 MIC（形态学、免疫学、细胞遗传学）研究协作组，讨论并制定了 ALL 的 MIC 分型。高分辨染色体分带技术及分子生物学技术的应用，使 ALL 分型又前进了一步，出现了 MICM 分型（形态学、免疫学、细胞遗传学及基因分型，表 3-5 和表 3-6）。它对于判断预后、指导治疗及微量残留白血病细胞的检测有重要意义。

表 3-5 B-ALL 的 MICM 分型

亚型	核型	细胞标志						FAB 形态学	基因异常
		CD19	TdT	Ia	CD10	CyIg	SmIg		
早 B 前体 -ALL[a]		+	+	+	–	–	–	L1、L2	
早 B 前体 ALL									
t（4；11）									MLL/AF4
t（11；19）									MLL/ENL
t（12；21）									TEL/AML1
t（9；22）[b]									BCR-ABL
t（17；19）									E2A/HLF
t（5；14）									IL3/IGH
普通型 -ALL		+	+	+	+	–	–	L1、L2	
普通型 ALL　6q-									
普通型 ALL　近单倍体									
普通型 ALL　t 或 del（12p）									
普通型 ALL　t（9；22）									BCR-ABL
前 B-ALL		+	+	+	+[c]	+	–	L1	
前 B-ALL　t（1；19）									E2A/PBX1
前 B-ALL　t（9；22）									BCR-ABL

续表

亚型	核型	细胞标志						FAB形态学	基因异常
		CD19	TdT	Ia	CD10	CyIg	SmIg		
B 细胞 ALL		+	−	+	+/−	−/+	+[d]	L3	
B 细胞 ALL t(8;14)									*MYC/IGH*
B 细胞 ALL t(2;8)									*IGK/MYC*
B 细胞 ALL t(8;22)									*MYC/IGL*
B 细胞 ALL 6q-									

注:a. 过去称为裸细胞 -ALL;b. 在 T-ALL,t(9;22)少见;c. 很少数患者 CD10 (即 cALLA 抗原)也可阳性;d. 单个轻链

表 3-6 T-ALL 的 MICM 分型

亚型	核型	细胞标志 [a]			FAB形态学	基因异常
		CD7	CD2[b]	TdT		
早 T- 前体 ALL		+	−	+	L1、L2	
早 T- 前体 ALL t 或 del(9p)						
T 细胞 ALL[c]		+	+	+	L1、L2	
T 细胞 ALL t(11;14)						*RHOM/TCRD*
t(1;14)						*TAL1/TCRD*
t(7;11)						*TCRB/RHOM2*
t(7;19)						*TCRB/LYL1*
t(10;14)						*HOX11/TCRD*
t(8;14)						*MYC/TCRA*
t(7;10)						*TCRB/HOX11*
t(1;7)						*LCK/TCRB*
6q-						

注:a. 少部分(6%~10%)病例可有 Ia 及 CD10 表达;b. 用单克隆抗体(T11)或 E 玫瑰花结;c. 有些病例对皮质胸腺细胞标志(CD1、T6)也可阳性

（二）WHO 分型 急性白血病（acute leukemia, AL）的高度异质性客观上要求诊断和分型应综合考虑病因、致病机制、临床表现、细胞形态、免疫表型、遗传学特征、治疗和预后等各种疾病要素。1995 年至 1997 年，世界卫生组织（WHO）召集世界各地著名的临床血液学家和病理学家，在修订的欧洲-美国淋巴组织肿瘤分类（revised European and American classification of lymphoid neoplasms, REAL）的基础上，共同制定了包括 AL 在内的造血和淋巴组织肿瘤的诊断分型标准，并于 2001 年正式发表。WHO 诊断分型标准突出了细胞分子遗传学异常在疾病诊断和分型中的作用，结合病史、形态、细胞化学和免疫表型等来界定病种。2008 年又做了修订。但自 2008 年 WHO 更新造血与淋巴组织肿瘤分类后，许多与 AL 相关的独特生物标志物相继被发现，这些生物标志物绝大部分来源于基因表达分析和二代测序，显著地改善了 WHO 分类中亚型的诊断标准以及与预后的相关性。于是在 2014 年春，由 100 位国际病理学家、血液病学家、肿瘤科医师和遗传学家组成的临床顾问委员会提出了新的修改意见。修订版仍遵循旧分类的原则，按形态学、免疫表型、细胞遗传学和分子基因来定义具有临床意义的独立病种。因此，2016 年 WHO 造血与淋巴组织肿瘤分类仅是对原有类型做了必要的修正和补充，增加了近年来被认识和明确的新类型。下面将详细介绍 2016 版 AL 的 WHO 诊断分型及各分类亚型的形态学、免疫表型和遗传学特征（表 3-7）。

表 3-7 2016 版 WHO 淋巴母细胞白血病/淋巴瘤分型

ALL
B 淋巴母细胞白血病/淋巴瘤
ALL，非特指型
ALL 伴重现性遗传学异常
ALL 伴 t(9;22)(q34.1;q11.2);*BCR-ABL1*

续表

ALL
ALL 伴 t(v;11q23.3);*KMT2A*
ALL 伴 t(12;21)(p13.2;q22.1);*ETV6-RUNX1*
ALL 伴超二倍体核型
ALL 伴亚二倍体核型
ALL 伴 t(5;14)(q31.1;q32.3);*IL3-IGH*
ALL 伴 t(1;19)(q23;p13.3);*TCF3-PBX1*
暂定分型:*BCR-ABL1* 样 ALLa
暂定分型:伴 21 号染色体内部扩增的 B-ALLa
T 淋巴母细胞白血病 / 淋巴瘤
暂定分型:早期前 T 细胞淋巴细胞白血病ᵃ
暂定分型:自然杀伤(NK)细胞—淋巴母细胞白血病ᵃ

注:ᵃ,新增加分型;ALL,B 淋巴母细胞白血病

B 淋巴母细胞白血病 / 淋巴瘤的分型:

1. ALL,非特指型(NOS) B-ALL 患者有贫血、中性粒细胞和血小板减少,常见肝、脾和淋巴结肿大。儿童 B-ALL 的 CR 率>95%,治愈率约为 80%,但成人 CR 率较低,仅为 60%~85%,治愈率 <80%;强化疗可以提高年轻 ALL 患者的治愈率。婴幼儿或年龄 >10 岁、WBC 数高、浸润者诱导治疗预后不佳。

(1)形态学:细胞体积小者,胞质稀少,核染色质凝聚,核仁不明显;体积大的胞质量中等,淡蓝或灰蓝色;核染色质弥散,可有多个明显的核仁。有的胞质有伪足,称"手镜细胞"。细胞化学染色在 ALL 诊断中的价值不如在 AML 大。原始淋巴细胞 MPO 阴性。如果胞质有颗粒,SBB 染色可以呈淡灰色,强度不及 AML。PAS 阳性,通常为粗大颗粒或呈块状。NSE 染色在胞质中呈多点状分布,或位于高尔基复合体区,氟化钠抑制程度

不一。

（2）免疫表型：表达 B 细胞标记 CD19、cCD79a 和 cCD22，但其中单独一个阳性不能认定为 B 细胞。如果荧光强度高，则有利于 B 细胞来源的判断。多数患者原始淋巴细胞表达 CD10、sCD22、cCD24，PAX5 及 TdT 阳性。CD20 和 CD34 表达程度不一，CD10 可阴性。髓系标记阳性并不能除外 B-ALL。CD79a 和 PAX5 是最常用来表明 B 细胞分化的标记。但有的 T-ALL 患者可以表达 CD79a，伴 t(8;21)的 AML 的 PAX5 也可以阳性。抗 MPO 抗体免疫组化染色阴性，可以除外 AML 和 B/My 双表型 AL。

B 系原始淋巴细胞分化程度与临床和遗传学异常有关。Pro-B-ALL 表达 CD19、cCD79a、cCD22 和 TdT，而中间阶段即普通型 ALL 表达 CD10，Pre-B-ALL 则阳性。B-ALL 通常不表达 SIg。但 SIg 阳性，只要其他表型、形态和遗传特征符合，并不能除外 B-ALL。

免疫表型分析也是区分正常 B 祖细胞与 B-ALL 治疗后微小残留病变（MRD）的重要手段。在流式细胞仪免疫表型分析图上，前者 CD20 等 B 细胞成熟标记表达呈由弱到强的连续分布，不同抗原之间表达是协调的。但在 B-ALL 细胞中，这些标记（如 CD10、CD45、CD38、CD58 和 TdT 等）的表达强度比较一致，或过强或过弱，图形上聚集成团，且不同抗原间表达不协调，呈絮乱之象。

（3）遗传学：几乎所有 B-ALL 患者 *IgH* 基因呈现 DJ 单克隆重排，70% 的患者 TCR 也呈单克隆重排。遗传学异常有多种，常见的是 6q、9p 和 12p 缺失，但是对预后没有影响。t(17;19) 和 21 号染色体上 *RUNX1* 基因扩增者占 ALL 的 5%，此类患者预后不良。

2. ALL 伴重现性遗传学异常

（1）ALL 伴 t(9;22)(q34.1;q11.2)；*BCR-ABL1*　在儿童中发病率较低，占儿童 ALL 的 2%~4%，随着年龄的增加，发病率

也增加,占成人 ALL 的 25%。本型在各年龄段的预后都是最差的。形态与其他类型 ALL 相同。典型的此类患者表达 CD10、CD19 和 TdT,常同时表达髓系抗原 CD13 和 CD33。一般不表达 CD117。但至少在成人中 CD25 的表达与此类 ALL 高度密切相关。t(9;22)的 ALL 很少为 T 细胞表型。具有 t(9;22)易位的患者的生存期明显短于 t(9;22)易位阴性的患者。在儿童和成人中如果为 t(9;22)易位阳性,应采取更积极的治疗措施,如 HSCT。

(2) ALL 伴 t(v;11q23.3);*KMT2A* 重排 主要见于 1 岁以内的婴儿,其他儿童较少见。在成人阶段发病又增加。临床上患者就诊时外周血 WBC 数量 >100×10^9/L,易累及中枢神经系统。形态与其他类型 ALL 相似。CD19、CD15 和 NG2 阳性,但 CD10 和 CD24 阴性。*KMT2A* 通常与 4q21 的 *AF4*、19p13 的 *ENL* 和 9p22 的 *AF9* 发生易位。有些遗传学异常并非本型特异,如 *KMT2A-ENL* 也见于 T-ALL,典型的 *KMT2A-AF9* 见于 AML。*FLT3* 常过度表达。具有 11q23 易位的患者预后极差,临床上归为高危组。

(3) ALL 伴 t(12;21)(p13.2;q22.1);*ETV6-RUNX1* 儿童常见,占儿童 B-ALL 的 25%,但未在婴幼儿中见到,在较大儿童中发病也减少,成人罕见。临床表现、形态及细胞化学特征同其他类型 ALL。原始细胞表达 CD19 和 CD10,CD34 也常阳性。CD9、CD20 和 CD66c 阴性,这是相对特异性的特点。经常表达髓系抗原,尤其是 CD13,但不意味着是混合白血病。融合蛋白 *ETV6-RUNX1* 以显性负调控的方式抑制转录因子 *RUNX1* 的功能。本型预后良好,儿童的治愈率 >90%,尤其是当患者没有其他不良预后因素(如 >10 岁、WBC 高等)时,复发较其他类型晚。

(4) ALL 伴超二倍体核型 儿童常见,占 B-ALL 的 25%。婴幼儿患者少见,发生率随年龄的增长而下降,成人很少发病。临床表现形态及细胞化学特征同其他类型 ALL 相似。原始细胞 CD19 和 CD10 阳性,多数 CD34 阳性,CD45 常为阴性。白血病细胞染色体数 >50 条,通常 <66 条,一般无染色体易位和结构异常,无确定的染色体数目的限制。最常见的染色体异常是数目增加,发生率由高到低依次是 21、X、14 和 4 号,其次是 1、2 和 3 号。本型患者预后良好,治愈率 >90%,尤其是 4、10 和 17 号染色体同时为三体者。

（5）ALL 伴亚二倍体核型　白血病细胞染色体 <46 条,严格定义为 <45 甚至 <44 条染色体,更能反映本病的本质。染色体 24~31 条为近单倍体、32~39 条为低亚二倍体、40~45 条为近二倍体。此类白血病占所有 ALL 的 5%,<45 条者约占所有 ALL 的 1%,儿童和成人均可见,但近单倍体（23~29 条染色体）的患者主要见于儿童。临床表现、形态及细胞化学特征同其他类型 ALL 相似。CD19 和 CD10 常阳性,无其他特殊表型。常规核型分析容易漏掉近单倍体或数目少的亚二倍体,亚二倍体 B-ALL 预后差。但相对而言,有 44 或 45 条染色体者预后最好,而近单倍体最差。

（6）ALL 伴 t(5;14)(q31.1;q32.3);*IL3-IGH*　在 ALL 中占 <1%,儿童和成人均可有,临床上无特殊表现。形态上特别之处是嗜酸性粒细胞反应性增多,可能是 IL-3 产生过多所致。在 BM 原始细胞较低时,诊断可依据免疫分型和遗传学异常而定。原始细胞表达 CD19 和 CD10。如果患者的原始细胞较少,但具有此类表型并发现嗜酸性粒细胞增多者强烈提示本病。

（7）ALL 伴 t(1;19)(q23;p13.3);*TCF3-PBX1*　占儿童 ALL 的 6%,也可见于成人,但发病率低于儿童。典型表型为 Pre-B-ALL,表达 CD19、CD10 和 cμ,但不是所有的患者均为 Pre-B-ALL 表型。如果为 cμ 阳性,原始细胞强表达 CD9,CD34 一般为阴性,或者只有少数细胞表达低水平的 CD34 则提示为此类白血病。文献报道 25% 的患者具有 t(1;19)(q23;p13.3)产生的 *TCF3-PBX1* 融合基因,本病的发生与 *TCF3-PBX1* 融合基因抑制正常转录因子 *E2A/TCF3* 和 *PBX1* 的功能相关。其临床表

现、形态及细胞化学特征同其他类型 ALL 相似,本型需要除外 t
(17;19)和超二倍体时伴随的 t(1;19)。前者预后差,后者易位
的染色体虽然与本型完全相同,但涉及的基因不是 *E2A/TCF3*
和 *PBX1*。

(8)暂定分型:*BCR-ABL1* 样 ALL(*BCR-ABL1*-like ALL) 对
于此种类型 AL 的定义仍存在困难,2009 年分别由两个研究组
发现 Ph 阴性 ALL 的一种新型高危亚型,提出 Ph 样 ALL 的概念,
其基因表达谱与 *BCR-ABL1* 阳性 ALL 类似,伴有 *IKZF1* 或其他
淋巴转录调节因子缺失,临床预后也相似,为一组高危疾病,故
被称为 Ph 样 ALL(Ph like ALL 或 *BCR-ABL1*-like ALL)。现已逐
渐认识到 Ph 样 ALL 虽然基因组水平的异常具有显著的异质性,
但共同特征主要是细胞因子受体和激酶信号通路活化相关的分
子异常,同时常伴有淋系发育相关转录因子的异常。此种类型
AL 常提示预后不良,部分患者对 TKIs 治疗有效。*BCR-ABL1* 样
ALL 共同特征是涉及其他酪氨酸激酶的易位、激酶受体样因子
2(CRLF2)易位,还包括红细胞生成素受体(EPOR)截短重排和
激活等。CRLF2 易位患者常与 *JAK* 基因突变有关。涉及酪氨
酸激酶突变的易位可以累及 *ABL1* 基因(伙伴基因并非 *BCR* 基
因)、*ABL2*、*PDGFRB*、*NTRK3*、*TYK2*、*CSF1R* 和 *JAK2* 等,目前已
报道 30 余种伴侣基因,其中 *EBF1-PDGFRB*[+]ALL 患者 TKIs 治
疗效果较好。*BCR-ABL1* 样 ALL 中 *IKZF1* 和 *CDKN2A/B* 缺失发
生率较高,但是此种缺失在其他类型的 ALL 也可见到。

(9)暂定分型:伴 21 号染色体内部扩增的 B-ALL(with
intrachromosomal amplification of chromosome 21, *iAMP21*)(ALL
伴 *iAMP21*) 此型 ALL 占儿童 ALL 的 2%,尤其是年龄较大的
儿童,成年人少见。临床常见 WBC 数低。此型 ALL 主要是 21
号染色体内部扩增,通过 FISH 探针检测 *RUNX1* 基因可以发现
5 个或者 5 个以上的基因拷贝,或中期分裂细胞的一条染色体
上≥3 个拷贝。研究发现,拷贝数的多数变化是以 21 号染色体
为靶点,增加该染色体的复杂性。21 号染色体的共有扩增区域

为 5.1Mb 区,包括 *RUNX1*、*miR-802* 及定位于唐氏综合征临界区域的一些基因。通过基因组研究,影响关键通道基因的反复性异常得到了确认:*IKZF1* 占 22%、*CDKN2A/B* 占 17%、*PAX5* 占 8%、*ETV6* 占 19% 和 *RB1* 占 37%。克隆构型研究证实,这些异常以及 *P2RY8-CRLF2*,都是在 21 号染色体重排后发生的。不论是否存在这些变化,患者的标准治疗结果均不佳。研究也表明 21 号染色体的不稳定性是 *iAMP21* 患者所共有的唯一的异常现象,因此,引发疾病的基因事件很可能隐藏在该异常染色体复杂的结构重排中。ALL 伴 *iAMP21* 常提示预后差,但对于部分患者,强化疗可能有效。

T 淋巴母细胞白血病:

1. 早期前体 T 淋巴母细胞白血病(暂定分型) 暂时新增早期前体 T 淋巴母细胞白血病(ETP-ALL),此类型 AL 大多预后不良,但有部分研究得到可喜的治疗效果。其有特征性改变,如表达 CD7 和胞质 CD3,CD4,CD2 可以阳性。CD1a 和 CD8 阴性,有 1 个或多个髓系或者干细胞抗原,如 CD34、CD117、HLA-DR、CD13、CD33、CD11b 或者 CD65,CD5 一般阴性,或阳性率 <75%。常有髓系相关基因突变,如 *FLT3*、*NRAS/KRAS*、*DNMT3A*、*IDH1* 和 *IDH2* 等;T-ALL 基因常见突变,如 *NOTCH1* 或 *CDKN1/2* 发生率较低。

2. 自然杀伤(NK)细胞淋巴细胞白血病(暂定分型) 常见于男性青少年,全血细胞减少较常见,常表达 CD56、CD16、CD2 和 CD7,部分 CD8 阳性,sCD3 和 CD4 常阴性,无 TCRγδ 及 TCRαβ 的表达。此类型 AL 表现凶险,进展快。

(三)成人 ALL 的预后分组

成人急性淋巴细胞白血病(ALL)的预后分组(不含成熟 B-ALL)见表(3-8)

1. 标危组

(1)年龄 <35 岁;

(2)WBC<30 × 10^9/L(B-ALL)或 <100 × 10^9/L(T-ALL);

（3）4 周内达 CR。

2. 高危组

（1）年龄≥35 岁；

（2）WBC≥30×10^9/L（B-ALL）或≥100×10^9/L（T-ALL）；

（3）免疫分型为 pro-B-ALL、早期或成熟 T-ALL；

（4）伴 t（9：22）/*BCR-ABL* 或 t（4：11）/*MLL-AF4*；

（5）达 CR 时间超过 4 周。

3. Burkitt 淋巴瘤 / 白血病　BL 的预后差异很大,高危因素有：

（1）年龄偏大（>40 岁）；

（2）疾病晚期（Ⅲ期以上）；

（3）体能状况差（ECOG 评分 2~4 分）；

（4）骨髓（尤其是外周血出现原始细胞）或中枢神经系统受累；

（5）贫血；

（6）乳酸脱氢酶（LDH）增高；

（7）巨大瘤块（>10cm）；

（8）初始治疗失败等。

表 3-8　成人急性淋巴细胞白血病（ALL）的预后
分组（不含成熟 B-ALL）

指标	预后良好组	预后不良组	
		B-ALL	T-ALL
诊断时			
WBC（×10^9/L）	<30	>30	>100
免疫表型	胸腺 T	Pro B：CD10- Pre B：CD10-	早期 T：CD1a$^-$、sCD3$^-$ 成熟 T：CD1a$^-$、sCD3$^+$

指标	预后良好组	预后不良组	
		B-ALL	T-ALL
细胞遗传学/分子遗传学/基因表达谱	*TEL-AML1*[a] *HOX11*[a] 9p del[a] 超二倍体	t(9;22)/*BCR-ABL* t(4;11)/*ALL1-AF4* t(1;19)/*E2A-PBX*[a] 复杂异常[a] 低亚二倍体/近四倍体[a]	*HOX11L2*[a] *CALM-AF4*[a] 复杂异常[a] 低亚二倍体/近四倍体[a]
治疗反应			
泼尼松反应	好[a]	差[a]	差[a]
达 CR 时间	早	晚(3~4 周)	晚(3~4 周)
诱导治疗后 MRD	阴性或 $<10^{-4}$	阳性或 $>10^{-4}$	阳性或 $>10^{-4}$
年龄[b](岁)	<25,<35	>35,>55,>70	>35,>55,>70
其他包括对治疗的依从性、耐受性、是否按时治疗、多药耐药基因的过表达、药物代谢基因的多态性等			

注:CR. 完全反应;MRD. 微小残留病;[a]. 尚有争议;[b]. 不同的文献报道数不同

第三节　鉴　别　诊　断

一、传染性单核细胞增多症

EB 病毒感染所致的疾病,临床表现有发热、咽峡炎、浅表淋巴结及肝脾肿大,部分有皮疹,外周血淋巴细胞比例增高,异形淋巴细胞升高超过 10%。其中Ⅲ型细胞胞体大,细胞核形态幼稚,易与原始淋巴细胞混淆。但此类患者骨髓及外周血没有原始淋巴细胞,血液嗜异凝集试验阳性,血清 EB 病毒抗体阳性,可与急性淋巴细胞白血病鉴别。

二、急性髓系白血病 M0、M1 及急性混合细胞白血病

临床表现及体征与急性淋巴细胞白血病相似,细胞形态亦难以区分,主要依据细胞表面抗原进行区分。

三、慢性粒细胞白血病急淋变

伴有 Ph 染色体或者 *BCR-ABL* 融合基因急性淋巴细胞白血病与部分以淋巴细胞急性变起病的慢性粒细胞白血病患者难以区分。一般而言,前者的融合产物多为 P190,后者以 P210 更为常见。二者治疗反应亦不同。伴有 Ph 染色体或者 *BCR-ABL* 融合基因急性淋巴细胞白血病通过化疗获得完全缓解后往往能够获得细胞及分子遗传学的完全缓解,慢性粒细胞白血病急变的患者化疗缓解后通常恢复至慢性期,获得细胞及分子遗传学的完全缓解罕见。

四、再生障碍性贫血及免疫性血小板减少症

二者血象与白细胞不增多的白血病可能混淆,但肝脾淋巴结不大,应注意骨髓形态学的特点(有无异常增多的白血病细胞)、染色体检查常无异常。

五、慢性淋巴细胞白血病及幼淋细胞白血病

二者均表现为淋巴细胞增高,可有肝脾、淋巴结肿大,但多数临床进展缓和,骨髓及外周血中以成熟淋巴细胞为主,后者幼稚淋巴细胞可超过 55%。可通过细胞免疫表型分析与急性淋巴细胞白血病鉴别。

第四节 治　疗

患者一经确诊后应尽快开始治疗,治疗应根据疾病分型采用合适的治疗方案、策略。

以下患者给予预治疗，以防止肿瘤溶解综合征的发生：ALL（Ph 阴性或 Ph 阳性）患者，若 WBC≥50×10⁹/L，或者肝、脾、淋巴结肿大明显，或有发生肿瘤溶解特征的患者。预治疗方案：糖皮质激素（如泼尼松、地塞米松等）口服或静脉用，连续 3~5 天。可以和环磷酰胺（CTX）联合应用（每天 200mg/m²，静脉滴注，连续 3~5 天）。

一、Ph 阴性 -ALL（Ph⁻-ALL）的治疗

（一）诱导治疗

1. 治疗原则

（1）年龄 <40 岁的患者：①临床试验；或②多药联合化疗（优先选择儿童特点方案）。

（2）年龄≥40 岁的患者：①<60 岁的患者，可以入组临床试验，或采用多药联合化疗；②≥60 岁者，可以入组临床试验，或采用多药化疗（不强调门冬酰胺酶的应用），或糖皮质激素诱导。

（3）临床试验：如常规、前瞻性系统治疗方案；CD20 阳性的 ALL 患者可以采用化疗联合抗 CD20 单克隆抗体的治疗方案；其他有科学依据的探索性研究方案等。

2. 具体治疗方案组合　一般以 4 周方案为基础。至少应予长春新碱（VCR）或长春地辛、蒽环 / 蒽醌类药物［如柔红霉素（DNR）、去甲氧柔红霉素（IDA）、多柔比星、米托蒽醌等］、糖皮质激素（如泼尼松、地塞米松等）为基础的方案（VDP）诱导治疗。推荐采用 VDP 联合 CTX 和门冬酰胺酶（L-Asp）组成的 VDCLP 方案，鼓励开展临床研究。也可以采用 Hyper-CVAD 方案。诱导治疗中：

①蒽环 / 蒽醌类药物：可以连续应用（连续 2~3 天，第 1、3 周，或仅第 1 周用药）；也可以每周用药 1 次。用药参考剂量：DNR 30~45mg/（m²·d）×2~3d，IDA 6~10mg/（m²·d）×2~3d，米托蒽醌（Mitoxantrone）6~10mg/（m²·d）×2~3d。

②单次应用 CTX 剂量较大时（超过 1g）可以给予美司钠

解救。

③诱导治疗第 14 天复查骨髓,根据骨髓情况调整第 3 周的治疗。诱导治疗第 28(±7)天判断疗效,未能达 CR 的患者进入挽救治疗。

④尽早开始腰穿、鞘注,预防中枢神经系统白血病(CNSL)(可选择在血细胞计数安全水平时进行)。

(二)CR 后的治疗 为减少复发、提高生存率,诱导治疗结束后应尽快开始缓解后的巩固强化治疗。应根据患者的危险度分组情况判断是否需要行异基因造血干细胞移植(allo-HSCT),需行 allo-HSCT 者积极寻找供者。

1. 治疗原则

(1)年龄 <40 岁的患者:①继续多药联合化疗(尤其是微小残留病 MRD 阴性者);或② allo-HSCT(尤其是 MRD 阳性,高白细胞计数患者,伴预后不良细胞遗传学异常的 B-ALL、T-ALL)。

(2)年龄≥40 岁的患者:① <60 岁的患者,继续多药联合化疗(尤其是 MRD 阴性者);或考虑 allo-HSCT(尤其是 MRD 阳性,高白细胞计数患者,伴预后不良细胞遗传学异常的 B-ALL、T-ALL)。②≥60 岁的患者或不适合强烈治疗者(高龄、体能状态较差、严重脏器并发症等)可考虑继续化疗。

2. 具体注意事项 缓解后强烈的巩固治疗可清除残存的白血病细胞、提高疗效,但是巩固治疗方案在不同的研究组、不同的人群中并不相同。一般应给予多疗程的治疗,药物组合包括诱导治疗使用的药物(如长春碱类药物、蒽环类药物、糖皮质激素等)、大剂量甲氨蝶呤(HD-MTX)、阿糖胞苷(Ara-C)、巯嘌呤(6-MP)、门冬酰胺酶等。因此,缓解后治疗可以有 1~2 个疗程再诱导方案,2~4 个疗程 HD-MTX、Ara-C、L-Asp 的方案。在整个治疗过程中应强调参考儿童 ALL 方案的设计,强调非骨髓抑制性药物(包括糖皮质激素、长春碱类、L-Asp)的应用。

(1)一般应含有 HD-MTX 方案。MTX $1~3g/m^2$(T-ALL 可以用到 $5g/m^2$)。应用 HD-MTX 时应争取进行血清 MTX 浓度监

测,注意亚叶酸钙的解救,至血清 MTX 浓度 <0.1μmol/L(或低于 0.25μmol/L)时结合临床情况可停止解救。

(2)应含有 Ara-C 为基础的方案。Ara-C 可以为标准剂量、分段应用(如 CTX、Ara-C、巯嘌呤为基础的方案),或中大剂量 Ara-C 为基础的方案。

(3)可以继续应用含 L-Asp 的方案(大肠杆菌或欧文氏菌来源,或培门冬酶)。

(4)缓解后 6 个月左右参考诱导治疗方案再诱导强化一次。

(5)干细胞移植的问题:考虑 allo-HSCT 的患者应在一定的巩固强化治疗后尽快移植。无合适供者的高危组患者(尤其是 MRD 持续阴性者)、标危组患者(MRD 阴性者)可以考虑在充分的巩固强化治疗后进行 AHSCT。AHSCT 后的患者应继续予一定的维持治疗。

无移植条件的患者、持续属于低危组的患者按计划巩固强化治疗。

(三)维持治疗　ALL 患者强调维持治疗,维持治疗的基本方案:6-MP 60~75mg/m^2 每日 1 次,MTX 15~20mg/m^2 每周 1 次。注意:① 6-MP 晚上用药效果较好。可以用硫鸟嘌呤(6-TG)替代 6-MP。维持治疗期间应注意监测血常规和肝功能,调整用药剂量。② ALL 的维持治疗既可以在完成巩固强化治疗之后单独连续使用,也可与强化巩固方案交替序贯进行。③自取得 CR 后总的治疗周期至少 2 年。

维持治疗期间应尽量保证每 3~6 个月复查 1 次。

推荐方案:中国成人急性淋巴细胞白血病协作组 (CALLG)——CALLG-2008 治疗方案:

1. CALGB8811 方案(LARSON R A. Blood,1995,85:2025-2037)。

2. BFM 强化方案(STOCK W. Blood,2008,112:1646-1654)。

3. Hyper-CVAD 方案(MDACC)(KANTARJIAN H. Cancer,2004,101:2788-2801)。

4. MRC UKALLXII/ECOG E2993（ROWE J M. Blood，2005，106：3760-3767）。

5. DFCI Pediatric ALL Consortium regimen（DEANGELO D J. Leukemia，2015，29：526-534）。

6. ALL IC-BFM 2002（STAR J. J Clin Oncol，2013，32：174-184）。

二、Ph 阳性 -ALL（Ph+-ALL）的治疗

（一）非老年（年龄 <60 岁的患者）Ph+-ALL 的治疗

1. 诱导缓解治疗　①临床试验。②多药化疗 + 酪氨酸激酶抑制剂（TKI）治疗。

诱导治疗和一般 Ph 阴性 -ALL 一样，建议给予 VCR 或长春地辛、蒽环 / 蒽醌类药物、糖皮质激素为基础的方案（VDP）诱导治疗；鼓励进行临床研究。

一旦融合基因或染色体核型 / 荧光原位杂交（FISH）证实为 Ph/BCR-ABL1 阳性 ALL 则进入 Ph+-ALL 治疗序列，可以不再应用 L-Asp。自确诊之日起即可以加用（或酌情于第 8 或 15 天开始）TKI，推荐用药剂量：伊马替尼 400~600mg/d、达沙替尼 100~140mg/d；优先推荐 TKI 持续应用。若粒细胞缺乏（尤其是中性粒细胞绝对值 <0.2 × 10⁹/L）持续时间较长超过一周以上、出现感染发热等并发症时，可以临时停用 TKI，以减少患者的风险。

诱导治疗第 14 天复查骨髓，根据骨髓情况调整第 3 周的治疗。诱导治疗第 28（±7）天判断疗效，同时复查骨髓和细胞遗传学、BCR-ABL 融合基因，判断疗效。有造血干细胞移植条件者，行 HLA 配型，寻找供者。

尽早开始腰椎穿刺、鞘内注射，预防 CNSL（可选择在血细胞计数安全水平时进行）。

2. CR 后的治疗　Ph+-ALL 的缓解后治疗原则上参考一般 Ph--ALL，但可以不再使用 L-Asp。TKI 优先推荐持续应用，至

维持治疗结束(无条件应用 TKI 的患者按一般 ALL 的治疗方案进行)。

有合适供者的患者可以选择 allo-HSCT,移植后可以用 TKI 维持。

无合适供者的患者,按计划继续多药化疗 +TKI。

无合适供者、*BCR-ABL* 融合基因转阴性者(尤其是 3~6 个月内转阴性者),可以考虑自体造血干细胞移植(AHSCT),移植后予 TKI 维持。

应定期监测 *BCR-ABL* 融合基因表达,CNSL 的预防治疗参考一般 ALL 患者。

3. 维持治疗　可以应用 TKI 治疗者,用 TKI 为基础的维持治疗(可以联合 VCR、糖皮质激素,或 6-MP 和 MTX;或联合干扰素),至 CR 后至少 2 年。

不能坚持 TKI 治疗者,采用干扰素维持治疗,300 万 U/ 次,隔日 1 次(可以联合 VCR、糖皮质激素和 / 或 6-MP、MTX),缓解后至少治疗 2 年。或参考 Ph⁻-ALL 进行维持治疗。

维持治疗期间应尽量保证每 3~6 个月复查 1 次:骨髓象、融合基因(*BCR-ABL*)定量和 / 或流式细胞术残留病。

(二)老年 Ph⁺-ALL(年龄 ≥60 岁)**的治疗**

1. 老年 Ph⁺-ALL 的治疗原则上参考一般老年 Ph⁻-ALL,同时联合 TKI。

2. TKI 优先推荐持续应用,至维持治疗结束。

(1)诱导治疗:①临床试验;② TKI+ 糖皮质激素;③ TKI+ 多药化疗。

(2)CR 后的治疗:继续 TKI+ 糖皮质激素,或 TKI+ 化疗巩固。之后参考非老年患者的维持治疗方案进行维持治疗。

推荐方案:

1. GMALL 06/99 和 07/03 方案(WASSMANN B,PFEIFER H,GOEKBUGET N,et al. Alternating versus concurrent schedules of imatinib and chemotherapy as front-line therapy for Philadelphia-

positive acute lymphoblastic leukemia（Ph+ ALL）［J］. Blood，2006，108（5）：1469-1477.）。

2. Hyper-CVAD 方案联合伊马替尼或达沙替尼（THOMAS DA，FADERL S，CORTES J，et al. Treatment of Philadelphia chromosome-positive acute lymphocytic leukemia with hyper-CVAD and imatinib mesylate［J］. Blood，2004，103（12）：4396-4407.）。

（Ravandi F，O'Brien S，Thomas D，et al. First report of phase 2 study of dasatinib with hyper-CVAD for the frontline treatment of patients with Philadelphia chromosome-positive（Ph+）acute lymphoblastic leukemia［J］. Blood，2010，116（12）：2070-2077.）。

3. Northern Italy Leukemia Group Protocol 09/00（BASSAN R，ROSSI G，POGLIANI EM，et al. Chemotherapy-phased imatinib pulses improve long-term outcome of adult patients with Philadelphia chromosome-positive acute lymphoblastic leukemia：Northern Italy Leukemia Group protocol 09/00［J］. J Clin Oncol，2010，28（22）：3644-3652.）。

4. JALSG ALL202（YANADA M，SUGIURA I，TAKEUCHI J，et al. Prospective monitoring of BCR-ABL1 transcript levels in patients with Philadelphia chromosome-positive acute lymphoblastic leukaemia undergoing imatinib-combined chemotherapy［J］. Br J Haematol，2008，143（4）：503-510.）。

5. GIMEMA LAL0201-B（VIGNETTI M，FAZI P，CIMINO G，et al. Imatinib plus steroids induces complete remissions and prolonged survival in elderly Philadelphia chromosome-positive patients with acute lymphoblastic leukemia without additional chemotherapy：results of the Gruppo Italiano Malattie Ematologiche dell' Adulto（GIMEMA）LAL0201-B protocol［J］. Blood，2007，109（9）：3676-3678.）。

第五节 微小残留病（MRD）的监测

微小残留病（minimal residual disease，MRD）是指急性白血病患者经由诱导化疗或骨髓移植治疗,达到临床和血液学完全缓解之后,在其体内仍残存着微量白血病细胞的一种状态。MRD 的监测主要应用于：监测肿瘤患者对治疗的反应,提示复发的可能性；通过监测 MRD 比较不同治疗方案的疗效；通过监测 MRD 评价药物对患者的不良反应；通过监测 MRD 选择再次化疗的时间；在自身造血干细胞移植中,通过监测移植物中有无 MRD 评价骨髓或外周血净化的程度。

一、MRD 监测的时机

ALL 整个治疗期间应强调规范的 MRD 监测,并根据 MRD 监测结果进行危险度和治疗调整。

（一）早期 诱导治疗期间（第 14 天）和 / 或结束时（第 28 天左右）。

（二）缓解后定期监测 应保证治疗第 16、22 周左右的 MRD 监测。

早期的 MRD 检测主要用于预后的预测。缓解后 MRD 水平高的患者具有较高的复发危险,应进行较强的缓解后治疗,以改善长期疗效。

二、MRD 的监测方法

（一）经典 MRD 检测技术

1. IG-TCR 的定量 PCR 检测（DNA 水平）；

2. 4~6 色的流式细胞术 MRD 检测；

3. 融合基因转录本的实时定量 PCR（如 *BCR-ABL*）。

（二）新的高通量 MRD 检测技术

1. 基于 EuroFlow 的 ≥8 色的二代流式细胞术 MRD 检测；

2. IG-TCR 的高通量测序。

（三）Ph⁺-ALL 疾病反复时应注意进行 *ABL* 激酶突变的分析

第六节　中枢神经系统白血病（CNSL）的诊断、预防和治疗

CNSL 是急性白血病（尤其是 ALL）复发的主要根源之一，严重影响白血病的疗效。诊断时有中枢神经系统症状者应先进行物理检查（CT 或 MRI），排除出血或占位后再考虑腰椎穿刺，无神经系统症状者按计划进行 CNSL 的预防。

一、CNS 状态分类

CNS-1：白细胞分类无原始淋巴细胞（不考虑脑脊液白细胞计数）。

CNS-2：脑脊液白细胞计数 <5 个 /ml，可见原始淋巴细胞。

CNS-3：脑脊液白细胞计数 ≥5 个 /ml，可见原始淋巴细胞。

二、CNSL 诊断标准

目前 CNSL 尚无统一诊断标准。1985 年在罗马讨论关于 ALL 预后差的危险因素时提出 CNSL 下列诊断标准：脑脊液白细胞计数 $\geqslant 0.005 \times 10^9$/L（5 个 /ml），离心标本证明细胞为原始细胞的患者，即可诊断 CNSL。

流式细胞术检测脑脊液在 CNSL 中的诊断意义尚无一致意见，但出现阳性应按 CNSL 对待。

三、CNSL 的预防

任何类型的成人 ALL 均应强调 CNSL 的早期预防。预防措施可以包括：①鞘内化疗；②放射治疗；③大剂量全身化疗；④多种措施联合。

（一）鞘内化疗　诱导治疗过程中没有中枢神经系统症状者可以在血细胞计数安全水平后行腰椎穿刺、鞘内注射（如 $PLT \geqslant 50 \times 10^9/L$）。鞘内注射主要用药包括地塞米松、MTX、Ara-C。常用剂量为 MTX 10~15mg/ 次、Ara-C30~50mg/ 次、地塞米松三联（或两联）用药。

巩固强化治疗中也应进行积极的 CNSL 预防，主要是腰椎穿刺、鞘内注射（鞘内注射次数一般应达 6 次以上，高危组患者可达 12 次以上），鞘内注射频率一般不超过 2 次 / 周。

（二）预防性头颅放疗　18 岁以上的高危组患者或 35 岁以上的患者可进行预防性头颅放疗，放疗一般在缓解后的巩固化疗期或维持治疗时进行。预防性照射部位为单纯头颅，总剂量 1 800~2 000cGy，分次完成。

四、CNSL 的治疗

确诊 CNSL 的患者，尤其是症状和体征较明显者，建议先行腰椎穿刺、鞘内注射：MTX（10~15mg/ 次）+Ara-C（30~50mg/ 次）+地塞米松三联（或两联），每周 2 次，直至脑脊液正常；以后每周 1 次连续 4~6 周。

也可以在鞘注化疗药物至脑脊液白细胞数正常、症状体征好转后再行放疗（头颅 + 脊髓放疗）。建议头颅放疗剂量 2 000~2 400cGy、脊髓放疗剂量 1 800~2 000cGy，分次完成。进行过预防性头颅放疗的患者原则上不进行二次放疗。

第七节　ALL 治疗反应的定义

ALL 的生物学特征多样而临床异质性很大，以骨髓和淋巴组织中不成熟淋巴细胞的异常增殖和聚集为特征，治疗后观察指标。

一、骨髓和外周血疗效标准

（一）CR ①外周血无原始细胞，无髓外白血病；②骨髓三系造血恢复，原始细胞 <5%；③中性粒细胞绝对计数（ANC）>1.0 × 10^9/L；④ PLT>100 × 10^9/L；⑤ 4 周内无复发。

（二）CR 伴血细胞不完全恢复（CRi） PLT<100 × 10^9/L 和/或 ANC<1.0 × 10^9/L。其他应满足 CR 的标准。总反应率（ORR）=CR+CRi。

（三）难治性疾病 诱导治疗结束未能取得 CR。

（四）疾病进展（PD） 外周血或骨髓原始细胞绝对数增加25%，或出现髓外疾病。

（五）疾病复发 已取得 CR 的患者外周血或骨髓又出现原始细胞（比例 >5%），或出现髓外疾病。

二、CNS 疾病的治疗反应

（一）CNS 缓解 CNS-2 或 CNS-3 患者取得 CNS-1 状态。

（二）CNS 复发 发生 CNS-3 状态或出现 CNS 白血病的临床症状（如面神经麻痹、脑/眼受累，或下丘脑综合征表现）。

三、纵隔疾病的治疗反应

纵隔疾病的疗效判断依赖胸部 CT 和 PET-CT。CR：CT 检查纵隔肿大完全消失；或 PET 阴性。PR：肿大的纵隔最大垂直直径的乘积（SPD）缩小 50% 以上。PD：SPD 增加 25% 以上。NR：不满足 PR 或 PD。复发：取得 CR 的患者又出现纵隔肿大。

（刘亚波　田垚垚）

第四章

混合表型急性白血病

第一节　概　　念

　　混合表型急性白血病（mixed phenotype acute leukemia,MPAL）是一种罕见的急性白血病（acute leukemia,AL），以白血病细胞同时表达髓系、T/B 细胞系的多种细胞系表型为主要特征。近年，随着细胞遗传学、分子生物学技术的发展，相关研究者对于 MPAL 的认识逐渐加深。MPAL 的诊断主要依靠免疫学检查，2016 年世界卫生组织（World Health Organization,WHO）发布的髓系肿瘤和 AL 的分类及诊断标准（WHO 2016 标准）指出，髓过氧化物酶（myeloperoxidase,MPO）、CD3、CD19 的表达分别对于髓系、T/B 细胞系白血病的诊断具有重要意义。

第二节　分　　类

　　MPAL 包括既往提出的急性双表型白血病（biphenotypic acute leukemia,BAL）和急性双细胞白血病。2008 年 WHO 发布的髓系肿瘤和 AL 的分类及诊断标准（WHO 2008 标准）提出 MPAL 的概念，其定义 MPAL 合并了以上两类白血病。依据 MPA 患者白血病细胞的来源不同，其混合表型存在双表型 MPAL、双细胞系 MPAL 及细胞系转化的 MPAL3 种形式。

根据 WHO 2008 标准,系列不明的急性白血病(acute leukemias of ambiguous lineage,ALAL)可分为急性未分化型白血病(acute undifferentiated leukemia,AUL)与 MPAL。依据分子生物学与免疫学特征,MPAL 可分为:①伴 t(9;22)(q34.1;q11.2),*BCR-ABL1* 融合基因的 MPAL;②伴 t(v;11q23.3),*KMT2A* 基因重排的 MPAL;③伴 B 细胞/髓系白血病特征的 MPAL 未特指型(not otherwise specified,NOS);④伴 T 细胞/髓系白血病特征的 MPAL-NOS;⑤罕见类型 MPAL-NOS。MPAL 的诊断标准包括欧洲白血病免疫学分型协作组(European Group for Immunological Characterization of Leukemias,EGIL)与 WHO 发布的疾病诊断标准,目前 MPAL 的诊断主要依据 WHO 2016 标准。1995 年,EGIL 提出了 AL 免疫评分系统,该系统通过各细胞系分子标志物的表达判断 AL 患者白血病细胞的类型,为 MPAL 的诊断提供依据。在此系统中,除少数特异性较高的分子,如 MPO、CD79a、CD3,以及末端脱氧核糖核苷酸转移酶(terminal deoxynucleotidyl transferase,TdT),以其单克隆抗体阳性率 >10% 作为阳性判定标准外,多数分子标志物以其单克隆抗体阳性率 >20% 作为阳性判定标准。

1998 年,EGIL 在此基础上对 AL 免疫评分系统进行了修订,将 CD117 纳入髓系高特异性分子标志物(表 4-1),该评分系统以流式细胞术为检测手段,当 AL 患者骨髓标本检测结果中,2 个及以上细胞系的积分同时大于 2 分时,可诊断为 BAL。WHO 2008 标准提出通过流式细胞术、免疫电镜、细胞化学、免疫组织化学等多种手段,检测白血病细胞的分化特征。在此标准中,MPO、CD3、CD19 的表达分别对髓系、T/B 细胞系白血病细胞的分化特的判断具有重要作用,但未明确指出判定这 3 种分子标志物表达阳性的具体数值。在髓系分子标志物中,MPO 阳性或者 2 种以上单核细胞系分子标志物(CD14、CD11C、CD36、CD64、溶菌酶)表达阳性,伴或不伴神经元特异性烯醇化酶(neuronspecificenolase,NSE)表达阳性,提示存在髓系表型白血病细胞。诊断 B 细胞系白血病细胞特征需要满足：当 CD19 高表达时，至少 1 个 B 细胞系分子标志物（CD79a、细胞表面或细胞质 CD22、CD10）高表达；当 CD19 低表达时，至少 1 个 B 细胞系分子标志物高表达 T 细胞系的白血病诊断则依靠细胞质或细胞表面 CD3 的高表达。WHO 2016 标准对 MPAL 的分类标准进行了更新，MPAL 的诊断依然沿用 WHO 2008 标准，同时明确提出若 MPAL 白血病细胞明确存在 2 种及以上克隆细胞亚群时，无需严格遵从 WHO 2008 标准诊断，只需各细胞亚群分别满足髓系或 T/B 细胞系白血病的诊断，即可诊断为 MPAL。依据 WHO 髓系肿瘤和 AL 分类及诊断标准，某些白血病符合 MPAL 表型，但是并不能归类于 MPAL，如伴 *FGFR1* 基因突变的白血病，伴重复细胞遗传学改变［t（8；21）、t（15；17）、inv（16）/t（16；16）］的 AML，伴骨髓增生异常综合征（myelodysplastic syndrome，MDS）特征的白血病，急性早幼粒细胞白血病，Ph⁺ ALL，慢性髓系白血病急变，以及治疗相关 AL。伴 3 种及以上染色体变异的复杂核型时，应首先考虑诊断为伴 MDS 特征的白血病，而不应诊断为 MPAL。

表 4-1　1998 年欧洲白血病免疫分型协作组发布的急性白血病免疫评分系统中各细胞系分子标志物积分情况

评分（分）	B 细胞系分子标志物	T 细胞系分子标志物	髓系分子标志物
2	cCD79a、cIgM、cCD22	细胞质 / 细胞表面 CD3、抗 TCR	MPO
1	CD19、CD20、CD10	CD2、CD5、CD8、CD10	CD117、CD33、CD13、CD65
0.5	TdT、CD24	TdT、CD7、CD1a	CD14、CD15、CD64

注：Ig. 免疫球蛋白；TCR. T 细胞受体；MPO. 髓过氧化物酶；TdT. 末端脱氧核苷酸转移酶

第三节 临 床 表 现

表现最为突出的是贫血、出血、感染、浸润等白血病常见临床特征,发病时白细胞增高者较多,高白细胞综合征较易见。髓外浸润表现明显,如睾丸、中枢神经系统受累,肝、脾、淋巴结肿大较多见;多种标准治疗方案无效,复发率高,疗效差。

第四节 诊 断

MPAL 的诊断标准包括欧洲白血病免疫分型协作组(European Group for Immunological Characterization of Leukemias, EGIL)与 WHO 发布的疾病诊断标准,目前 MPAL 的诊断主要依据 WHO 2016 标准。

第五节 治 疗

儿童或成人 MPAL 的常规治疗方案均疗效差,预后不佳。故近来主张采用较强的针对淋系和髓系白血病的联合化疗,并尽可能对具备条件者,行造血干细胞移植。

第六节 预 后

资料表明,伴低分化细胞相关抗原 CD34、HAL 或 CD7 表达者对治疗反应差,含 $CD4^+$ 患者预后亦较差,同时 $CD14^+$ 和 $CD7^+$ 同时出现者预后更差。MPAL 染色体改变对预后有较大影响,如有 Ph 染色体,11q23 重排及 +13 者,均预后不良。而 t(4;11) 则被认为与高白血病综合征、脾大及预后不良有关。

(田垚垚 付金月)

第五章

特殊类型 AML

第一节　AML 伴 MDS 相关改变

　　老年人多见。常伴严重全血细胞减少,无化疗和放疗史,可有前期 MDS 或 MDS/MPN 病史,或有 MDS 相关的细胞遗传学异常但无前述的重现性遗传学异常,或有多系病态造血。患者临床病情进展缓慢,主要见于 MDS 转化者或儿童患者。患者 CR 率较低,预后较差。"AML 伴 MDS 相关改变"诊断时应注明是否有 MDS 病史、MDS 相关遗传学改变、多系病态造血或 NPM1、CEBPA、FLT3 突变。患者骨髓或外周血原始细胞大于 20%。绝大多数有多系病态造血,即骨髓中至少 2 系有 50% 以上的造血细胞存在病态造血。粒系病态造血表现为中性粒细胞胞质颗粒减少、核分叶减少(假 Pelger-Huet 畸形)或异常分叶。红系病态造血包括巨幼样变、核碎裂、核不规则、核断裂或多核、环状铁粒幼红细胞、胞质空泡和 PAS 染色阳性等。巨核系病态造血则表现为小巨核细胞和核不分叶或多核的正常细胞大小或大巨核细胞。免疫表型一定程度上反应了患者遗传学改变的异质性。伴 5 和 7 号染色体异常者 CD34、TdT 和 CD7 的表达较高。有前期 MDS 病史的,常常仅部分原始细胞的 CD34 阳性,可低表达 CD38 和 HLA-DR 抗原。CD13 和 CD33 常阳性,也可见 CD56 和 CD7 异常表达。遗传学改变类似 MDS,常有染色体获得或缺失,以复杂核型、-7/7q- 和 -5/5q- 等最多见。本病亦可携带 NPM1 或 FLT3 突变。与基因突变相比,MDS 相关的遗传学改变对诊断更有意义。

第二节　治疗相关的髓系肿瘤

包括治疗相关的 AML(t-AML)、MDS(t-MDS)、和 MDS/MPN (t-MDS/MPN)。占所有 AML、MDS、MDS/MPN 的 10%~20%。患者致病与既往细胞毒剂和放射线治疗有关。由细胞毒剂引起者发病与既往病种以及细胞毒剂的使用方法有关。烷化剂或放疗相关的髓系肿瘤发生随年龄增大而增加,而拓扑异构酶 Ⅱ(TopoⅡ)抑制剂治疗引起的髓系肿瘤各年龄段的发病率相似。患者总体预后差,5 年总生存率低于 10%。主要影响因素是核型异常和既往的疾病。治疗相关的髓系肿瘤与放、化疗的致突变作用有关。多数患者致病机制不明。继发于血液系统肿瘤和非血液系统实体肿瘤治疗的髓系肿瘤病例数基本相当,约 5%~20% 的患者既往所患疾病为非肿瘤性疾病。大多数 t-AML/MDS 具有多系病态造血的形态特点。患者常有烷化剂治疗或放疗史,可见 5 号和 7 号染色体异常或复杂核型。近 20%~30% 的治疗相关髓系肿瘤起病即表现为 AML,无 MDS 前期病史。这类患者通常接受过 TopoⅡ抑制剂的治疗,大多有重现性染色体平衡易位。原始细胞免疫表型特点常反映本病形态诊断上的异质性。通常 CD34 和粒细胞分化抗原 CD13 和 CD33 阳性,也常表达 CD56 和 CD7。超过 90% 的治疗相关髓系肿瘤有核型异常。近 70% 的患者存在不平衡染色体异常,主要为 5 和 7 号染色体的部分或全部缺失,复杂核型者还常伴有 13q-、20q-、11q-、3p-、-17、-18、-21 和 +8 等一种或多种附加染色体异常。这些改变常与长期潜伏期、MDS 病史、t-AML 伴病态造血和烷化剂、放射线治疗等因素有关。

第三节　低增生性白血病

一、概念

低增生性白血病（hypocellular acute leukemia，HAL）是临床上少见类型白血病，合并骨髓中原始细胞数量增多而增生低下，引起外周血细胞三系减少，易与三系低下的其他疾病相混淆。

二、实验室检查

（一）血象　三系减低或粒、红两系减低，贫血，外周血可见幼稚细胞。

（二）骨髓涂片及活检　骨髓穿刺困难，需多次穿刺，且需不同部位穿刺，可见有核细胞增生减低，可见原始细胞。粒细胞内可见 Auer 小体，胞体大小不等，核型不规则、扭曲折叠、核浆发育不平衡等现象。正常造血细胞受抑，红系减少、可见巨幼样变，巨核细胞及血小板少。骨髓活检可见造血面积减少，分为：①轻度减低：造血面积 30%~40%；②中度减低：造血面积在 15%~30%；③中度减低：造血面积 <15%。

三、诊断标准

1. 一个以上部位骨髓穿刺增生减低，原 + 早≥30% 有白血病细胞形态学改变。

2. 不同部位骨髓活体组织检查证实为增生低下，并见原始细胞。

四、鉴别诊断

（一）再障　患者可有骨髓穿刺干抽，血象见三系减低，骨髓增生减低，表现为贫血、感染及出血等临床表现。易与低增生性白血病相混淆，但前者外周血及骨髓中均见不到原始细胞及幼稚细胞。

（二）骨髓增生异常综合征 低增生性白血病易与 MDS 中原始细胞增多相混淆，MDS 中有骨髓病态造血，且原始细胞 <30%，而 HAL 起病隐袭，原始细胞≥30%，骨髓增生低下。

五、治疗

（一）本病化疗后 CR 率低 经化疗后长期缓解可能性小，且患者对化疗的耐受反应个体差异较大，故治疗困难较大。治疗上以抗感染、输血及止血治疗为主。对于老年人，一般较多采用减量标准联合化疗方案（采用标准方案用量的 1/2 或 1/3）及小剂量化疗，但 Hower 认为采用强诱导方案的疗效优于单纯支持治疗，小剂量化疗缓解率提高，中位生存期延长。

（二）G-CSF 配合小剂量 HA 方案 小剂量 HA 方案即高三尖杉酯碱 0.2~1mg/d，静脉注射，连用 14~30 天。阿糖胞苷 5~10mg，静脉或皮下注射，每 12 小时 1 次。同时加用 G-CSF 75~150μg，皮下注射，1 次 /d。粒细胞集落刺激因子主要促进外周血粒细胞上升、减少感染而被广泛应用。但由于体外试验证明 G-CSF 有刺激白血病细胞增生的作用，因此临床上对急性髓性白血病应用 G-CSF 有所顾虑，大量实验研究证明白血病细胞增生与 G-CSF 无关，并证实 G-CSF 可促使三磷酸阿糖胞苷掺入白血病 DNA，且可以刺激静止的白血病细胞进入细胞周期，因此与化疗药物联合应用可以增强化疗效果。

第四节　成人 T 细胞白血病

成人 T 细胞白血病（ATL）是一种与人 T 细胞白血病病毒 I（HTLV-I）感染直接相关，发生于成人的特殊类型淋巴系统恶性克隆增生性疾病，其病变主要累及外周血淋巴细胞，亦可侵及骨髓。其临床特征为肝、脾、淋巴结肿大、皮肤浸润、间质性肺浸润及高钙血症。

一、流行病学

HTLV-Ⅰ感染是导致本病的最直接原因,其主要流行地区位于日本南部(如九州、四国、冲绳等地)、加勒比海地区和南、北美洲沿海国家的一些特殊地区以及非洲撒哈拉沙漠以南地区。我国台湾地区也曾出现过 HTLV-Ⅰ感染小流行。国内不同地区HTLV-Ⅰ感染发生率不尽相同,福建省部分沿海地区 HTLV-Ⅰ感染率明显高于内地其他地区,对 1 703 人进行 HTLV-Ⅰ抗体检测,阳性检出率为 2.3%,其中 ATL 患者的阳性率高达 71%。迄今为止,全世界各地均有散发 HTLV-Ⅰ感染和 ATL 病例报道。ATL 的流行与 HTLV-Ⅰ感染在人群中的流行密切相关。

HTVL-Ⅰ感染的传播方式主要有以下 3 种途径:①母婴直接传播;②性传播;③血源途径传播。

二、病因和发病机制

HTLV-Ⅰ导致 ATL 发病已得到大量研究证实。HTLV-Ⅰ是一种亲 T 细胞的人类 C 型逆转录病毒,其原病毒长为 9.1kb。HTLV-Ⅰ感染后尚需长时间潜伏期才可能最终导致少数人患ATL,这说明 ATL 发病的复杂性,迄今尚未最终阐明 ATL 的发病机制。诸多资料表明,ATL 发病可能与以下机制有关:①病毒末端含有病毒调节部分,调节蛋白 Tax 激活 HTLV-I 的转录功能从而调节病毒复制;② HTLV-Ⅰ感染者免疫功能降低;③癌基因激活和抗癌基因失活。

三、临床表现与分型

根据不同临床表现,本病可分为以下几种类型。

（一）**急性型** 占 ATL 的 55% 左右,是 ATL 的主要临床类型,多有发热、咳嗽、呼吸困难、乏力、腹胀及腹痛等临床症状。体检常发现肝、脾、淋巴结肿大;皮肤损害可见红斑、斑丘疹、结节、肿瘤或溃疡形成,典型者形成红皮病;部分病例出现黄疸及腹水表现;脑膜受累可出现嗜睡、意识模糊等临床表现。

（二）慢性型 约占 ATL 的 20%。患者临床表现轻,皮肤损害见于 45% 左右患者,仅少数患者出现轻度肝、脾、淋巴结肿大。血中 ATL 细胞 >10%。近半数患者血清乳酸脱氢酶（LDH）升高,血清钙及胆红素正常。

（三）冒烟型 约占 ATL 的 5%,常有皮损表现如丘疹、结节及红斑等,肝脾肿大较少见,可有轻度淋巴结肿大,少数患者外周血有 >5% 的 ATL 细胞,血清 LDH 多轻度升高或正常,血清钙多正常,部分冒烟型 ATL 可逐渐发展为急性 ATL。

（四）淋巴瘤型 约占 ATL 的 20%,淋巴结肿大较明显。少数患者可伴有肝、脾肿大,皮肤损害约见于 25% 患者,少数患者可出现中枢神经系统受累表现。近 20% 患者可出现高钙血症,血清 pH 多显著增高,周围血 ATL 细胞多 <1%。

ATL 患者常伴有高钙血症,尤其易见于急性型或淋巴瘤型患者,是 ATL 预后不良的重要指标之一,与甲状腺分泌激素相关蛋白在 HTLV-Ⅰ 感染细胞上持续高表达有关。多并发细菌性肺炎、曲霉菌肺炎或肺念珠菌病及巨细胞病毒性肺炎等。

四、实验室检查

（一）外周血和骨髓检查 ATL 患者一般可无贫血和血小板减少,即使有贫血及血小板减少者,程度也较轻,重度贫血和血小板减少者少见。白细胞数增高,尤其见于急性型和慢性型患者。淋巴细胞占 10%~90%,淋巴细胞增多者主要见于急性和慢性型 ATL 患者。骨髓淋巴细胞可少于 30%,也可多于 60%。多形核淋巴细胞是本病特征之一,约占外周血 10% 以上。细胞化学染色常见 PAS 阳性,酸性磷酸酶阳性,TdT 阴性,过氧化物酶阴性。

（二）免疫表型 最常见的表型为 $CD4^+CD8^-$,但部分患者表现 $CD4^+CD8^+$、$CD4^-CD8^+$ 或 $CD4^-CD8^-$ 等表型。ATL 细胞常见复合表达为 $CD2^+$、$CD3^+$、$CD4^+$、$CD8^-$、$CD25^+$。

（三）细胞遗传学 ATL 无单一突出的染色体易位,但有28% 累及 14 号染色体上的 q32,15% 累及 q11。7 号染色体三倍体、6q-、13q-、+14q、+3p 也较为常见。

（四）病毒学检查 用酶标免疫分析法或间接免疫荧光试验可检测抗 HTLV-Ⅰ抗体;用 RT-PCR 方法可检测肿瘤细胞 HTLV-Ⅰ 的 RNA 表达,尤其 HTLV 原病毒 DNA 阳性对本病诊断意义较大;用 PCR 技术检测 HTLV-Ⅰ 前病毒负荷,有利于早期评估 ATL 瘤负荷。

（五）其他 高血钙是较突出的实验室异常。大多数急性或淋巴瘤型 ATL 患者伴有血清碱性磷酸酶和 LDH 增高,部分患者可见胆红素和肝细胞酶升高。X 线胸片可显示双肺有弥漫性浸润,骨骼 X 射线有溶骨性损害。

五、诊断

（一）国内诊断标准（1984 年全国部分省市 ATL 协作会议）

1. 白血病的临床表现 ①发病于成年人;②有浅表淋巴结肿大;③无纵隔或胸腺肿瘤。

2. 实验室检查 外周血白细胞常增高,多形核淋巴细胞（花瓣细胞）占 10% 以上;属 T 细胞型,有成熟 T 细胞表面标志;血清抗 HTLV-Ⅰ抗体阳性。

（二）ATL 国外诊断标准（Schimoyama Metal,1991）

1. 组织学和 / 或细胞化学证明为淋巴细胞白血病伴 T 细胞表面抗原（主要为 $CD2^+$、$CD3^+$、$CD4^+$）。

2. 外周血必须有异常 T 淋巴细胞,包括典型成人 T 淋巴白血病细胞（亦称花瓣细胞,即小而成熟的 T 细胞,细胞核有切入的凹陷或分叶核）。

3. 抗人类 T 淋巴细胞白血病病毒Ⅰ型（HTLV-Ⅰ）抗体阳性。

（三）ATL 亚型的诊断标准（Gessain 等,1992）

1. 冒烟型 ①外周血异常 T 细胞≥5%;②淋巴细胞总数

149

正常;③无高血钙,LDH≤1.5× 正常值;④无淋巴结肿大,无肝、脾、CNS、骨、胃肠道受累;⑤无腹腔或胸腔积液;⑥可有皮肤及肺损害;⑦如果异常 T 细胞 <5%,应有组织学证实的皮肤及肺损害。

2. 慢性型　①淋巴细胞绝对数增加(≥4×10⁹/L)伴 T 细胞 >3.5×10⁹/L,包括异常 T 细胞和偶有花瓣形细胞;②无高血钙,LDH≤2× 正常值;③无 CNS、骨、胃肠道受累,无胸腔或腹腔积液;④可有淋巴结和脾、肝、肺、皮肤受累。

3. 淋巴瘤型　①无淋巴细胞增加,伴异常淋巴细胞≤1%;②组织学上有阳性淋巴结肿大病变。

4. 急性型　除外上述 3 型的 ATL 患者,常具有白血病的表现及淋巴结肿大病变。

六、鉴别诊断

（一）蕈样肉芽肿 /Sézary 综合征　蕈样肉芽肿 /Sézary 综合征(MF/SS)是一种分化成熟的 T 细胞恶性疾病,与 ATL 相似,二者均有皮肤浸润病变。在新的 WHO 白血病及淋巴瘤分类中,二者均归类于成熟(外周)T 细胞肿瘤,区别点在于:① ATL 白血病细胞一般不浸润表皮;② ATL 细胞与典型 Sezary 细胞形态不同,前者细胞核多呈分叶核改变;③ ATL 常累及骨髓;④ ATL 临床过程比 MF/SS 更具侵袭性。

（二）T 细胞慢性淋巴细胞白血病(T-CLL)　T 细胞慢性淋巴细胞白血病(T-CLL)也是一种成熟 T 细胞恶性肿瘤,与 ATL 区别在于:① ATL 细胞形态与 T-CLL 细胞形态不同;② ATL 临床进展具有侵袭性;③ ATL 患者 HTLV-Ⅰ抗体为阳性,而 T-CLL 则为阴性。

七、治疗

本病多依据临床分型不同而决定治疗策略,慢性型或冒烟型患者多采用对症支持治疗,以积极控制感染和改善脏器功能为主,当出现病情进展或急性转变时,方可考虑采用积极治疗措施。急性型或淋巴瘤型 ATL 虽采用化学、生物学等积极治疗措施,但疗效不佳。

最常用的化学治疗方案为 VEPA 方案(长春新碱 1mg/ 周,连用 6 周;环磷酰胺 300mg/d,第 8、22、29 天;泼尼松 40~60mg/d,每周 3 天;多柔比星 40~60mg/d,第 1、22 天)。近来,日本学者采用 VCAP、AMP 及 VECP 方案+粒细胞生长因子(G-CSF)治疗,疗效明显高于其他化疗方案。目前化疗仍是治疗进展期 ATL 的主要手段。

(一)维 A 酸(ATRA)　ATRA 可能影响或阻断 ATL 细胞 Tax/NF-ΚB 信号通道,目前已用于化疗耐药的 ATL 患者治疗。

(二)干扰素　IFN-α 可用于 ATL 治疗,单用疗效欠佳。近来已有数篇报道显示,IFN-α 与抗病毒药物齐多夫定联合应用有一定疗效。

(三)免疫治疗　IL-2R 单克隆抗体可使部分患者缓解。

(四)造血干细胞移植　用于 ATL 治疗可获一定疗效。

八、预后

急性 ATL 中位生存期为 6.2 个月,慢性型 ATL 为 24.3 个月,淋巴瘤型 ATL 为 10.2 个月。4 年成活率急性型 5%,淋巴瘤型 5.7%,慢性型 26.9%,冒烟型 62.8%。预后不良指标有高钙血症、多脏器损害、LDH 升高及年龄大于 40 岁。

第五节　大颗粒淋巴细胞白血病

大颗粒淋巴细胞(LGL)白血病是一种少见的克隆性淋巴组织增殖性疾病,主要是 CD3+T 细胞和 CD3-NK 细胞的克隆扩增。目前 WHO 将该病区分为 3 类:T 细胞大颗粒淋巴细胞白血病(T-LGL),NK 细胞的慢性淋巴增生性疾病(CLPD-NK)和侵袭性 NK 细胞白血病。T-LGL 以表达 CD3+CD8+ 的 T 细胞为特征,而

NK-LGL 则以表达 CD3$^-$ 细胞为特征。

一、临床表现

T-LGL 白血病通常具有惰性临床表现,中位生存期大于 10 年。大约 1/3 的患者在疾病诊断时无症状,往往在其他原因的血常规检查中偶然发现血细胞减少而被诊断。约有 60% 的患者会在疾病的某个时间点出现症状,可能发生中性粒细胞减少相关的反复感染、乏力和口腔溃疡,也可能有贫血症状。

脾肿大见于 2/3 的患者,但其中一半仅在影像检查中被证实。肝组织经常受累,但肝脏不增大。淋巴结肿大非常罕见。淋巴细胞增多,通常介于(2~20)× 10^9/L。85% 的患者在病程的某个时间点出现中性粒细胞减少,其中 50% 比较严重(<0.5 × 10^9/L)。贫血和血小板减少分别见于约 50% 和 20% 的患者。

LGL 白血病中性粒细胞减少的可能机制包括 FAS/FAS 配体诱导的骨髓细胞凋亡失调、免疫复合物或抗体介导的中性粒细胞破坏、脾功能亢进、髓系成熟的直接抑制。这些情况中哪个占主导依然不清楚,且在患者中可能有变化。中性粒细胞减少的程度与 CD8$^+$T-LGL 细胞上趋化因子受体 CCR5 的表达存在负相关。

很多自身免疫性疾病,包括溶血性贫血、纯红细胞再生障碍(PRCA)、免疫性血小板减少、干燥综合征和类风湿关节炎,都可能与本疾病相关。部分患者可检测到类风湿因子和抗核抗体,也有高丙种球蛋白血症和低丙种球蛋白血症的记录。有关亚洲患者的一项研究表明,PRCA 比西方患者更多见(47% 对 4%),而中性粒细胞减少、脾肿大和类风湿关节炎相对少见。极少数情况下,T-LGL 白血病有侵袭性的临床表现,通常在年轻个体。主要特点是患者具有 B 组症状、肝脾肿大、全血细胞减少和 LG 淋巴细胞增生。

二、诊断

（一）诊断依赖于外周血（PB）中 LGL 细胞的持续上升，且具有典型的 TCR 克隆免疫表型　诊断的最低要求，需要 PB 形态学检查、成熟 T 细胞免疫表型测定（包括 CD3，CD4，CD5，CD7，CD8，CD16，CD25，CD28，CD56，CD57，TCRαβ 和 γδ）和 *TCR* 基因重排。骨髓穿刺活检通常也是必要的，尤其当患者需要治疗时。

（二）形态学大颗粒淋巴细胞（LGL）通常占 PB 中单个核细胞的 10%~15%　无论是 T 细胞还是 NK 衍生的细胞，彼此间以及与克隆性细胞间的外观均相似。LGL 细胞大，为红细胞的 2 倍，核质比高，且胞质中富含嗜天青颗粒，这些颗粒含有穿孔素和颗粒酶 B 等蛋白。骨髓（BM）组织学特征主要是骨髓间质和骨髓窦内 CD8$^+$T 细胞的浸润，伴多克隆 B 细胞和 T 细胞的"反应性"非恶性淋巴样聚集。脾累及的特点是淋巴细胞浸润红髓结构而未侵犯白髓结构。同 PB 中一致，脾 LGL 细胞释放细胞毒颗粒蛋白（TIA-1、穿孔素和颗粒酶 B），且具有 CD45RO$^-$、CD5$^-$ 表型，而正常脾脏 T 细胞则是 CD5$^+$。

（三）免疫表型　绝大多数 T-LGL 白血病例显示 CD3$^+$、T 细胞受体（TCR）αβ$^+$、CD4$^-$、CD8$^+$、CD16$^+$、CD27$^-$、CD28$^-$、CD45R0$^-$、CD57$^+$ 表型。少见的变种包括 CD4$^+$、CD4/8 双阴性以及 TCR 为 γδ 者。在伴随非血液系统恶性肿瘤者中已发现罕见的 CD4$^+$ 病例。CD56 的表达可用来明确 CD3$^+$ TLGL 白血病的一个亚群，其发病年龄低、具更严重的疾病进展和更短的生存期。罕见的 NK-LGL 具有 CD3$^-$、CD56$^+$ 和 / 或 CD16$^+$ 的表型。

（四）分子遗传学克隆扩张通常是恶性肿瘤的标志　淋巴细胞在遭遇抗原后可能经历正常的克隆扩增，因此，快速区分免疫反应还是持续性 LGL 增生非常重要。LGL 的克隆可以通过 T-LGL 白血病的特异性 TCR 重排或者通过侵袭性 NK-LGL 白血病的 EBV 克隆整合来证实。T-LGL 的短暂和持久的多克隆反应扩展很常见。T-LGL 的单克隆以及克隆扩增可以发生在 B 细胞恶性肿瘤造血干细胞移植后,以及慢性粒细胞白血病患者诊断时和伊马替尼 / 达沙替尼治疗后。白血病 LGL 的分子特征与长期活化的正常 LGL 相似。

三、鉴别诊断

诊断的主要困难在于区分 LGL 是恶性还是反应性增殖。因此,对所有患者进行自身免疫血清学标志检测非常重要,其他如毛细胞白血病、自身免疫性中性粒细胞减少和骨髓增生异常综合征(MDS)等疾病,通常可以通过外周血和骨髓的仔细检查而排除。骨髓活检对于明确诊断是必须的,尤其是血细胞减少的患者,但是骨髓活检中 B 细胞、T 细胞(多克隆)显著结节性浸润的表现可能会造成临床经验不足者诊断不清。仔细的免疫组织化学检查可发现 $CD8^+$ 间质浸润。

四、治疗

T-LGL 白血病通常无症状,多达一半的患者不需要治疗,只需要定期随访,当出现血细胞减少的相应症状时需要治疗。治疗目的主要是为了改善血细胞减少而不是消除恶性克隆。治疗的适应证包括:明显的贫血症状和 / 或输血依赖,严重的中性粒细胞减少($<0.5 \times 10^9/L$),严重的血小板减少($<50 \times 10^9/L$),或这些血细胞减少的任意组合,或出现中性粒细胞减少相关的反复感染、严重脾肿大和 / 或严重自身免疫性疾病(最常见是 RA)。目前没有大样本的前瞻性研究报道,故 LGL 白血病还没有标准的治疗。但很显然,免疫抑制疗法仍然是治疗的基础,包括甲氨蝶呤(MTX)、环磷酰胺和环孢素(CyS)。治疗反应必须通过临床症状和血细胞计数的定期检测来评估。通过治疗后 4 个月的血细胞计数结果来定义反应标准。血液学完全缓解(CR)定义为血细胞计数的完全正常(即血红蛋白 $>120g/L$,血小板 $>150 \times 10^9/L$,ANC$>1.5 \times 10^9/L$,淋巴细胞 $<4 \times 10^9/L$),且外周

血 LGL 在正常范围 [LGL 数可以用流式细胞术（flow cytometry，FCM）来定量]。分子学完全缓解是指 T 细胞克隆的消失，可利用 PCR 来证明。血液学部分反应定义为血细胞计数的改善，但未达 CR 标准。治疗失败的定义是治疗反应未达到以上标准。疾病进展指血细胞减少或脏器肿大的恶化。

五、预后

相对于其他成熟 T 细胞白血病，本病的中位生存时间较长（14.5 年）。一项 286 例 T-LGL 白血病的回顾性分析明确了贫血、严重中性粒细胞减少和淋巴细胞减少是预后不良因素。该病死亡率很低，通常因继发于中性粒细胞减少的感染所致。侵袭性 T-LGL 和 NK 白血病以及高度变异者预后较差。CD26 表达在临床上被认为是疾病更具侵袭性的一个标志。

第六节　肥大细胞白血病

一、概念

肥大细胞白血病（MCL）又称组织嗜碱细胞白血病，是一种临床少见的特殊类型白血病。本病发病率低，国内外病例报道少，MCL 是由于肥大细胞恶性增殖，引起全身多个脏器（如肝脏、脾脏等）广泛浸润并释放活性介质（如组胺、激肽），导致局部及全身症状，出现多脏器功能衰竭，临床治疗效果差。

二、临床表现

（一）肝、脾、淋巴结肿大常见　可有溶骨性损害及骨痛，皮肤浸润可有皮肤瘙痒、潮红、色素性荨麻疹，皮疹可为斑疹、丘疹或是结节状，局部可有大量肥大细胞浸润，皮肤划痕试验阳性。

（二）多发性皮肤损害是 SM 的主要表现之一　MCL 时全身脏器浸润更为突出，多脏器功能衰竭常为主要死因。肥大细

胞释放组胺、透明质酸、肝素、激肽、前列腺素等,会出现如下症状:

1. 消化系统　恶心、呕吐、腹痛、消化道溃疡,严重时可出现呕血、黑便。

2. 皮肤潮红、荨麻疹,部分病例可有面部及四肢水肿。

3. 呼吸及心血管系统　支气管痉挛、心悸甚至休克;血压突然下降、心动过速等心血管表现,可有血管性头痛。

4. 凝血异常引起出血倾向。

三、诊断

(一)除有白血病的临床表现外,还有肥大细胞增生症的表现

1. 肝、脾、淋巴结肿大;

2. 肥大细胞释放组胺和其他物质引起的局部和全身变化,包括皮肤潮红、色素性荨麻疹、皮肤瘙痒等;

3. 发作性支气管痉挛,呼吸困难、心悸、低血压、休克等症状;

4. 肝素释放过多引起出血倾向。

(二)外周血中有肥大细胞(组织嗜碱细胞)

(三)骨髓中肥大细胞明显增多,占有核细胞 50% 以上

(四)尿内组胺增高

(五)骨髓干抽,或有皮肤浸润时活检以确诊

四、鉴别诊断

(一)嗜碱性粒细胞白血病　本病具有下列特点可与 MCL 相鉴别:

1. 细胞直径 10~15μm,较肥大细胞小。

2. 下眼睑内有细小颗粒,可呈多泡体或空泡体。

3. 组化染色　甲苯胺蓝及闪光蓝染色阳性,而肥大细胞苏丹黑和闪光蓝染色阳性。

(二)系统性肥大细胞增生症(SM)　可有皮损,外周血多无肥大细胞浸润,骨髓中无异染性原始细胞,但可有纤溶酶升高及肥大细胞 CD2/CD25 表达。

五、治疗及预后

糖皮质激素、烷化剂、抗组胺药治疗均应早期使用,蒽环类药物有短暂疗效。本病进展快,预后差,病程多不到一年。

第七节　淋巴瘤细胞白血病

一、概念

淋巴瘤细胞白血病(lymphoma cell leukemia,LCL)是恶性淋巴瘤病程进展中出现淋巴瘤细胞血源播散和骨髓侵犯,并达到急性白血病诊断标准的一种特殊类型白血病;同时具有恶性淋巴瘤及急性白血病的临床特征,有时与急性淋巴细胞白血病不易区分。

二、临床表现

本病兼有淋巴瘤及白血病两种疾病的一般临床表现。常见肝、脾、淋巴结肿大,贫血及出血症状等。中枢神经系统受累,可有头痛甚至神志障碍。T 细胞性淋巴瘤纵隔侵犯并导致 LCL,可出现上腔静脉或气管、食管、膈神经受压的表现。少数患者可有高白细胞综合征相关的临床表现。

三、实验室检查

(一)**血象**　血红蛋白可正常或降低,也可呈中、重度贫血,血小板早期多正常,中晚期有不同程度减低,白细胞可正常或偏高,部分患者白细胞可 >50×10⁹/L,血涂片见淋巴瘤细胞,在 0~90%。

(二)**骨髓象**　骨髓象增生活跃,少数病例可呈增生减低,粒、红、巨三系呈不同程度受抑制,淋巴瘤细胞占 30%~95%。

四、诊断

国内外尚无统一诊断标准可鉴。参照国内外相关文献,在恶性淋巴瘤进展中出现骨髓原始幼稚淋巴细胞 >30%;外周血中发现淋巴瘤细胞,即可诊断本病。

五、鉴别诊断

主要与急性淋巴细胞白血病(ALL)相鉴别。

1. LCL 之前多有淋巴瘤病史,经过数月乃至数年转化为白血病。

2. LCL 淋巴结、脾脏肿大较 ALL 多见且程度重。

3. LCL 细胞形态常呈多形性表现,多数 LCL 细胞大小悬殊,形态不规则,并可见瘤细胞岛。

4. 骨髓瘤细胞有时呈灶性分布,需反复穿刺或多部位检查才可确诊。

5. 少数疑难病例需借助核基质蛋白差异性等特殊检查加以鉴别。

六、治疗和预后

治疗可采用 ALL 化疗方案,如 VP 方案及 VDP 方案,但预后较差。部分患者可用难治复发性恶性淋巴瘤方案或异基因造血干细胞移植治疗。平均生存期不到 1 年,死亡原因包括多脏器功能衰竭、严重出血及感染等。

第八节　毛细胞白血病

一、概念

毛细胞白血病(HCL)是一种罕见的低度恶性 B 细胞增生

性疾病,其特征为外周血中出现胞质有显著毛状突起的 B 淋巴细胞(毛细胞),并通过某些特殊途径浸润至骨髓及脾脏。临床表现为全血细胞减少,骨髓中出现典型的毛细胞,脾肿大,反复发生的感染及骨髓纤维化。

二、临床表现

（一）**本病起病隐袭**　约 1/4~1/3 患者由脾脏肿大引起上腹胀满不适就诊。

（二）**非典型的特异性体征**　倦怠、头晕和体重减轻者计有半数左右。30% 患者有反复感染,主要由卡氏肺囊虫、曲霉菌、堪萨斯分枝杆菌、隐球菌等引起,主要累及呼吸道,可出现呼吸困难;1/4 患者出现瘀点、瘀斑。

（三）**体检以脾肿大最为突出**　约占 80%。脾脏肿大程度不等,多为中度肿大,约 1/5 患者可为巨脾。

（四）**累及内脏的脉管性多关节炎及结节性多动脉炎**

（五）**肿瘤负荷较高的患者常有毛细胞骨骼和骨髓的广泛浸润**　累及骨组织时可以表现为广泛的骨质疏松,多为中轴骨骼。股骨头的溶骨性病变较常见,3% 的患者表现为骨痛。

（六）**乳糜尿、浆液样腹腔积液甚至胸腔积液也有报道**　与白血病细胞浸润所致淋巴结肿大、阻塞和压迫有关。

三、实验室检查

（一）**毛细胞的特征**

瑞氏 - 吉姆萨染色显示毛细胞大小相当于成熟的中或大淋巴细胞,直径 10~20μm;胞质呈蓝灰色,有向外的突起,纤细如毛。毛细胞为单个核细胞,核居中或偏心,细胞核形态各异,毛细胞形态分为 3 型:①卵圆核型:占全部病例的 47%,毛细胞核小,圆形或卵圆形,染色质较致密,平均直径 7μm;②折叠核型:占全部病例的 37%,胞核折叠或呈脑回状;③切凹核型:占全部病例的 16%,毛细胞核大,有切凹或为肾形,平均直径 11μm,染色质浅染,此型病例进展快,预后差。绝大多数的毛细胞呈碱性磷酸酶染色阳性反应,反应阴性者不能完全排除 HCL。

(二)血象及骨髓象

1. 血片

(1)白细胞计数较低,在 20% 以下,但白细胞计数高的患者毛细胞可超过 50%。约 2/3 患者有全血细胞减少,80% 患者中性粒细胞绝对值减少,单核细胞减少,3% 有严重中性粒细胞减少。

(2)血细胞比容常减少,伴贫血。

(3)血小板减少。

(4)周围血常易见到毛细胞。

2. 骨髓象 骨髓增生活跃或明显活跃,偶尔也可低下,与再生障碍性贫血相似,粒、红两系细胞明显减少,毛细胞增多常占有核细胞的 40%~90%。约 1/4~1/2 患者骨髓干抽,骨髓中毛细胞的网状染色质较外周血中稍粗。骨髓活检通常可证实有毛细胞浸润,多呈弥散性或灶性。具有浅染色的细胞质形成环状晕(煎蛋状)的特征,周围有数量不等的小淋巴细胞、浆细胞、单核细胞和渗出的红细胞等。

(三)脾脏及其他部位的组织病理学检查

1. 脾脏通常增大,切面深红,表面光滑。光镜下见毛细胞浸润红髓,白髓萎缩并被红髓替代。毛细胞浸润并破坏脾窦的正常结构是本病的脾脏病理学特征。

2. 肝脏浸润为窦性和门静脉性,淋巴结浸润窦隙和间质。

3. 近 1/5 有肝功能改变,1/4 有氮质血症,18% 有单克隆高蛋白血症。

(四)免疫表型 毛细胞为成熟的 B 细胞,表面表达单克隆或多克隆的免疫球蛋白重链或(和)轻链。毛细胞表达全部 B 细胞抗原,如 CD19、CD20 和 CD22,但 CD21 阴性,典型的是 CD11c、CD25、CD103 及 HC2 阳性。

四、诊断

（一）**临床表现** 多有脾大、贫血、乏力、身体不适、体重减轻及呼吸困难，可伴有发热。

（二）**实验室常规检查** 血红蛋白下降，白细胞可明显增多、正常或减少，血小板减少或正常。骨髓增生可活跃也可干抽。

（三）**形态学** 外周血及骨髓光镜下可见大小不一，直径约为 $10\sim15\mu m$，胞质中等量，瑞氏-吉姆萨染色呈天蓝色，成锯齿状或伪足突起，有时为细长毛发状细胞。核呈椭圆，可有凹陷，偶见核仁。透射电镜下胞质内可见 RLC。

（四）**细胞化学染色** 糖原（PAS）阳性，酸性磷酸酶（ACP）阳性，不被酒石酸抑制；α 醋酸萘酚酯酶（α-NAE）阳性，不被氟化钠抑制。

（五）**免疫表型** sIg$^+$、CD19$^+$、CD20$^+$、CD21$^+$、CD22$^+$、CD11c$^+$，CD25$^+$。

（六）**骨髓活检** 增生活跃或低下，多毛细胞≥30%，多毛细胞常呈散在或簇状分布。胞质丰富、透明，胞核间距宽，成蜂窝状，核染色质细致，呈毛玻璃样，网状纤维很少。

五、鉴别诊断

（一）**变异性毛细胞白血病（HCL-V）** HCL-V 是一种介于前淋巴细胞白血病和毛细胞白血病之间的恶性克隆性疾病。表现为白细胞计数增高，核质比值较毛细胞白血病高，抗酒石酸酸性磷酸酶试验（TRAP）染色为阳性或弱阳性，变异细胞不表达 CD25 和 CD103，电镜下不可见板状层核糖体复合物。

（二）**慢性淋巴细胞白血病（CLL）** CLL 可有脾脏肿大和外周血中淋巴细胞增多，易与白细胞计数增高的 HCL 混淆。淋巴细胞的形态通过免疫组化染色、TRAP 染色、免疫表型及电镜扫描可与 HCL 鉴别。

（三）**伴有循环绒毛淋巴细胞的脾淋巴瘤** 细胞嗜碱性胞

质丰富,胞核偏于一侧,且更为锐利,循环中浆细胞样细胞易见。TRAP 染色阴性或弱阳,免疫标志的特点为 CD11c 强阳性、CD103 阴性。淋巴细胞增多更常见。

（四）脾边缘区域淋巴/单核细胞样 B 细胞淋巴瘤　淋巴/单核细胞样 B 细胞淋巴瘤的组织病理学特征易与毛细胞白血病混淆,其 TRAP 染色阴性,CD11c 和 CD103 的染色强度较 HCL 为弱。

（五）再生障碍性贫血　毛细胞白血病患者可因全血细胞减少和骨髓穿刺物中细胞很少而被误诊为再生障碍性贫血,通过特征性的免疫组化染色、免疫表型检测以及电镜扫描中检测到毛细胞进行鉴别。

（六）骨髓纤维化　骨髓纤维化患者亦有贫血和脾脏肿大,骨髓穿刺时常有干抽,骨髓活检纤维组织增多,但常有白细胞增多,可见泪滴形红细胞,淋巴细胞并不增多。外周血中出现幼稚红系、粒系细胞为本病特点。

（七）肥大细胞疾病　肥大细胞疾病也可酷似毛细胞白血病,肥大细胞含有瑞氏 - 吉姆萨染色异染性颗粒,免疫组化可见 CDBP（KPI,巨噬细胞标记）染色阳性,CD20（L26）染色阴性。

六、治疗

（一）治疗指征　约 10% 的 HCL 患者无任何明显症状或体征,三系减少不明显,血片中毛细胞比例较低,可不需治疗,但应定期检查与随访。治疗指征为:

1. 明显的脾肿大引起不适,有症状的脾大和淋巴结肿大;
2. 血红蛋白 <100g/L;
3. 中性粒细胞计数 $<1 \times 10^9$/L;
4. 血小板计数 $<60 \times 10^9$/L;
5. 外周血白细胞计数 $>20 \times 10^9$/L,毛细胞 >50%;
6. 毛细胞浸润组织;
7. 合并自身免疫性疾病或继发感染;

8. 白血病期白细胞计数 $>20 \times 10^9/L$。

(二)治疗方案

1. **脾切除**　在骨髓浸润较少、脾大严重的患者中,脾切除可快速纠正脾功能亢进引起的外周血细胞减少,近期疗效肯定;并可清除脾红髓中浸润的大量毛细胞。因脾内积聚了大量毛细胞,脾切除既可消除脾功能亢进也可减轻患者的肿瘤负荷。

2. **核苷类药物**

(1)喷司他丁(2-脱氧考福霉素,DCF):DCF 是一种从链霉素属抗生素肉汁培养基中提取的天然产物,对腺苷脱氨酶 ADA 有强大的抑制作用,是一种强有力的免疫抑制剂,在淋巴组织中活性最高。小剂量 DCF 应用于 HCL 患者疗效较好,推荐的应用剂量为:$5mg/(m^2 \cdot d)$,每周 2~3 次,总疗程 15~16 周。DCF 的总有效率多在 80% 以上。东部肿瘤协作组(ECOG)用 DCF 治疗 HCL,用量为 $5mg/(m^2 \cdot d)$,每周连续 2 天,直至达完全缓解。与脾切除、干扰素治疗或两者联用相比,DCF 更为有效、起效更快。DCF 的副作用包括:发热、恶心、呕吐、光敏感和角膜结膜炎。初期即可引起严重的骨髓抑制。DCF 治疗后,可发生严重的感染,对于具有活动性或难以控制的感染,一般情况下最好不要使用。

(2)克拉屈滨(2-氯脱氧腺苷,CDA):CDA 是 2-脱氧腺苷的衍生物,是一种嘌呤类似物,能诱导 75% 的患者长期缓解。与其他抗代谢药物比较,CDA 对分裂期和静止期的淋巴细胞均有杀伤作用。用法:$0.1mg/(kg \cdot d)$,连续 7 天静脉输注。CDA 主要的毒性反应是发热,多由中性粒细胞减少时引起的脓毒血症。CDA 也是一种免疫抑制剂,损耗 T 细胞,尤其是 $CD4^+$ 细胞。

(3)干扰素:IFN-α 每天 300U 皮下注射,可以使 80% 患者达到部分缓解,但完全缓解不足 5%,之后将剂量减少到每周 3 次,继续治疗 6~24 周,外周血细胞计数 6 个月内降至正常。疗效已获肯定,不论早期或晚期、初治或复发、是否经过其他治疗者均可应用。干扰素可改善血象,清除骨髓内部分毛细胞,骨髓抑制相对较轻,控制感染迅速,但疗程较长,CR率偏低。对于脾脏不能触及,骨髓有弥漫性浸润的患者,干扰素可作为首选治疗措施。干扰素最常见的副作用是流感样综合征,包括发热、肌肉酸痛和全身不适等。解热镇痛药可改善这些症状,而脱敏治疗更可减轻这些副作用。常见的不良反应还有斑丘疹、注射部位红斑、轻度呕吐、腹泻等。较为少见的是中枢和周围神经系统的症状、肝炎、脱发、小关节炎和性欲减退等。

(4)氟达拉滨(Fludarabine):氟达拉滨是抑制腺苷脱氨酶活性的嘌呤类似物,其在CLL中的疗效较为确切,对其他淋巴系统恶性增殖性疾病也有效,但有较低的完全缓解率。推荐剂量:30mg/$(m^2 \cdot d)$,连用5天,静脉注射,4周为1疗程,共3~5个疗程。

(5)粒细胞集落刺激因子(G-CSF):G-CSF使部分HCL患者的粒细胞减少症得到缓解,并能一定程度控制感染,可作为有活动性感染HCL患者的辅助治疗。

七、病程及预后

HCL患者生存期较长,95%为5年,HCL的病程多为1~10年,中位生存期53个月,应用新药可以达到缓解的部分患者可治愈。复发后依然有治疗措施可使患者生存期延长。

第九节　幼淋巴细胞白血病

一、概念

幼淋巴细胞白血病(PLL)是一种少见的特殊类型临床进展型淋巴细胞白血病,起源于B或T细胞的外周淋巴细胞肿瘤。患病以中老年为主,中位年龄67岁,男性∶女性=2∶1;主要为B细胞型,少数为T细胞型,B-PLL占75%,T-PLL占25%,是一种 CLL 的变异,占 CLL 10%。

二、临床表现

(一)可以表现为急性、亚急性和慢性 以慢性居多,主要为骨髓衰竭及其相关症状,疲乏、虚弱、体重下降、食欲减退,常有低热及复发性口腔溃疡,少数患者有骨痛及获得性出血倾向。

(二)脾脏肿大是本病的特征 可有巨脾,通常肋下 >10cm 可引起腹痛,肝脏是轻到中度肿大,B-PLL 很少或没有淋巴结肿大,而 T-PLL 淋巴结肿大常见。

(三)25% 的 T-PLL 可见皮损 合并严重渗出,常表现为面部及耳周弥漫性浸润性红斑,无脱屑、非痒性红皮病。

三、实验室检查

(一)血象 白细胞常明显升高,可达 $100 \times 10^9/L$,也可正常,但以增高为主。分类中幼稚淋巴细胞比例明显升高,但多少不一,占白细胞总数的 30%~80%。幼淋巴细胞的突出特征之一是核仁大而明显,核染色质与核仁发育不同步。贫血及血小板降低。

(二)骨髓象 骨髓增生明显活跃,以幼稚淋巴细胞为主,有核仁的淋巴细胞比例为 10%~80%,其中 B-PLL 细胞体积较大,胞质丰富。细胞化学染色特征如下:80% 的患者糖原(PAS)染色阳性,抗酒石酸酸性磷酸酶试验(TRAP)、髓过氧化物酶(POX)、酸性磷酸酶(ACP)、苏丹黑 B(SBB)可阳性;α- 醋酸萘酚酯酶(α-NAE),醋酸萘酚 ASD 酯酶(NAS-DA)、氯醋酸萘酚 AS-D 酯酶(NAS-DC)均为阴性。

(三)免疫表型 依据免疫学表型将 PLL 分为 B-PLL 和 T-PLL。B-PLL 的免疫学特征为:全 B 细胞抗体,如 CD19、CD20、CD22 阳性,但不表达 CD5;T-PLL 的免疫学特征则为表达 T 细胞分化抗原 CD2、CD3、CD5 和 CD7,但不表达 CD1、HLA-DR 及成熟 T 细胞的末端转移酶。有超过 75% 的患者白血病细胞表达 CD4 而不表达 CD8,约 15% 的患者白血病细胞表达 CD8 而不表达 CD4,少于 10% 的患者白血病细胞同时表达 CD4 和 CD8。少数病例可为非 T 非 B 细胞表型的无标记型。

（四）细胞遗传学检查　PLL 的细胞核型异常有 B-PLL 14q+、t(11;14)(q13;q32)、p53 异常。T-PLL 患者发现 14 号染色体异常,8q 三体,12 号染色体短臂异常等。

四、诊断

（一）以红斑等为主的皮肤浸润表现

（二）脾大而淋巴结不大

（三）外周血白细胞数明显增高　常在 $100 \times 10^9/L$ 以上,其中以幼淋巴细胞为主,占 50% 以上。

（四）外周血和骨髓幼淋巴细胞具有体积较大、核仁清晰、质/核比例增高、胞质嗜碱性等特征

（五）免疫表型及细胞遗传学检查有上述 PLL 特征性异常

五、鉴别诊断

（一）典型 CLL　小淋巴细胞,体积小于 2 个红细胞;胞质较少,质/核比降低;染色质致密,粗块状;核仁无;核型规则。

（二）CLL 混合细胞型　大淋巴细胞,体积大于 2 个红细胞;胞质的质/核比高,程度不一;染色质致密;核仁小或不明显;核型大小不一。

（三）滤泡型淋巴瘤　有核裂细胞,体积大于 2 个红细胞;胞质多,核周淡染区窄或无;染色质均匀颗粒状;核仁无或 1~2 个,不明显;狭窄核型 1~2 个。

六、治疗

（一）治疗指征

1. 表现出该病的相关症状。

2. 脾大而引起临床症状。

3. 进行性骨髓衰竭及其相关症状,淋巴细胞大于 $20 \times 10^9/L$,血红蛋白低于 100g/L,血小板低于 $100 \times 10^9/L$。

（二）具体方案

1. B-PLL 的治疗

（1）治疗主要为烷化剂,或联合化疗,如 CHOP 方案。

（2）氟达拉滨 $0.1mg/(kg \cdot d)$,静脉滴注 7 天,28~35 天为一个疗程,可使 50%B-PLL 达到完全和部分缓解。用氟达拉滨治疗 B-PLL 与 B-CLL 疗效相似。但应用氟达拉滨时可能并发肿瘤溶解综合征,在治疗过程中应予注意。喷司他丁也有效,但疗效明显低于氟达拉滨。

（3）脾切除:脾切除可减轻症状,如不适合脾切除,脾区照射可部分缓解症状。

（4）利妥昔单抗:抗 CD20 单克隆抗体,对 B-PLL 有效。

2. T-PLL 的治疗　T-PLL 用烷化剂治疗疗效不佳。

（1）脱氧腺苷类似物治疗有效。如喷司他丁 $4mg/m^2$,静脉注射,每周 1 次,共 4 周,然后再每两周给药 1 次,直到完全缓解或部分缓解,此方案可使 50% 患者缓解。

（2）局部可用皮糖皮质激素、氮芥、卡莫司汀、紫外线 β、补骨脂素联合使用 A 波段紫外线（PUVA）或全身皮肤电子束治疗（TSEB）治疗,对广泛皮肤受累患者有效。

（3）用抗 CD52 特异性单克隆抗体 Campath-IH 可获得不同程度缓解。

（4）Denileukin diftitox（与白介素 II 基因融合的白喉毒素片断）对 CD25$^+$ 患者有效。

（5）大剂量化疗及同种异基因干细胞移植治疗 T-PLL 已初步获得成功。

七、预后

快速进展性疾病,预后较差。T-PLL 比 B-PLL 预后更差,T-PLL 中位生存期 6~7 个月,而 B-PLL 中位生存期可达 3 年。

第十节　浆细胞白血病

一、概念

浆细胞白血病（plasma cell leukemia，PCL）是一种浆细胞恶性增殖性疾病，为少见类型白血病，本病约占急性白血病 1%~2%。其临床特征除外周血中出现大量异常浆细胞，并有组织和脏器广泛浸润外，其他特征类似于多发性骨髓瘤。原发性浆细胞白血病（PPCL），也称为急性浆细胞白血病（APCL），与多发性骨髓瘤无关。继发性浆细胞白血病，大多出现于多发性骨髓瘤的晚期，约占多发性骨髓瘤的 2%，也有少数继发于巨球蛋出血症、恶性淋巴瘤、慢性淋巴细胞白血病和淀粉样变。本节将重点阐述 PPCL。

二、临床表现

本病发病可从隐匿转成暴发，起病急，自确诊之日起平均生存期为 4.8 个月。临床表现有发热、出血、骨痛及脏器浸润，乏力、体重减轻、皮肤黏膜和脏器出血。肝、脾及淋巴结肿大的发生率高，但骨质损害较少。

三、实验室检查

（一）血象　3/4 的患者有中度贫血。大多数患者的白细胞计数超过 $10 \times 10^9/L$。血小板计数多偏低。外周血中浆细胞比率为 6%~99%，绝对计数 $>2 \times 10^9/L$。

（二）骨髓象　浆细胞比例增高，弥漫性浆细胞浸润。浆细胞形态不一，类似多发性骨髓瘤所见。核质比例增高，高尔基体发达，有排列整齐的粗面内质网，胞质中含有大量的纤维丝。

（三）蛋白电泳　可见 M 蛋白，IgG 型为多见，IgA 型次之，IgM 也可见。

（四）**血液生化** 血沉增快,乳酸脱氢酶增高,高钙血症,高黏血症,β2 微球蛋白增高,肾功能损害等。

（五）**细胞表面标记** CD38$^+$、CD138$^+$ 为 PCL 和 MM 最明显的标记。CD20$^+$ 在 PCL 中阳性率较高（50%）,而在 MM 中约 17%,PCL 中 CD56 基本上为阴性或弱阳性。

（六）**染色体与癌基因** 染色体异常可为 -13,+9,+6,18 三倍体、1 畸变、女性 X 单体。也可为 t（11;14）（q13;q32）和 t（4;14）（p16;q32）,受累的染色体为 14q32。

四、诊断

（一）**国内诊断标准** 国内参考诊断标准为:

1. 临床上呈现白血病的临床表现或多发性骨髓瘤的表现。

2. 外周血白细胞分类中浆细胞数 >20% 或浆细胞绝对值 ≥2.0×10^9/L。

3. 骨髓象浆细胞明显增生,原始与幼稚浆细胞明显增多,伴形态异常。

（二）**国外诊断标准** 国外大多采用 Kyle 的诊断标准:

1. 临床上有类似多发性骨髓瘤的临床表现。

2. 外周血白细胞分类中浆细胞数 >20%,或浆细胞绝对值 ≥2.0×10^9/L。

3. 根据临床上有无多发性骨髓瘤病史分为原发性与继发性两类。

五、鉴别诊断

先对其他各种原发或继发的浆细胞病加以排除,如慢性淋巴细胞白血病、毛细胞白血病、巨球蛋白血症、幼淋巴细胞白血病。原发和继发性 PCL 可作 CD38、CD56 测定和 CyIg 的表达。

六、治疗

（一）**化疗 MP 方案对 PCL 有效率为 8%** 可采用 VAD、

CTX 和依托泊苷、VCMP/VBAP、PAD 等治疗。抗 IL-6 抗体、CD38 单抗也可用于本病治疗。

（二）造血干细胞移植 异基因造血干细胞移植可使部分患者得到治愈，但无大规模统计数据。

七、预后

预后差，中位生存期短。血清 β2 微球蛋白和处于 S 期周围血浆细胞增高多表明预后不良。

第十一节 急性嗜碱性粒细胞
白血病（ABL）

一、概念

1906 年 Goachim 等首次报道，血和骨髓中以嗜碱性粒细胞为主要成分。约占 AML<1%。易有皮肤浸润、脏器肿大、溶骨性病变和高组胺血症等表现。外周血可有或无原始细胞。一般预后较差。原始细胞中等大小、核质比例高，核圆、卵圆或双叶形，染色质细网状，有 1~3 个核仁；胞质中度嗜碱，有粗大嗜碱性颗粒，数量不一，可有空泡。成熟嗜碱性粒细胞少见。电镜下可显示胞质内颗粒含有幼稚嗜碱性粒细胞特征的结构。最具特征的细胞化学染色剂甲苯胺蓝异染阳性。ACP 呈弥漫阳性，PAS 块状阳性。而 MPO、SBB 和 NSE 染色阴性。

骨髓活检示原始细胞弥漫增生。原始细胞表达 CD13 和 CD33 等髓系抗原，CD123、CD203c、CD11b 也常阳性，但不表达其他单核细胞抗原。CD34 可阳性；与正常嗜碱性粒细胞不同的是，原始细胞的 HLA-DR 可为阳性，而 CD117 为阴性。CD117、肥大细胞内胰蛋白酶和 CD25 的表达支持肥大细胞白血病的诊断，而急性嗜碱性粒细胞白血病上述抗原为阴性。原始细胞通常表达 CD9，部分病例 CD22 和 TdT 也可阳性，但其他淋系标志常为阴性。

二、临床分型

（一）急性型　发病可见任何年龄,本型类似于急性粒细胞白血病,起病多急骤,临床有严重贫血、发热、乏力、虚弱、全身不适、盗汗、咽喉痛、咳嗽、腹泻、出血等。病程较短,往往死于脑出血。此外还可偶尔伴随嗜碱性粒细胞内颗粒性物质(特别是组胺)的释放,导致面红、头痛、瘙痒、低血压或发生严重的十二指肠溃疡。

（二）慢性型　有费城染色体,而且早期血象、骨髓象与慢性粒细胞白血病相似,晚期酷似慢粒急变,因此有人认为不是一种独立的亚型。

三、诊断

一般诊断为血象中嗜碱性粒细胞明显增多,骨髓中原始细胞或嗜碱性粒细胞比例增高,其诊断标准如下:

（一）临床上有白血病的表现

（二）血象中嗜碱性粒细胞明显增多

（三）骨髓中可见大量嗜碱性粒细胞　原始粒细胞 >5%,嗜碱性中幼、晚幼粒细胞亦增多有核左移现象,胞质中有粗大浓密的嗜碱性颗粒。

（四）脏器有嗜碱性粒细胞浸润

（五）排除其他原因所致的嗜碱性粒细胞增多　如慢性粒细胞白血病、中毒(铅、汞、锌等)、恶性肿瘤、系统性肥大细胞增生症、色素性荨麻疹、霍奇金淋巴瘤等。

四、鉴别诊断

与 FAB 分类中 AML-M0 及 ALL 相鉴别。细胞化学和电镜检查可加以鉴别,本病需与肥大细胞白血病鉴别。

五、治疗

ABL 对化疗不敏感，难以缓解。治疗方案与急性髓系白血病相同，但疗效较差。

对症处理：针对高组氨血症（面部潮红、心动过速、荨麻疹、哮喘、溃疡病等）及高肝素血症进行处理。

第十二节　急性全髓增殖症
伴骨髓纤维化

临床罕见，以严重乏力和虚弱起病，常有发热和骨痛。多见全血细胞减少，无或轻度脾大。临床进展迅速。以骨髓原始细胞增多和全髓增殖伴纤维化为特征。外周血偶见有核红细胞，但无泪滴样细胞。髓系细胞常有病态造血，骨髓常干抽，活检示骨髓细胞显著增生，在弥漫分布的纤维基质间，粒、红和巨核系细胞不同程度增殖。原始细胞一般占 20%~25%。骨髓纤维化程度不一，大多数患者由硬网蛋白纤维形成的粗纤维显著增多，而由胶原纤维形成的细纤维较不常见。原始细胞不同程度地表达髓系相关抗原，表型差异较大。常表达 CD34 和一种或几种髓系抗原（CD13、CD33、CD117 等）。MPO 常阴性。部分患者的不成熟细胞亦可表达红系抗原。对骨髓病理切片进行 MPO、溶菌酶、CD61、CD42b、anti-VWF 等免疫组化，可识别不同的髓系细胞，以明确全髓增殖的特性以及各系列细胞的相对增生程度。本病应与其他骨髓纤维化的 AML 相鉴别。全髓增殖支持本病的诊断，而以单一造血系列增殖为主则支持其他类型的 AML。

第十三节　髓 系 肉 瘤

一、概念

髓系肉瘤（myeloid sarcoma,MS）是一种少见的发生于髓外，由未成熟髓样细胞构成的局限性肿瘤。曾称"绿色瘤""粒细胞肉瘤""髓外髓系肿瘤",2001 年,WHO 正式命名为髓系肉瘤，并将其分为三种组织学亚型:粒细胞肉瘤（granulocytic sarcoma,GS）、单核母细胞肉瘤（monoblastic sarcoma）和由三系细胞组成的肿瘤。其中 GS 最为常见。

二、临床表现

MS 发病年龄广泛,平均年龄为 36 岁。MS 可发生在全身各个器官和组织,最常侵犯的是皮肤、软组织、淋巴结、牙龈、骨（如颅骨、鼻旁窦、胸骨、肋骨、脊柱及骨盆）、纵隔、消化系统（如小肠,尤其是回肠）以及泌尿生殖系统（如子宫、卵巢、睾丸）。我国郑昌成统计肿瘤发生的主要部位为淋巴结及皮肤,其次为消化系统（小肠）和泌尿生殖系统（如卵巢）。由于本病可发生在全身各处,故临床表现多种多样。患者主诉一般为相对惰性的疼痛性肿块及由此产生的压迫症状,如眼球突出、呼吸困难、上腔静脉压迫综合征、胸腔积液、阻塞性黄疸、心包积液、肠梗阻、尿道梗阻等。发生于颅内可有恶心、呕吐等颅内高压症状及神经功能障碍相关表现;发生于椎管内可出现下肢感觉和运动障碍;累及子宫及阴道者可出现阴道流血;累及消化道可出现呕血、黑便或血便。原发于淋巴结的 MS 临床表现与淋巴瘤相似,除出现局部症状外患者还可有贫血、出血和肝脾肿大。

MS 和其他髓系血液肿瘤的关系:①作为一种组织学表现与已确诊的白血病（AML、MDS、MPN）同时存在,表现为肿瘤细胞浸润髓外组织的肿块。②作为疾病转变的一种表现形式。MDS 向急性白血病转变,CML 进入加速期,MPN 发生急性变,除了有特征性的血象和骨髓象改变外,还可以表现为形成局部组织包块。MS 还可是 AML 或 CML 治疗缓解后,甚至是 allo-HSCT 后的一种髓外复发形式。③孤立性 MS,也称为原发性 MS 或非白血病性 MS,患者仅表现为局部孤立性肿块,无任何白血病征象,也可以是 AML 前数月或数年(平均 10 个月)的初步表现。

三、诊断

（一）组织病理学　MS 的诊断主要基于组织形态学病理。光镜下肿瘤细胞分化程度不一,体积中等或偏大呈弥漫性分布。根据粒细胞分化程度可将 GS 分为三种亚型:①成熟型(分化型)。②不成熟型。③母细胞型。

（二）酶化学染色　髓过氧化物酶(MPO)被认为是识别 MS 的标志物。溶菌酶是髓系细胞较敏感的标志物。氯醋酸酯酶(CAE)阳性(着色细胞 >5%)提示为髓系细胞来源。

（三）免疫组织化学染色

1. 诊断 GS 常用抗体 CD117、CD68、HLA-DR、CD43、CD15、CD45、TdT、CD34、CD33、MAC387、CD99。其中 CD117 是干细胞因子受体,又称 *C-KIT* 受体,*C-KIT* 是一种原癌基因,可以编码穿膜酪氨酸激酶。故 CD117 的表达与否可影响到 MS 的治疗策略。CD68 在母细胞型、不成熟型和成熟型 GS 中阳性率分别为 60%、76%、100%。CD34 阳性较少见,其表达在合并 CML 或 MDS 患者中比合并 AML 者常见。CD34 和 TdT 阳性的 GS 提示肿瘤细胞起源早,恶性程度高。HLA-DR 与 CD34 相同,细胞分化越成熟阳性率越低。

2. 诊断单核母细胞肉瘤常用抗体 CD68(KPI)、CD68(PG-MI)、CD56、CD14、CD11c、CD116。KPI>MPO,PG-MI 证实单核细胞起源更敏感。CD56 与 NK/T 细胞的表面抗原相同,在骨髓

瘤和 NK/T 细胞淋巴瘤强表达,通常将 CD56 作为骨髓瘤和 NK/T 细胞淋巴瘤的鉴别诊断。

3. 诊断三系造血细胞组成的肿瘤的常用抗体,红系细胞可表达糖蛋白 A、糖蛋白 C、血型相关抗原。巨核细胞可表达 CD31、CD41、CD61、凝血因子Ⅷ。

（四）细胞遗传学　50% 左右髓系肉瘤患者出现异常核型,其中多与 8 号染色体有关。如 8 三体及伴有 t(8;21)染色体异位的 M2 中有 4.5%~38% 可出现 MS,inv(16)也是 MS 中较为常见的染色体改变。有研究认为,在具有 t(8;21)和 inv(16)染色体异常的个体中,部分患者涉及细胞识别和黏附的转录因子出现降调节,从而更易出现髓外白血病浸润。

（五）其他　电镜、荧光原位杂交、流式细胞术。

四、鉴别诊断

MS 临床无特异性,当患者无骨髓侵犯等白血病依据、病变部位又恰为淋巴结时,极易与淋巴瘤发生混淆,易误诊为大细胞淋巴瘤。郑昌成报道的 88 例原发性 MS,由 37 例(42%)在初诊时误诊,其中 26 例被误诊为恶性淋巴瘤。

常见的需与 MS 鉴别的疾病:①淋巴母细胞淋巴瘤:组织学上无不成熟粒细胞,肿瘤细胞表达 T 或 B 淋巴细胞的分化抗原,约 90% 以上的病例表达 TdT,而不表达 MPO 和溶菌酶。②Burkitt 淋巴瘤:多见于儿童,表达 B 细胞分化抗原而不表达髓系标记,EB 病毒多阳性,细胞增殖指数(Ki-67)一般大于 80%。③胚胎性横纹肌肉瘤:多见于儿童,分化成熟的肿瘤细胞胞质红染,可见横纹,而不成熟的肿瘤细胞多为小圆形,有黏液样背景,表达结蛋白、肌形成蛋白和 MyoD1,而不表达 CD45 和 MPO 等造血系统标记。④Ewing 肉瘤:多见于青少年,镜下可见真假菊形团,胞质中存在 PSA 阳性颗粒,不表达 CD45 和 MPO 等血系统标记。其他还需鉴别的疾病有大细胞淋巴瘤、未分化癌、恶性黑色素瘤、髓外造血、炎性假瘤、出现大量嗜酸性粒细胞时要与过敏性疾病及寄生虫感染相鉴别。在塑料包埋切片中发现幼稚粒细胞胞质中含有丰富的嗜酸性颗粒是 MS 的特征。如在胞质中发现 Auer 小体更支持 MS 的诊断。

避免误诊最重要的一点是要考虑到 MS 的可能性,一旦怀疑就应该选择正确的免疫组织化学方法以明确肿瘤细胞有无髓系特征。如对于病理诊断为淋巴瘤但缺乏 T、B 淋巴细胞及 NK 细胞标记时,应加做髓系单抗以确定是否为 MS。

五、治疗

MS 的治疗包括全身化疗和局部治疗(手术切除及放疗)。未经系统治疗的情况下,患者常在数月至数年内发展为白血病(M2 最常见),尽管 MS 患者对放疗非常敏感,能改善症状,但并不能延长生存期和改变预后,这是因为 MS 只是全身性疾病的局部表现。化疗方案类似于 AML,首选以蒽环类药物联合阿糖胞苷为基础的联合化疗。在诱导化疗后肿块仍持续存在者可考虑手术切除或局部放疗。对于 AML 缓解后出现的 MS,即使此时骨髓处于缓解状态也应在局部治疗的基础上及时给予联合化疗。MS 易对化疗产生耐药性,容易复发,理论上在化疗后应尽早行造血干细胞移植,最近指南指出在达到完全缓解后给予异基因造血干细胞移植可作为一线治疗方案。如存在 *FLT3* 突变的患者,对化疗抵抗,预后差,可考虑采用小分子 FLT3 抑制剂以增强治疗。同样,对于 *C-KIT* 表达阳性的患者可以考虑使用伊马替尼进行靶向治疗。

六、预后

MS 的疗效在很大程度上依赖于早期的准确诊断和尽早地给予抗白血病治疗。MS 的总体预后不佳。平均生存时间小于24 个月。

第十四节 唐氏综合征相关的髓系增殖症

唐氏综合征（down syndrome，DS）人群患白血病的风险是正常人群的 10~100 倍，直到成年亦可患病。在四岁以下 DS 儿童中患 ALL 与 AML 人数基本相当，无 DS 者则以患 ALL 为主。5 岁以下 DS 儿童患 AML 的风险增高约 150 倍，其中四岁以下患 AML 者 70% 为急性原始巨核细胞白血病。DS 儿童所患急性原始巨核细胞白血病在形态、免疫表型、分子遗传和临床特点上有一定特点。此外，约 10% 的 DS 新生儿可发生短暂异常髓系造血或短暂髓系增殖症，但可在数周至 3 个月内自发缓解，其中又有 20%~30% 于 1~3 年后发生急性巨核细胞白血病。

第十五节 母细胞性浆细胞样树突细胞肿瘤

又称母细胞性 NK 细胞淋巴瘤 / 白血病、无颗粒型 CD4⁺NK 细胞白血病、无颗粒型 CD4⁺CD56⁺ 血液皮肤肿瘤。是源于浆细胞样树突细胞前体细胞的侵袭性造血系统肿瘤，易侵犯皮肤（100%）、骨髓与外周血（60%~90%）和淋巴结（40%~50%）。临床罕见，多为老年发病。初诊表现为无症状的皮肤孤立性或多发性结节、斑块或紫肿包块，约 20% 有区域淋巴结肿大；骨髓和外周血受累随病情进展而逐渐加重，以致出现全血细胞减少，尤其是血小板减少，提示骨髓造血衰竭。化疗有效后病情常复发，累及皮肤、软组织或中枢神经系统。大多数进展为白血病。约 10%~20% 可继发粒 - 单核细胞白血病或 AML。

（陈　曦　王树叶）

第六章

骨髓增殖性肿瘤

骨髓增殖性肿瘤（myeloproliferative neoplasms，MPNs）是分化相对成熟的一系或多系骨髓细胞克隆性增殖所致的一组髓系肿瘤性疾病。临床有一种或多种血细胞增生，伴肝、脾或淋巴结肿大。典型 MPNs 可分为慢性髓系白血病（CML）、真性红细胞增多症（polycythemia vera，PV）、原发性血小板增多症（essential thrombocythemia，ET）、原发性骨髓纤维化（primary myelofibrosis，PMF），随病程进展，部分可转化为其他疾病或各亚型之间相互转化；此外，还有一些罕见的类型，如慢性中性粒细胞白血病（chronic neutrophilic leukemia，CNL）、慢性嗜酸性粒细胞白血病，非特指型慢性嗜酸性粒细胞白血病（chronic eosinophilic leukemia，not otherwise specified；CEL，NOS）、骨髓增殖性肿瘤，不可分型骨髓增殖性肿瘤（myeloproliferative neoplasms，unclassifiable；MPN-U）等。本章中提到的慢性髓系白血病主要指 *BCR-ABL1* 阳性的慢性髓系白血病（*BCR-ABL1*⁺CML），下面将逐一对以上疾病进行介绍。

第一节　慢性髓系白血病

慢性髓系白血病（chronic myelogenous leukemia，CML），简称慢粒，是一种发生在多能造血干细胞的恶性骨髓增殖性肿瘤（为获得性造血干细胞恶性克隆性疾病),主要涉及髓系。外周血粒细胞显著增多,在受累的细胞系中,可找到 Ph 染色体和 / 或 *BCR-ABL* 融合基因。病程发展缓慢,脾脏多肿大。CML 自然病程分为慢性期(chronic phase,CP)、加速期(accelerated phase,AP)和急变期(blastic phase or blast crisis,BP/BC)。

一、流行病学

CML 占成人白血病的 15%,全球年发病率为(1.6~2)/10 万,我国年发病率为(0.39~0.55)/10 万。各年龄组均可发病,发病率随年龄增长明显增加,国内中位发病年龄 45~50 岁,男性多于女性。

二、临床表现和实验室检查

CML 起病缓慢,20%~40% 患者早期无自觉症状,可因体检或其他疾病就医时才发现血象异常或脾大而被确诊。

(一)慢性期(CP) 慢性期一般持续 1~4 年。患者有乏力、低热、多汗或盗汗、体重减轻等代谢亢进的症状,由于脾大而自觉有左上腹坠胀感。常以脾大为最显著体征,往往就医时已达脐或脐以下,质地坚实,平滑,无压痛。如果发生脾梗死,则脾区压痛明显,并有摩擦音。肝脏明显肿大较少见。部分患者胸骨中下段压痛。当白细胞显著增高时,可有眼底充血及出血。白细胞极度增高时,可发生白细胞淤滞症。

1. 血象 白细胞数明显增高,常超过 20×10^9/L,可达 100×10^9/L 以上,血片中粒细胞显著增多,可见各阶段粒细胞,以中性中幼、晚幼和杆状核粒细胞居多;原始(Ⅰ+Ⅱ)细胞 <10%;嗜酸性、嗜碱性粒细胞增多,后者有助于诊断。血小板可在正常水平,近半数患者增多;晚期血小板渐减少,并出现贫血。

2. 骨髓象 骨髓增生明显至极度活跃,以粒细胞为主,粒红比例明显增高,其中性中幼、晚幼及杆状核粒细胞明显增多,原始细胞 <10%。嗜酸性、嗜碱性粒细胞增多。红细胞相对

减少。巨核细胞正常或增多,晚期减少。偶见 Gaucher 样细胞。

3. 中性粒细胞碱性磷酸酶(NAP) 活性减低或呈阴性反应。治疗有效时 NAP 活性可以恢复,疾病复发时又下降,合并细菌性感染时可略升高。

4. 细胞遗传学及分子生物学检查 95% 以上的 CML 细胞中出现 Ph 染色体(小的 22 号染色体),显带分析为 t(9;22)(q34;q11)。9 号染色体长臂上 C-ABL 原癌基因易位至 22 号染色体长臂的断裂点簇集区(BCR)形成 BCR-ABL 融合基因。其编码的蛋白主要为 P_{210},P_{210} 具有酪氨酸激酶活性。Ph 染色体可见于粒、红、单核、巨核及淋巴细胞中。不足 5% 的 CML 有 BCR-ABL 融合基因阳性而 Ph 染色体阴性。

5. 血液生化检查 血清及尿中尿酸浓度增高;血清 LDH 增高。

(二)加速期(AP) 加速期可维持几个月到数年。常有发热、虚弱、进行性体重下降、骨骼疼痛,逐渐出现贫血和出血;脾持续或进行性肿大;对原来治疗有效的药物包括酪氨酸激酶抑制剂(tyrosine kinase inhibitor,TKI)无效;外周血或骨髓原始细胞≥10%;外周血嗜碱性粒细胞 >20%;不明原因的血小板进行性减少或增加;Ph 染色体阳性细胞中又出现其他染色体异常,如:+8、双 Ph 染色体、17 号染色体长臂的等臂[i(17q)]等。

(三)急变期(BC) 急变期是 CML 的终末期,临床与 AL 类似。多数急粒变,少数为急淋变或急单变,偶有巨核细胞及红细胞等类型的急性变。急性变预后极差,往往在数个月内死亡。外周血或骨髓中原始细胞 >20% 或出现髓外原始细胞浸润。

三、诊断与鉴别诊断

凡有不明原因的持续性白细胞数增高,根据典型的血象、骨髓象改变,脾大,Ph 染色体阳性或 BCR-ABL 融合基因阳性即可做出诊断。Ph 染色体尚可见于 1%AML、5% 儿童 ALL 及 25% 成人 ALL,应注意鉴别。不具有 Ph 染色体和 BCR-ABL 融合基因而临床特征类似于 CML 的疾病归入骨髓增生异常综合征/骨髓增殖性肿瘤。其他需要鉴别的疾病如下：

（一）其他原因引起的脾大　血吸虫病、慢性疟疾、黑热病、肝硬化、脾功能亢进等均有脾大。但各病均有各自原发病的临床特点，并且血象及骨髓象无 CML 的典型改变。Ph 染色体及 *BCR-ABL* 融合基因均阴性。

（二）类白血病反应　常并发于严重感染、恶性肿瘤等基础疾病，并有相应原发病的临床表现。粒细胞胞质中常有中毒颗粒和空泡。嗜酸性粒细胞和嗜碱性粒细胞不增多。NAP 反应强阳性。Ph 染色体及 *BCR-ABL* 融合基因阴性。血小板和血红蛋白大多正常。原发病控制后，白细胞恢复正常。

（三）骨髓纤维化　原发性骨髓纤维化脾大显著，血象中白细胞增多，并出现幼粒细胞等，易与 CML 混淆。但骨髓纤维化外周血白细胞数一般比 CML 少，多不超过 30×10^9/L。NAP 阳性。此外幼红细胞持续出现于外周血中，红细胞形态异常，特别是泪滴状红细胞易见。Ph 染色体及 *BCR-ABL* 融合基因阴性。患者可存在 *JAK2 V617F*、*CALR*、*MPL* 基因突变。多次多部位骨髓穿刺干抽，骨髓活检网状纤维染色阳性。

四、治疗

CML 治疗应着重于慢性期，避免疾病转化，力争细胞遗传学和分子生物学水平的缓解，一旦进入加速期或急变期（统称进展期）则预后不良。

CML-CP 的治疗如下：

（一）高白细胞血症紧急处理　需应用羟基脲和别嘌醇控制高白细胞血症（详见急性白血病部分），对于白细胞计数极高或有白细胞淤滞症表现的慢性期患者，可以治疗性白细胞单采，明确诊断后，首选伊马替尼治疗。

（二）分子靶向治疗　第一代酪氨酸激酶抑制剂（TKI）、甲磺酸伊马替尼（imatinib mesylate，IM）为 2-苯胺嘧啶衍生物，能特异性阻断 ATP 在 *ABL* 激酶上的结合位置,使酪氨酸残基不能磷酸化,从而抑制 *BCR-ABL* 阳性细胞的增殖。IM 治疗 CML 患者完全细胞遗传学缓解率 92%,10 年总体生存率(overall survival,OS)可达 84%。IM 耐药与基因点突变、*BCR-ABL* 基因扩增和表达增加、P 糖蛋白过度表达有关,随意减停药物容易产生 *BCR-ABL* 激酶区的突变,发生继发性耐药。第二代 TKI 如尼洛替尼(nilotinib)、达沙替尼(dasatinib)治疗 CML 能够获得更快、更深的分子学反应,逐渐成为 CML 一线治疗方案的可选药物。TKI 治疗期间可发生白细胞、血小板减少和贫血的血液学毒性以及水肿、头痛、皮疹、胆红素升高等非血液学毒性。在开始 TKI 治疗后的第 3、6、12、18 个月进行疗效监测,对判定为治疗失败的患者需进行 *ABL* 激酶区基因突变检查,并根据突变形式以及患者对药物的反应更换 TKI 或考虑造血干细胞移植。服药的依从性以及严密监测对于获得最佳疗效非常关键。CML 治疗反应定义详见(表 6-1)。

表 6-1 CML-CP 的治疗反应定义

CML-CP 的治疗反应定义		
血液学反应 (HR)	完全血液学反应 (CHR)	血小板 $<450 \times 10^9$/L,白细胞 $<450 \times 10^9$/L,外周血中无髓系不成熟细胞,嗜碱性粒细胞 <0.05,无疾病的症状和体征,可触及的脾大已消失
细胞遗传学反应(CyR)	完全 CyR(CCyR)	Ph^+ 细胞 $=0$
	部分 CyR(PCyR)	Ph^+ 细胞 1%~35%
	次要 CyR(mCyR)	Ph^+ 细胞 >35%
分子学反应(MR)	完全分子学反应 (CMR)	在可扩增 *ABL1* 转录水平下无法检测到 *BCR-ABL1* 转录本
	主要分子学反应 (MMR)	*BCR-ABL1*^{IS}$\leqslant$0.1%(*ABL1* 转录本 >10 000)

注:IS,国际标准化

（三）干扰素 干扰素（interferon-α，IFN-α）是分子靶向药物出现之前的首选药物。目前用于不适合 TKI 和 allo-HSCT 的患者。常用剂量 300 万 ~500 万 U/（m²·d），皮下或肌内注射，每周 3~7 次，坚持使用，推荐和小剂量阿糖胞苷（cytarabine，Ara-C）合用，Ara-C 常用剂量 10~20mg/（m²·d），每个月连用 10 天。CCyR 率约 13%，但有效者 10 年生存率可达 70%，约 50% 的有效者可以获得长期生存。主要副作用包括乏力、发热、头痛、食欲缺乏、肌肉骨骼酸痛等流感样症状和体重下降、肝功能异常等，可引起轻到中度的血细胞减少。预防性使用对乙酰氨基酚等能够减轻流感样症状。

（四）其他药物治疗

1. 羟基脲（hydroxyurea，HU） 细胞周期特异性化疗药，起效快，用药后两三天白细胞计数即下降，停药后又很快回升。常用剂量为 3g/d，分 2 次口服，待白细胞减至 20×10^9/L 左右时，剂量减半。降至 10×10^9/L 时，改为小剂量（0.5~1g/d）维持治疗。需经常检查血象，以便调节药物剂量。耐受性好，单独应用 HU 的 CP 患者中位生存期约为 5 年。单独应用 HU 目前限于高龄、具有合并症、TKI 和 IFN-α 均不耐受的患者以及用于高白细胞淤滞时的降白细胞处理。

2. 其他药物 包括 Ara-C、高三尖杉酯碱（homoharringtonine，HHT）、砷剂、白消安等。

（五）异基因造血干细胞移植（allo-HSCT） Allo-HSCT 是 CML 的根治性治疗方法，但在 CML 慢性期不作为一线选择。Allo-HSCT 仅用于移植风险很低且对 TKI 耐药、不耐受以及进展期的 CML 患者。

进展期 CML 的治疗：

AP 和 BC 统称为 CML 的进展期。CML 进入进展期之后，需要评估患者的细胞遗传学、分子学 *BCR-ABL* 水平以及 *BCR-ABL* 激酶区的突变。AP 患者，如果既往未使用过 TKI 治疗，可以采用加量的一代或者二代 TKI（甲磺酸伊马替尼 600~800mg/d 或尼洛替尼 800mg/d 或达沙替尼 140mg/d）使患者回到 CP，立即行

allo-HSCT 治疗。BC 患者,明确急变类型后,可以在加量的 TKI 基础上,加以联合化疗方案使患者回到 CP 后,立即行 allo-HSCT 治疗。Allo-HSCT 干细胞来源不再受限于全相合供体,可以考虑行单倍型相合亲缘供体移植。移植后需辅以 TKI 治疗以减少复发,并可以行预防性供体淋巴细胞输注以增加移植物抗白血病效应。移植后复发可以用供体淋巴细胞输注联合或不联合 TKI 治疗以求再缓解。

进展期 CML 总体预后不佳,明显不如 CP 的移植效果,TKI 可以改善移植预后。有报道 TKI 联合 allo-HSCT 治疗进展期 CML,3 年 OS 达 59%。

除 allo-HSCT 外,进展期 CML 还可采用单用 TKI,联合化疗,干扰素治疗或其他治疗,疗效有限且不能持久。

五、预后

TKI 出现前,CML-CP 患者中位生存期为 39~47 个月,3~5 年内进入 BC 终末期,少数患者 CP 可延续 10~20 年。TKI 应用以来,生存期显著延长。干扰素治疗的 OS 较化疗有所提高,干扰素的治疗反应对预后有提示作用。许多因素影响着 CML 患者的慢性期及生存期。目前常用的评分系统包括 Sokal、Euro 以及 EUTOS,详见(表 6-2),均以临床特征以及血液学指标作为预后评分因素。目前无明确数据判断三种预后积分系统的优劣,无论采取何种预后评估方式,建议对高危患者采用更为积极的治疗和监测。

表 6-2　Sokal、Euro 及 EUTOS 预后评分系统

积分系统	公式	预后评估	
Sokal 积分	$\exp[\,0.011\,6(年龄\,-43.4)\,]-0.034\,5(脾脏大小\,-7.51)+0.188\,[\,(PLT/700)^2-0\,563\,]+0.088\,7(原始细胞\,-2.1)$	低危	<0.8
		中危	0.8~1.2
		高危	>1.2

积分系统	公式	预后评估	
Euro 积分	0.666（当年龄≥50岁）+（0.042 脾脏大小）+1.095 6（当 PLT≥1 500×10⁹/L）+（0.058 4×原始细胞）+0.203 99（当嗜碱性粒细胞>3%）+（0.041 3× 嗜酸性粒细胞）×100	低危	≤780
		中危	781~1 480
		高危	>1 480
EUTOS 积分	脾脏大小×4+嗜碱性粒细胞×7	低危	≤87
		高危	>87

注：PLT 单位为 ×10⁹/L，年龄单位为岁。脾脏大小单位为肋下厘米数。原始细胞、嗜酸性粒细胞、嗜碱性粒细胞为外周血分类百分数。所有数据应当在任何慢性髓系白血病相关治疗开始前获得

第二节 慢性中性粒细胞白血病

慢性中性粒细胞白血病（chronic neutrophilic leukemia，CNL）是一种罕见的 *BCR-ABL* 阴性的骨髓增殖性肿瘤，以外周血成熟中性粒细胞持续性增多，肝、脾肿大为特点。骨髓中由于中性粒细胞增殖而有核细胞过多，粒系增殖，但没有原粒细胞增多。无 Ph 染色体或 *BCR-ABL* 融合基因。CNL 于 2001 年由 WHO 正式命名并分类。

一、流行病学

CNL 为罕见病，目前发病率不确切，但老年人高发，男女比例无明显差异。

二、病因和发病机制

CNL 病因尚不明确，既往报告的约 20% 左右的 CNL 患者合并有基础肿瘤，最常见的是多发性骨髓瘤。目前，*CSF3R* 突变的发现解释了 CNL 可能的发病机制。*CSF3R* 在中性粒细胞

分化和成熟过程中扮演着重要角色,*CSF3R* 突变通过下游信号通路如 *JAK* 激酶通路、*SRC* 家族通路等发生异常激活,致使中性粒细胞过度增生和分化,最终导致慢性中性粒细胞白血病的发生。

三、临床表现

CNL 临床表现不特异,可表现为乏力、发热、盗汗和体重下降等全身症状,也可有因肝脾大出现的腹胀和腹痛等局部症状。查体可有肝脾肿大,少见淋巴结肿大。CNL 患者有出血倾向,脑出血是 CNL 常见的死亡原因之一。其他可能的症状包括痛风、瘙痒等。

四、实验室检查

(一)血液检查 外周血主要表现为白细胞持续增多≥25×10^9/L,以成熟中性粒细胞为主,通常为分叶核,不成熟粒细胞 <10%。几乎见不到原粒细胞。血红蛋白及血小板可正常或轻度下降,随疾病进展血红蛋白和血小板进行性下降。

(二)骨髓检查 骨髓表现为粒系增生,成熟正常,不存在发育异常,原始粒细胞不超过 5%,粒细胞可见中毒颗粒和杜勒小体,NAP 积分升高。红系及巨核系可正常。骨髓纤维化罕见。

(三)细胞遗传学 大多数 CNL 患者染色体正常,少部分可见 +8、+9、+21、20q-、11q-、12p- 等。

(四)分子生物学 CNL 患者中集落刺激因子 3 受体(*CSF3R*)基因突变阳性率高,可检测出其他异常,如,如 *SETBPl*、*ASXLl*、*TET2*、*SRSF2*、*U2AF1* 等,常常和 *CSF3R* 突变共同出现或单独出现,CNL 中不存在 *PDGFRA*、*PDGFRB*、*FGFR1* 和 *PCM1-JAK2* 等基因重排。

(五)其他 可有乳酸脱氢酶、维生素 B_{12}、尿酸升高,无特异性。

五、诊断和鉴别诊断

（一）诊断 既往 CNL 诊断属于除外性诊断，还需排除反应性粒系增生，2016 年修订版 WHO 诊断标准已经将存在 *CSF3R* 基因突变列为 CNL 的主要诊断条件之一，CNL 的诊断标准详见（表 6-3）。

表 6-3 CNL 的诊断标准

CNL 的诊断标准
1. 外周血白细胞 ≥ 25×10^9/L，其中成熟中性粒细胞 >80%，不成熟粒细胞（包括早幼粒、中幼粒及晚幼粒细胞）<10%，原始细胞 <1%，不存在粒系病态造血
2. 骨髓中性粒细胞增生，原始粒细胞 <5%，中性粒细胞成熟正常
3. 不符合 *BCR-ABL*[+]CML、PV、PML、ET 的 WHO 诊断标准
4. 不存在 *PDGFRA*、*PDGFRB*、*FGFR1* 或 *PCM1-JAK2* 基因重排
或如不存在 *CSF3R* 基因突变，需持续 3 个月以上中性粒细胞增多，伴有脾大，排除引起反应性中性粒细胞增多的潜在原因包括浆细胞病，如有浆细胞病需经过细胞遗传学或分子生物学手段证明同时存在髓系克隆证据

（二）鉴别诊断

1. 类白血病反应 类白血病反应继发于恶性肿瘤、感染等因素。白细胞、中性粒细胞增多，外周血和骨髓特点和 CNL 类似而难以鉴别。故在确诊 CNL 前需仔细排除上述继发因素，同时进行 *CSF3R* 基因突变以及其他可以证实髓系克隆的基因检测以排除类白血病反应。

2. aCML aCML 属于 MDS/MPN 分类，同时具有 MDS 和 MPN 疾病的特点。外周血中白细胞增多，以中性粒细胞增多为主，但其中不成熟中性粒细胞超过 10%。骨髓形态学表现为粒系增生，粒细胞发育及形态异常，可能同时伴有红系、巨核病态造血。外周血及骨髓中原始细胞比例不超过 20%。没有嗜碱性粒细胞、单核细胞增多，单核细胞比例 <10%。

3. CMML　CMML 是 MDS/MPN 分类中的另一种疾病，主要临床特点是慢性持续单核细胞增多（单核细胞绝对值 >1×10^9/L）和病态造血，可与 CNL 区分。

六、治疗

CNL 是一种罕见疾病，到目前为止尚无系统的治疗研究报道，也无标准的治疗方案。脾区放疗和脾切除术曾被用来减低肿瘤负荷和缓解腹部不适，但脾切除易使中性粒细胞额外增多。口服化疗药主要包括白消安、羟基脲，可以降低白细胞计数、缩小脾脏，使患者维持在慢性稳定期。α 干扰素可以迅速降低肿瘤负荷，并可取得较长时间的临床缓解，但尚不清楚是否能重建正常造血；α 干扰素还可以增强受损 NK 细胞的吞噬功能，有助于预防致命感染的发生。异基因造血干细胞移植是唯一有可能治愈本病的方法，已用于治疗年轻的 CNL 患者；由于 CNL 最终存在转变为急性髓系白血病和难治性中性粒细胞增多的可能，而此时强烈联合化疗效果较差，异基因骨髓移植的应用就显得更加重要。芦可替尼等新药在 CNL 中的作用尚不明确。

七、预后

CNL 是进展缓慢的疾病，但患者的生存期变化很大，从 6 个月至 20 年以上。通常中性粒细胞增多是进行性的，随后出现贫血和血小板减少。出现骨髓增生异常特征可能是向 AML 转化的信号。主要死亡原因有严重出血（尤其是颅内出血）、感染。由于本病发病年龄较高，常可因心、肺、血管等伴发疾病死亡。目前 CNL 的预后仍较差，中位生存期 2 年左右。

第三节 慢性嗜酸性粒细胞白血病（非特指型）

嗜酸性粒细胞增多相关疾病是一组异质性的疾病,其病因和发病机制复杂,随着人们对疾病的深入认识,疾病的诊断和分类也在不断更新。然而迄今为止,对于嗜酸性粒细胞增多相关疾病的分类和命名仍然比较混乱。目前,嗜酸性粒细胞增多分为遗传性(家族性)、继发性(反应性)、原发性(克隆性)和意义未定(特发性)四大类。本节主要对 2016 版 WHO 造血与淋巴组织肿瘤分类中原发性分类组中的非特指型慢性嗜酸性粒细胞白血病(chronic eosinophilic leukemia, not otherwise specified; CEL, NOS)进行介绍。

一、流行病学

慢性嗜酸性粒细胞白血病是一种罕见的白血病类型,主要表现为外周血嗜酸性粒细胞持续增高,起病隐匿,患者主要为男性,易见脾大。

二、临床表现

由于嗜酸性粒细胞本身浸润,或其释放的细胞因子如 IL-5,或其释放的蛋白酶导致器官损害,最常累及心、肺、CNS、皮肤、胃肠道。患者可有发热、疲乏、咳嗽、血管性水肿、肌肉疼痛、瘙痒、腹泻等症状。最严重的临床表现是心肌纤维化导致的限制型心脏扩大,二/三尖瓣瘢痕导致瓣膜反流及心内血栓形成,后者可引起脑或其他部位栓塞。其他常见的表现有外周神经病变、中枢神经系统功能失调、肺浸润导致的症状和关节症状。一些患者可见骨髓纤维化。

三、实验室检查

CEL 患者有嗜酸性粒细胞增多(嗜酸性粒细胞绝对计数 > 1.5×10^9/L),除了嗜酸性细胞增加外,常伴中性粒细胞增加,还可有单核细胞增加,嗜碱性粒细胞可轻度增加。外周血和骨髓原始细胞 <20%。无 *PDGFRA*、*PDGFRB* 和 *FGFR1* 重排,无 *PCM1-JAK2*、*ETV6-JAK2* 或 *BCR-JAK2* 融合基因。

四、诊断和鉴别诊断

(一)诊断 嗜酸性粒细胞持续升高,以成熟嗜酸性粒细胞为主,少数细胞为嗜酸性早幼粒及中幼粒细胞。证实嗜酸性粒细胞有克隆性染色体或基因异常,排除其他相关疾病可诊断本病。骨髓增生活跃程度高于正常,以嗜酸性粒细胞为主;如果同时伴原始粒细胞增加(5%~19%),有其他系列细胞的病态造血,+8 或 i(17q)的染色体异常,支持 CEL、NOS 的诊断。偶有患者检测出 *JAK2* 基因突变。对女性患者用 *PKG* 或 *HUMARA* 基因多态性的分析可帮助确立单克隆性。慢性嗜酸性粒细胞白血病诊断流程详见(图 6-1)。

慢性嗜酸性粒细胞白血病,非特指型(CEL-NOS)诊断标准包括:

(1)存在嗜酸性粒细胞增多,外周血中嗜酸性细胞 >1.5×10^9/L;

(2)不存在 Ph 染色体和 *BCR-ABL1* 融合基因或其他 MPN(包括真性红细胞增多症、原发性血小板增多症、原发性骨髓纤维化和系统性肥大细胞增生症)或 MDS/MPN(包括 CMML 和不典型 CML);

(3)不存在 t(5;12)(q31~q35;p13)或其他 *PDGFRB* 重排;

(4)不存在 *FIP1L1-PDGFRA* 融合基因或其他 *PDGFRA* 重排;

(5)不存在 *FGFR1* 重排;

(6)外周血和骨髓中原始细胞低于 20%,且不存在 inv(16)

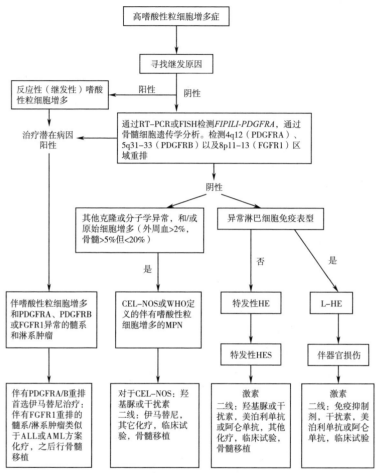

图 6-1　慢性嗜酸性粒细胞白血病诊断流程

（p13q22）或 t（16；16）（p13；q22）或其他 AML 诊断相关特征；

（7）存在一种克隆性细胞遗传学或分子基因学异常，或外周血原始细胞 >2% 或骨髓中原始细胞 >5%。

（二）鉴别诊断　CEL-NOS 需要与以下疾病相鉴别：

1. **遗传性嗜酸性粒细胞增多**　发病机制不明，呈家族聚集，无遗传免疫缺陷症状或体征，无反应性和克隆性的证据。

2. 继发性嗜酸性粒细胞增多 如过敏性疾病、皮肤病、药物、感染性疾病、脉管炎、胃肠道疾病、风湿病、呼吸道疾病、肿瘤、慢性移植物抗宿主病等。

3. 其他原发性嗜酸性粒细胞增多 起源于血液肿瘤克隆，如髓系和淋系肿瘤伴 *PDGFRA*、*PDGFRB*、*FGFR1* 重排或 *PCM1-JAK2*、*ETV6-JAK2* 或 *BCR-JAK2* 融合基因；不典型慢性髓性白血病伴嗜酸性粒细胞增多（aCML-Eo）；慢性粒单核细胞白血病伴嗜酸性粒细胞增多（CMML-Eo）；慢性髓性白血病加速期或急变期（偶见）；其他骨髓增殖性肿瘤急变期（偶见）；急性髓系白血病伴嗜酸性粒细胞增多（AML-Eo），特别是伴 t（8；21）（q22；q22）或 inv（16）（p13.1q22）（仅偶见）；急性淋巴细胞白血病（证实嗜酸性粒细胞来源于恶性克隆）；系统性肥大细胞增多症（证实嗜酸性粒细胞为克隆性）等。

4. 特发性嗜酸性粒细胞增多 是指查不到上述引起嗜酸性粒细胞增多的原发或继发原因。WHO 2016 诊断标准包括：①除以下情况外：反应性嗜酸性粒细胞增多症；淋巴细胞变异型嗜酸性粒细胞增多症（产生细胞因子，免疫表型异常的 T 细胞亚群）；CEL-NOS；WHO 标准可确诊的髓系肿瘤（如 MDS、MPN、MDS/MPN、AML）伴嗜酸性粒细胞增多；伴有 *PDGFRA*、*PDGFRB*、*FGFR1* 重排或 *PCM1-JAK2* 嗜酸性粒细胞增多相关的 MPN 或 AML/ALL。②嗜酸性粒细胞绝对计数 >1.5×10^9/L，持续时间≥6 个月，无组织受损。如满足以上条件且存在组织受损，则诊断为特发性高嗜酸性粒细胞增多综合征（HES）。

五、治疗

继发性嗜酸性粒细胞增多症主要是针对原发病的治疗。原发性和特发性嗜酸性粒细胞增多症一般以重要器官受累和功能障碍作为主要治疗指征。由于外周血嗜酸性粒细胞绝对计数不一定与终末器官受损成正比，因此，如果没有明确的器官受累和功能障碍，迄今尚无何时及是否需要治疗的共识。嗜酸性粒细胞增多症治疗的目的是降低嗜酸性粒细胞计数和减少嗜酸性粒细胞介导的器官功能受损。

（一）紧急处理　当有严重或致命性器官（特别是心脏和肺）受累时，应进行紧急处理。首选静脉输注甲泼尼龙 1mg/（kg·d）或口服泼尼松（0.5~1.0）mg/（kg·d）。如果嗜酸性粒细胞极度增多，应同时给予别嘌醇。1~2 周后逐渐缓慢减量，2~3 个月减量至最少维持剂量。

（二）CEL-NOS 的治疗　类似 MPN 等其他髓系肿瘤，治疗上可选择羟基脲、干扰素用于初治患者，常规治疗无效者可试用伊马替尼治疗（通常需要更大剂量，>400mg/d），其他细胞毒药物的应用以及造血干细胞移植治疗也有相关报道。

六、预后

CEL 患者预后差的指标包括：脾大明显、外周血或骨髓原始细胞增加、染色体异常、其他髓系细胞增加。

第四节　原发性骨髓纤维化

原发性骨髓纤维化（primary myelofibrosis，PMF）是一种造血干细胞克隆性增殖所致的骨髓增殖性肿瘤，以各系形态正常的全骨髓增生、骨髓纤维化以及脾大和各器官髓外造血为特征。临床表现为贫血、脾大、外周血出现幼红、幼粒细胞及泪滴形红细胞，骨髓纤维化和髓外造血。

PMF 的发病基础在于克隆性造血干细胞异常造成了慢性骨髓增生以及不典型的巨核细胞增生。继发改变为克隆性扩增的巨核细胞所分泌的生长因子诱发非克隆性成纤维细胞增生，从而导致骨髓纤维化。骨髓纤维化是 CIMF 的标记性改变，也是造成严重贫血等骨髓造血功能不全的主要原因。除了骨髓纤维化和贫血外，CIMF 患者还会出现巨脾、髓外造血和严重的全身症状。

一、流行病学

PMF 的发病率为(0.4~1.5)/10 万,男女比例相近,中位发病年龄 55~60 岁。尽管 PMF 的发病机制还不清楚,但是骨髓纤维化可以继发于其他血液系统或非血液系统疾病。例如,25%~50% 的 PV 患者、2%~3% 的 ET 患者都会发生骨髓纤维化。继发性骨髓纤维化远比 PMF 多见,因此在诊断 PMF 之前排除这些继发性因素就显得极为重要。

二、病因及发病机制

PMF 的病因不明。约 50% 患者存在 *JAK2 V617F* 突变,约 5% 患者存在 *MPL-W515L/K* 突变,近一半的患者无任何基因突变。骨髓纤维化是骨髓造血干细胞克隆引起的成纤维细胞反应性增生。增生的血细胞异常释放血小板衍化生长因子(PDGF)及转化生长因子(TGF-β)等,刺激骨髓内成纤维细胞分裂和增殖及胶原合成增多,并在骨髓基质中过度积聚,形成骨髓纤维化。肝、脾、淋巴结内的髓样化生是异常造血细胞累及髓外脏器的表现,不是骨髓纤维化的代偿作用。PMF 无特异性的遗传学异常。

三、临床表现

PMF 起病隐匿,约 30% 患者初诊时无症状,常因体检发现脾大或贫血、血小板增多而诊断。在诊断时有明显症状的其他患者,多数已为纤维化期,常见症状包括贫血、脾大和明显的全身症状,如乏力、盗汗、体重减轻,食欲减退,左上腹疼痛,腹胀,腹水、出血、血栓等。巨脾是本病的特征性表现,诊断时约 80% 的患者有脾大,质硬,表明光滑,无触痛,50% 有肝大,因肝及门静脉血栓形成,可致门静脉高压症。髓外造血常常发生在 PMF 的晚期,肝、脾、淋巴结肿大常见。

四、实验室检查

（一）**血液检查** 贫血多为正常细胞性贫血，外周血可有少量幼红细胞，泪滴样红细胞的出现有辅助诊断价值。白细胞数量增多或正常，可见中幼粒及晚幼粒细胞，甚至出现少数原粒及早幼粒细胞，中性粒细胞碱性磷酸酶增高。晚期白细胞和血小板减少。血清乳酸脱氢酶及血尿酸增高。

（二）**骨髓检查** 骨穿常干抽，疾病早期骨髓有核细胞增生，特别粒系和巨核细胞，后期显示增生低下。骨髓活检可见大量网状纤维组织，根据活检结果可将 PMF 分为 4 级，详见（表 6-4）。

表 6-4 骨髓纤维化分级

分级	所见特征
MF-0	无交叉分散的线型网硬蛋白，与正常骨髓一致
MF-1	许多交叉松散的网硬蛋白网，尤其在血管周围区域
MF-2	广泛交叉的弥漫而密集的网硬蛋白增多，偶见常由胶原构成的灶性厚纤维束和 / 或局灶性骨硬化
MF-3	广泛交叉的弥漫而密集的网硬蛋白增多，以及由胶原构成粗糙的厚纤维束，通常伴有骨硬化

（三）**细胞遗传学及分子生物学检查** 半数以上 PMF 有 *JAK2 V617F* 突变。

（四）**肝脾穿刺检查** 有髓外造血时，肝窦中有巨核细胞及幼稚细胞增生；脾脏穿刺结果类似骨髓涂片，巨核细胞增多明显且纤维组织增生。

（五）**X 线** 部分患者 X 线平片早期可见骨小梁模糊或呈磨玻璃样改变，中期呈现骨硬化，晚期在骨密度增高的基础上出现颗粒状透亮区。磁共振成像对 PMF 的早期诊断敏感度高，出现多个斑点、斑片状的低信号灶。

五、诊断与鉴别诊断

（一）诊断 PMF 患者常因为一些非特异性症状、原因不明的肝脾肿大以及血象异常（贫血、白细胞增高或者血小板降低或增高）而就诊。外周血涂片能够作为最初的诊断线索，特征性改变包括泪滴样红细胞、有核红细胞以及幼稚粒细胞等。但转移癌或感染性肉芽肿的骨髓侵犯也会出现类似的血象改变，因此一定要进行骨髓活检证实存在骨髓纤维化以及不存在这些恶性细胞。2016 年 WHO 对骨髓纤维化前期（pre PMF）和纤维化期（overt PMF）的诊断标准界定如下（表 6-5 及表 6-6）。

表 6-5　2016 年 WHO 骨髓纤维化前期诊断标准

骨髓纤维化前期诊断标准
主要标准
1. 骨髓活检有巨核细胞增生和异型巨核细胞，常伴有网状纤维或胶原纤维化，或无显著的网状纤维增多（≤MF-1），巨核细胞改变必须伴有以粒细胞增生且常用红系造血减低为特征的骨髓增生程度增高
2. 不能满足 PV、CML（*BCR-ABL* 融合基因阳性）、MDS 或其他髓系肿瘤的诊断标准
3. 有 *JAK2 V617F*、*CALR*、*MPL* 基因突变，若无上述突变，则存在其他克隆性增殖标志（如 *ASXL1*、*EZH2*、*TET2*、*IDH1/IDH2*、*SRSF*、*SF3B1*），或不满足反应性骨髓网状纤维增生的最低标准。
次要标准
以下检查需要连续检测两次
1. 贫血且非其他疾病并发
2. 白细胞计数 >11 × 10^9/L
3. 可触及的脾大
4. 血清 LDH 水平增高
纤维化前期确诊需要满足以上 3 项主要标准及至少 1 项次要标准

表 6-6 2016 年 WHO 骨髓纤维化期诊断标准

骨髓纤维化期诊断标准
主要标准
1. 有巨核细胞增生和异型巨核细胞,伴有网状纤维和 / 或胶原纤维化（MF-2 或 MF-3）
2、3 同纤维化前期诊断标准
次要标准
以下检查需要连续检测两次
1~4 同纤维化前期诊断标准
5. 骨髓病性贫血
纤维化前期确诊需要满足以上 3 项主要标准及至少 1 项次要标准

（二）鉴别诊断 在确诊 PMF 之前必须要排除其他会引起骨髓纤维化的病因,要注意与以下疾病的鉴别诊断。

1. CML 经细胞遗传学检测（传统核型分析或者 FISH 检测）证实存在 Ph 染色体或者经分子生物学检测发现 *BCR-ABL* 融合基因可确诊 CML。

2. MDS 骨髓中存在伴有骨髓高增生或低增生的病态造血有助于 MDS 的诊断,特别是在没有明显脾大时。

3. Ph 阴性的 MPN Ph 阴性的 MPN 包括 PMF、PV 和 ET。在这三种疾病中,通过血细胞比容增加可以比较容易地识别出 PV,而 PMF 和 ET 之间的鉴别诊断主要取决于骨髓纤维化和脾大的程度以及外周血中是否存在幼稚的粒 / 红细胞。

4. 急性骨髓纤维化 急性骨髓纤维化是一种以严重骨髓纤维化、发热、全血细胞减少、泪滴样红细胞以及外周血中出现幼稚粒 / 红细胞为特征的临床综合征。但是,与 PMF 不同的是,急性骨髓纤维化的脾脏不大或者轻微肿大,骨髓有时候可以表现为原始巨核细胞数目增多,提示为急性髓系白血病 M7 型。

5. 其他可以并发继发性骨髓纤维化的血液系统疾病 包

括毛细胞白血病、淋巴瘤、骨髓瘤;非血液系统疾病包括自身免疫病,例如系统性红斑狼疮、硬皮病、混合性结缔组织病、多发性肌炎和原发性肺动脉高压等,骨髓转移癌,和维生素 D 缺乏相关的甲状旁腺功能亢进症等。

六、治疗

对于无临床症状、病情稳定、可持续数年的患者不需要特殊治疗。

(一)支持治疗 贫血和血小板减少需输注红细胞及血小板,长期红细胞输注应注意铁过载,应配合祛铁治疗;促红细胞生成素(EPO)低者可用重组人 EPO;雄激素可加速幼红细胞的成熟与释放,但改善贫血效果不肯定。

(二)缩小脾脏和抑制髓外造血 白细胞和血小板明显增多、有显著脾大而骨髓造血障碍不明显时可用沙利度胺、来那度胺、阿那格雷、羟基脲、美法仑、克拉屈滨等。部分患者可改善症状,但不能改变自然病程;干扰素 α 和 γ 对有血小板增多的骨髓纤维化疗效较好;活性维生素 D_3 抑制巨核细胞增殖,并有诱导骨髓细胞向单核及巨噬细胞转化的作用。

(三)脾切除 切脾指征如下:

1. 脾大引起压迫和 / 或脾梗死疼痛难以忍受;

2. 无法控制的溶血、脾相关性血小板减少;

3. 门静脉高压并发食管静脉曲张破裂出血。

但脾切除术后,肝脏可迅速增大,应慎重考虑。

(四)JAK2 抑制剂 芦可替尼是 JAK2 抑制剂,用于治疗中度或高风险的骨髓纤维化,包括 PMF、PV 或 ET 继发的骨髓纤维化。

(五)HSCT 是目前唯一有可能根治本病的方法,但年龄过高和相关并发症导致失败率高,应用减低剂量预处理(RIC)方案可提高成功率。

七、预后

PMF 患者从确诊起的中位生存期约为 3.5~5.5 年（1~15 年）。主要的死亡原因是感染、出血、心力衰竭、血栓形成、急性白血病转化以及脾切除术后并发症。肾功能衰竭或者肝功能衰竭相关的死亡也有报道。

在开始的 10 年内急性白血病转化的发生率约为 5%~30%。一项最近的研究显示急性白血病转化是致命性的，中位生存期约为 2.8 个月。在绝大多数患者中，白血病转化都是转化成急性髓系白血病，其中 M7 型是最常见的白血病转化类型。影响 PMF 预后的因素包括贫血、年龄、外周血白细胞数和外周血原始细胞数目等。其中，贫血程度被公认为是最为重要的影响 PMF 的预后因素，血红蛋白 <100g/L 患者有着更差的预后。另外，年龄越大预后越差。外周血白细胞数目的预后价值还有争论，有研究显示白细胞数目增高与预后不良有关，另有研究显示白细胞数目减少与预后不良相关。外周血 CD34+ 细胞数目增高是 PMF 患者白血病转化的预测因素。另外，染色体核型与预后之间的相关性还不能肯定。

现在已经提出评价 PMF 患者的预后模型基于两个参数：①血红蛋白 <100g/L；②白细胞 $>30 \times 10^9$/L 或者 $<4 \times 10^9$/L 的 Lille 积分系统是最简单的预后模型。低危（0 个影响预后的因素）、中危（1 个影响预后的因素）或高危（2 个影响预后的因素）患者的总生存期分别是 93、26 和 13 个月。该积分系统由于简单、实用而受到了广泛的应用。对于年龄 <55 岁的 PMF 患者，Cervantes 等提出了另一个预后模型，用于评估有移植可能的年轻患者是否需要接受异基因移植治疗。该模型利用以下 3 个参数：①血红蛋白 <100g/L；②存在全身症状（包括发热、盗汗和体重下降）；③外周血原始粒细胞 >1%。没有或有 1 个的因素的低危患者的中位生存期约为 15 年，而有 2 个或 3 个影响预后的因素的高危患者的中位生存期约为 3 年。

第五节　真性红细胞增多症

真性红细胞增多症(polycythemia vera,PV)简称"真红",是一种源于造血干细胞的获得性克隆性骨髓增殖性肿瘤。常常表现为骨髓红、粒和巨核细胞三系不同程度的增生,但是临床上以红细胞增多为突出表现。PV的特征包括外周血血细胞比容增加,血液黏稠度增高,常伴有白细胞和血小板增高、脾大、高血压,病程中可出现血栓和出血等并发症。PV起病隐匿,进展缓慢,通常经历以下两个进展阶段:①增殖期或红细胞增多期,常有红细胞增多;②红细胞增多后期,表现为全血细胞减少、髓外造血、肝脾肿大、脾亢和骨髓纤维化。出血和血栓形成是PV的两个主要临床表现,晚期可伴有骨髓纤维化或转化为急性白血病。

PV首先于1982年由Vaquez报道。1903年Osler对其临床及实验室特点进行了较为系统的描述。1904年Turk首次提出PV早期同时伴粒细胞及巨核细胞增生。1951年Dameshek根据共同的临床病理学特点将真性红细胞增多症、原发性血小板增多症、原发性骨髓纤维化和慢性髓系白血病归属为慢性骨髓增殖性疾病。

一、流行病学

PV可以发生在所有人种和年龄群,包括青少年和少数儿童,但老年人多见。例如,在最初进入真性红细胞增多症研究组(PVSG)的325例患者中,中位发病年龄为60岁,年龄范围为20~85岁。PV的年发病率约为(2~10)/100万人。男性稍高于女性。欧洲白人发病率要比亚洲人略高。

二、病因和发病机制

PV的病因尚不十分清楚,90%~95%的患者可发现*JAK2 V617F*基因突变。染色体异常和基因突变导致酪氨酸磷酸激酶活性改变是 PV 发病的主要机制。

（一）造血因子的非依赖性及高度敏感性　PV 红系祖细胞能在体外无 EPO 的情况下可产生内源性红系集落（EEC），且 PV 红系祖细胞、粒单系和巨核祖细胞对多种造血生长因子等表现出高度敏感性。

（二）凋亡异常　PV 的 *BCL-xl* 过表达，其红系祖细胞 G1 期受阻、延长，表现出过度增殖的特性。

（三）遗传学异常　del（20）占 PV 染色体核型异常的 25%~30%，可使造血干细胞功能失调控；9p 异常发生在 30% 的 PV 合并骨髓纤维化患者及 36% 的 PV 患者中，*9p22P23LOH* 异常可能与 *JAK2 V617F* 相关。+8 约占 PV 染色体核型异常的 20%，对于判断疾病的预后无明显意义。+9 占 PV 染色体核型异常的 16%~20%，+9 的出现或与 dup（1q）同时出现表明 PV 将向骨髓纤维化或急性白血病转化。

（四）受体与信号转导异常　PV 患者存在 EPO 受体基因及异常表达，也存在 TPO 介导的信号转导系统异常，这些可能都与 PV 的发病有关。

三、临床表现

PV 起病缓慢，可经历数月至数年的无症状期，部分患者因体检发现，部分患者因出现血栓或出血症状后才明确诊断。血液粘滞度增高可出现血液循环障碍和组织缺氧，导致以下症状：

（一）神经系统　表现为头痛、眩晕、耳鸣、疲乏、健忘、眼花、视力障碍、肢体麻木、多汗等症状，少数出现脑血管意外为首发表现就诊，多因血液粘滞度增高导致。

（二）皮肤改变　特征性表现是皮肤、黏膜紫红，醉酒貌，尤其颜面、颈部、肢端等部位为主。眼结膜充血明显。50% 患者由于组胺增高，可有皮肤瘙痒、灼热感。

（三）出血　<10% 的患者可出现皮肤、黏膜出血，鼻出血及牙龈出血，主要与血管内膜损伤、血小板功能异常等因素有关。

（四）血栓形成 约 2/3 的患者发生动脉血栓,如脑梗死、心肌梗死等;静脉血栓主要发生在肝静脉、门静脉、脾静脉及肠系膜静脉等,严重的可表现为 Budd-Chiari 综合征。

（五）肝脾大 肝脾大是本病的重要体征,40%~50% 患者有肝大,70%~90% 有脾大,脾大多为中、重度肿大,质硬,若发生脾梗死则引发脾区疼痛。

（六）其他 因骨髓细胞过度增殖可导致高尿酸血症;血容量增加可合并高血压;嗜碱性粒细胞增多,释放组胺刺激胃腺壁细胞,导致消化性溃疡及相关症状。

四、实验室检查

（一）血液检查 红细胞计数增高至（6~10）×10^{12}/L,血红蛋白增高至（170~240）g/L,红细胞比容增高至 0.6~0.8,网织红细胞计数正常;早期红细胞形态可正常或呈小细胞低色素性,当疾病发展至脾大伴髓外造血时,外周血可有少数幼红细胞,红细胞大小不等,出现椭圆形、泪滴样红细胞和嗜碱性点彩红细胞。白细胞增多至（10~30）×10^9/L,常有核左移及嗜碱性粒细胞增多,中性粒细胞碱性磷酸酶积分增高。血小板可增多至（300~1 000）×10^9/L,可见体积增大,畸形血小板和巨核细胞碎片;血小板黏附、聚集及释放功能均减低;血液粘滞度增高为正常的 5~8 倍。

（二）骨髓检查 骨髓三系显著增生,尤其是红系及巨核系,巨核细胞多见,大多为产板巨核细胞,可有异形巨核细胞,铁染色显示内外铁减少。晚期可出现骨髓干抽。活检显示三系增生,脂肪细胞减少,为造血细胞所代替,网状纤维增加。

（三）基因检测 95% 以上的患者可检测到 *JAK2 V617F* 突变。

（四）染色体检查 del（20）、+8、+9 是 PV 初诊时常见的染色体异常。

（五）骨髓细胞体外培养 利用 PV 患者红系祖细胞不加

EPO 进行培养而形成内源性红细胞集落（endogenous erythroid colonies,EEC）,以此作为早期不典型病例的确诊依据。

（六）EPO 测定 PV 患者 EPO 减少或缺如,可与继发性红细胞增多症相鉴别。

（七）其他 大多数 PV 患者动脉血氧饱和度 >92%；多数患者血尿酸增高；可有高组胺血症和高组胺尿症；维生素 B_{12} 浓度及结合力增加,与白细胞及幼稚粒细胞释放的 I 及 III 型运钴胺素较多有关。

五、诊断与鉴别诊断

（一）诊断 2016 年 WHO 更新了对 PV 的诊断标准（表6-7）

表 6-7 2016 WHO 真性红细胞增多症诊断标准

真性红细胞增多症诊断标准
主要标准：
1. 血红蛋白男性 >165g/L,女性 >160g/L,或血细胞比容男性 >0.49,女性 >0.48,或 RCM 增高超平均正常预测值的 25%
2. 骨髓活检提示相对于年龄的全髓系细胞高增生,包括显著的红系、粒系增生和多形性、大小不等的成熟巨核细胞增殖
3. 存在 *JAK2 V617F* 突变或 *JAK2* 外显子 12 的突变
次要标准：
血清 EPO 低于正常值
符合 3 条主要诊断标准,或前 2 项主要标准和次要标准则可诊断 PV

注：主要诊断标准第 2 条在以下情况不要求：如果主要标准 3 和次要标准同时满足,且血红蛋白男性 >185g/L,女性 >165g/L,或血细胞比容男性 >0.55,女性 >0.49

（二）鉴别诊断

1. 继发性红细胞增多症 ①慢性缺氧状态,如高原居住、肺气肿、发绀性先天性心脏病、肺源性心脏病、慢性风湿性心脏瓣膜病等；②大量吸烟使碳氧血红蛋白增高和异常血红蛋白病引起的组织缺氧;③分泌 EPO 增多的情况,如肾囊肿、肾盂积水、肾动脉狭窄等,或患肝癌、肺癌、小脑血管母细胞瘤、子宫平滑肌瘤等肿瘤时。

2. 相对性红细胞增多症 由于血浆容量减少,使红细胞容量相对增多所致,见于脱水、烧伤和慢性肾上腺皮质功能减退而致的血液浓缩。

3. 其他类型骨髓增殖性肿瘤 ①慢性粒细胞白血病(CML):PV 患者常伴脾大和粒细胞增高,晚期外周血幼稚细胞粒细胞可增多,需与 CML 进行鉴别。PV 患者中性粒细胞碱性磷酸酶积分升高,Ph 染色体或 *BCR-ABL* 基因阴性,而 CML 相反。②原发性骨髓纤维化(PMF):PV 主要表现为髓外造血,晚期可合并骨髓纤维增生,病变范围小,程度轻;PMF 骨髓病理表现为纤维组织明显增多,二者鉴别主要是依据病史和骨髓活检。

六、治疗

PV 病程可分为增生期,稳定期,衰竭期。增生期应控制红细胞数量,首要目标是防止血栓形成;稳定期长短不一,不需要维持治疗;衰竭期表现为广泛的骨髓纤维化、肝脾大和全血细胞减少,可定期输血、雄激素等治疗。总体治疗目标是避免血栓形成,控制疾病相关症状,延缓疾病进展。

(一)**静脉放血** 每隔 2~3 天放血 200~400ml,直至血细胞比容 <0.45。应注意:①放血后红细胞及血小板可能会反跳性增高;②反复放血可加重缺铁;③老年及有心脑血管病或血栓史者,放血后可能诱发血栓形成;④放血后不能使升高的白细胞和血小板下降,也不能缓解顽固的皮肤瘙痒及痛风发作。

(二)**血栓形成的预防** 若无禁忌证存在,口服小剂量阿司匹林 50~100mg/d 长期预防治疗。

(三)**降细胞治疗** 年龄 >40 岁者,可口服羟基脲,10~20mg/(kg·d),维持白细胞(3.5~5.0)×10^9/L;年龄 <40 岁或妊娠

期,可皮下注射干扰素 300 万 U/m²,每周 3 次,由于 IFN-α 起效慢,先应用其他治疗,在血象明显好转后作为维持治疗。

（四）JAK2 抑制剂　2014 年 12 月,美国 FDA 批准芦可替尼用于对羟基脲无应答或不耐受的患者。目前,国内主要用于 PV 继发的骨髓纤维化患者。

（五）异基因造血干细胞移植　allo-HSCT 是目前根治 PV 的唯一方法,适用于高危伴骨髓纤维化的 PV 患者,但大多数 PV 患者预期寿命长,且移植风险大,应慎重选择。

七、预后

PV 发病比较隐匿,发展缓慢,病程可长达 10~15 年以上。未治疗的症状性 PV 患者自诊断起的中位生存期约为 6~18 个月,而经治疗的 PV 患者的中位生存期约为 10 年。经治疗的 PV 患者的总死亡率约为正常人群(年龄和性别相匹配的人群)的 1.6~1.7 倍。主要死因是出血、血栓形成和栓塞,个别可演变为急性白血病。心血管事件、血液学转化以及实体瘤分别占死因的 45%、13% 和 20%。最常见的死因是血栓形成(29%)、血液系统恶性肿瘤(23%)、非血液系统恶性肿瘤(16%)、出血(7%)和骨髓纤维化(3%)。

血栓事件是影响 PV 患者生存期的主要并发症。血栓事件的发生不仅与红细胞增多造成的血液黏度增加有关,部分还与血小板数量或质量的异常相关,白细胞增多也增加了血栓形成的机会。既往的血栓病史是现有血栓形成和心血管事件的最强预测因素。年龄也是重要的相关因素。在年龄 <40 岁的患者中,每年的血栓发病率约为 1.8%,而年龄 >70 岁的患者则高达 5.1%。诊断时存在动脉血栓形成、年龄 ≥60 岁和白细胞数 >15 × 10⁹/L 都是预后不良因素。具有 0、1 或 >1(2 或 3)个上述危险因素的患者的中位生存期分别为 23、14 和 9 年。另外,高血小板数以及心血管病危险因素(例如肥胖、高血压、高血脂、糖尿病和吸烟)等通常也被认为是 PV 患者血栓形成的高危因素。

PV 患者的另一大类死亡原因是血液学转化,即转化成骨髓纤维化(MF)和 / 或转化为急性髓系白血病 / 骨髓增生异常综合征(AML/MDS)。血液学转化率约为 1.3 例 /100 人年。发生 PV 后 MF 的危险因素:一是疾病病程,病程 >6 年和 >10 年的相对危险分别是 5.7 和 15.2;二是年龄 ≥60 岁。此外,诊断 MF 时的白细胞数目(>15×10⁹/L)是发生 MF 的危险因素。

PV 的国内疗效标准如下:

1. 完全缓解　临床症状消失,皮肤、黏膜从红紫恢复到正常,原肿大的肝脾显著回缩至不能触及,血红蛋白、白细胞和血小板计数降至正常。若红细胞容量也恢复正常,则称为完全缓解。

2. 临床缓解　临床及血象恢复如 1,但红细胞容量尚未恢复正常或仍可触及脾脏。

3. 好转　临床症状明显改善,皮肤、黏膜红紫有所减轻,原肿大的肝脾有所回缩,血红蛋白下降 30g/L 以上。

4. 无效　临床症状、体征及血象无变化或改善不明显。

第六节　原发性血小板增多症

原发性血小板增多症(essential thrombocythemia,ET)是造血干细胞克隆性疾病,其主要特征是外周血血小板计数持续增高而功能异常,骨髓中巨核细胞增殖旺盛,伴有出血及血栓形成,也称为出血性血小板增多症,50%~70% 患者有 *JAK2 V617F* 基因突变,终末期有部分患者转化为急性白血病。

一、流行病学

ET 于 1951 年被定义为骨髓增殖性疾病,年发病率约为(1~2.5)/10 万,发病率的增加可能与血细胞计数检查的广泛开展有关。理论上,ET 的真实年发病率可能还要更高,因为很多

ET 患者可以长期没有症状而不被诊断。50% 的 ET 患者是因为其他疾病进行血细胞计数检查时发现血小板数目异常而被确诊。ET 患者多为老年人（以 50~60 岁为主），偶尔有儿童病例，男女发病基本相当。ET 患者的生存期与正常人相似。

二、病因及发病机制

目前 ET 的病因尚不清楚。*JAK2 V617F* 基因在 ET 中的阳性率约为 50%~70%，在 8.5 的 *JAK2 V617F* 阴性的 ET 患者中可检测到 *MPL W515* 突变，提示 ET 的发病与促血小板生成素（TPO）受体 MPL 的突变有关。

ET 本质上是一种以巨核细胞增生为主的克隆性多能干细胞增殖性疾病。利用 DNA 和 RNA 的 X 染色体失活模式的研究发现很多被诊断为 ET（30%~50%）的患者都具有包括巨核细胞造血在内的多克隆性造血。与多克隆组相比较，单克隆组有着更高的血栓发生率，而在发病年龄、血细胞计数、脾大等方面都没有显著性差异。因此，这就提出了一个问题：ET 是否是一个异质性疾病以及关于 ET 的诊断标准或者诊断技术是否还需要进一步提高？

已经证实 ET 患者存在着多种与血小板及其他细胞系相关的异常，但是与 PV 中 EPO 水平下降相反的是，ET 患者体内的促血小板生成素（TPO）水平是高的或者正常的。TPO 水平升高可能与 ET 患者体内异常血小板或者巨核细胞的异常 TPO 受体（MPL）有关。在正常情况下，TPO 与 MPL 受体结合以便刺激巨核细胞的生成和分化。推测在 ET 中，由于 MPL 受体表达的缺失或者减少使得 TPO 不能与之正常结合，从而导致血浆中游离 TPO 的增加。但是，在 ET 中并没有鉴定到 MPL 受体的 DNA 结构异常或者突变，并且其骨髓细胞 MPL 的 mRNA 增多，因此推测可能是其 mRNA 翻译异常或者翻译后事件造成 MPL 表达的异常。与巨核细胞的异常生长和增殖相关的另一个发现是 ET 患者的内源性巨核细胞集落形成并不依赖于 TPO。

ET 患者的血小板同样显示出了功能异常,主要表现在胶原、ADP 或肾上腺素诱发的血小板聚集率的下降。ET 的血小板也含有更少的 α 颗粒以及更少的致密体。还可以看到 ET 患者的血小板内 vWF 和纤维蛋白原的缺乏。而反应性血小板增多症患者有着正常的血小板聚集率。与正常对照相比较,ET 患者有着更高的多形核白细胞(PMN)活化。研究发现 ET 患者的 PMN 活化参数(包括 CD11b、白细胞碱性磷酸酶、细胞弹性蛋白酶以及髓过氧化物酶等)都高于正常值。另外,已经证实 PMN 活化水平与血浆凝集以及内皮标记物呈正相关,说明活化 PMN 在 ET 血栓事件中的重要作用。PMN 通过释放细胞内颗粒内容物来诱发血栓事件。PMN 也通过其活化细胞膜上 CD11b 表达的增加与血小板结合。与其他促血栓形成状态例如不稳定心绞痛、血液透析、心肌梗死或卒中等一样,ET 有着更高水平的循环 PMN- 血小板聚集物。ET 和 PV 中的循环 PMN- 血小板聚集物的水平要明显高于其他 MPN 和正常对照。这些都说明活化 PMN 以及血小板在 ET 的血栓事件中的作用。

三、临床表现

ET 发病比较隐匿,进展缓慢,患者早期可能无任何临床症状,仅在做血常规检查时偶然发现。出血或血栓形成是 ET 的主要临床表现,出血以鼻、口腔和胃肠道黏膜多见,偶有脑出血。当血小板数超过 $1\,500 \times 10^9/L$ 时出血多发,机制可能与血小板功能异常或血管性血友病因子相对缺乏、大分子 vWF 多聚体减少有关。血栓形成在老年患者多见,动脉和静脉均可发生,动脉血栓更为多见。血栓的发生与血小板增多程度不一定成比例,而与年龄以及是否合并其他易栓因素有关。此外,患者还可出现疲劳、乏力、脾大。

四、实验室检查

(一)血液检查 血小板$(1\,000\sim3\,000) \times 10^9/L$,涂片中血

小板聚集成堆,大小不一,偶见巨核细胞碎片。聚集试验中血小板对胶原、ADP及花生四烯酸诱导的聚集反应下降,对肾上腺素的反应消失是ET的特征之一。白细胞可增多至(10~30)×10^9/L,中性粒细胞碱性磷酸酶(NAP)活性增高。

(二)骨髓检查 骨髓可见三系明显增生,以巨核细胞和血小板增生为主,巨核细胞体积较大,多为成熟型。骨髓活检有时伴轻至中度纤维组织增多。

(三)基因检查 50%以上的患者存在*JAK2 V617F*突变,部分患者可检测到*MPL W515*突变。

(四)细胞遗传学检查 有助于排除其他的慢性髓系疾病,如Ph染色体阳性的CML等。

五、诊断与鉴别诊断

(一)诊断 2016年世界卫生组织(WHO)诊断标准如下(表6-8)。

表 6-8 2016 WHO原发性血小板增多症诊断标准

原发性血小板增多症的诊断标准
主要标准:
1. 血小板计数≥450×10^9/L
2. 髓活检提示巨核细胞高度增生,胞体大、核过分叶的成熟巨核细胞数量增多,粒系、红系无显著增生或左移,且网状纤维轻度(Ⅰ度)增多
3. 不能满足WHO对于*BCR-ABL*[+] CML、PV、PMF、MDS及其他髓系肿瘤的诊断标准
4. 有*JAK2*、*CALR*或*MPL*基因突变
次要标准:
有克隆性标志或无反应性血小板增多的证据
符合4项主要标准或前3项主要标准和次要标准即可诊断ET

（二）鉴别诊断 需要与 ET 相鉴别的疾病包括各种反应性血小板增多症、CML、PV、MF 以及 MDS 等。

1. 反应性血小板增多症 多种内外科疾病都可造成反应性血小板增多症，包括急性出血、溶血性贫血、缺铁性贫血、转移癌、淋巴瘤、结缔组织病、炎性肠病、POEMS 综合征、外伤、术后（特别是脾切除术后）、慢性感染、过敏、肾功能衰竭、药物反应等。对于未知病因的血小板增多症，如果伴有其他急性期蛋白增高（例如 C 反应蛋白、纤维蛋白原）或血沉增快时，应该考虑可能为炎症相关的反应性血小板增多症。

2. CML 细胞遗传学检查证实存在 t(9;22) 的 Ph 染色体，或者分子学检查发现存在 *BCR-ABL* 融合基因。这对于孤立性血小板增多症或者潜在骨髓纤维化的 CML 特别重要。

3. PV 伴有 *JAK2* 基因突变的血细胞比容增多，详见"真性红细胞增多症"章节。

4. MF 骨髓中存在网织蛋白以及外周血中出现幼稚白细胞、泪滴红细胞等是 MF 的典型表现。

5. MDS MDS 是一组伴有各系病态造血的异质性疾病，虽然大多数 MDS 患者都表现为血小板减少，但是部分患者例如 5q- 患者也可以出现血小板增多。

六、治疗

ET 是一种慢性疾病，部分患者可长期生存，死因主要为血栓、出血并发症及转化为白血病。

（一）抗血小板、防治血栓并发症 小剂量阿司匹林 50~100mg/d，ADP 受体拮抗剂（噻氯匹啶与氯吡格雷）；阿那格雷。

（二）羟基脲 羟基脲为非烷化剂骨髓抑制剂，用法为 15mg/(kg·d)，口服，可长期间歇使用，治疗期间应严密监测血常规并调整剂量。

（三）干扰素 可抑制巨核细胞克隆的分化，降低巨核细胞的大小，减少巨核细胞的倍增，用法为 300 万 U/m²，每周 3 次，皮下注射,可用于孕妇。

（四）血小板单采术（plateletpheresis） 可迅速减少血小板数量,常用于妊娠、手术前准备以及骨髓抑制药不能奏效时。

七、预后

ET 患者的寿命与正常人相当。与 PV 一样,血栓形成是 ET 患者的主要并发症,而出血较为少见。因为各个临床研究所选择人群以及所用的血栓形成及出血的定义不同,血栓形成的发生率也有所不同,一般在 5%~10%,而出血发生率不足 1%。一些研究已经显示,年龄 >60 岁以及既往血栓病史是 ET 患者发生血栓事件的高危因素。而血小板数 >1 500 × 10^9/L 是出血的高危因素。另外,还有研究显示,单克隆性 ET 比多克隆性 ET 有着更高的血栓发生率。少数 ET 患者也可进展为骨髓纤维化或者 AML/MDS。在一项 195 例患者的研究中,10 年骨髓纤维化的发生率约为 8%。一项 2 316 例患者的回顾性研究发现,未治疗 ET 患者的 AML/MDS 发病率约为 1%。另外,接受过多种细胞毒药物治疗的患 ET 进展缓慢,有出血或血栓形成者预后较差。少数患者可转化为其他类型的 MPNs。国外的几个研究组定义了 ET 的危险因素如下:

①低危:年龄 <60 岁、没有血栓病史和血小板计数 <1 000 × 10^9/L。

②中危:不满足低危及高危者。

③高危:年龄 ≥60 岁或明确的血栓形成病史。

第七节 骨髓增殖性肿瘤,未分类型

骨髓增殖性肿瘤,未分类型（myeloproliferative neoplasms, unclassifiable;MPN-U）是指一类临床上、形态上以及分子特征上不符合 PV、ET 或 PMF 等亚型诊断标准或具有以上疾病重叠表现的疾病。2016 版 WHO 对 MPN 各分型诊断进行了更为精确的划分,大大降低了 MPN-U 的诊断率。值得注意的是,MPN-U 即使血细胞数目正常,仍有发生不明原因血栓的风险,尤其是内脏静脉血栓。MPN-U 主要包括以下几类患者:①特征未完全表现出来的早期 MPN 患者;②进展期 MPN 患者,此时患者具有明显的纤维化和 / 或骨硬化,或转化为更侵袭的疾病阶段,最初的疾病相关组织学特征已发生改变;③其他肿瘤或炎症共存的患者,模糊了 MPN 相关的组织学特征。

(李海霞　董秀帅)

第七章

骨髓增生异常 / 骨髓增殖性肿瘤
（MDS/MPN）

　　骨髓增生异常 / 骨髓增殖性疾病（myelodysplastic/myeloproliferative diseases，MDS/MPD）是 2001 年 WHO 造血组织和淋巴组织肿瘤分类中新设立的一大类髓系肿瘤，2008 年 WHO 造血组织和淋巴组织肿瘤分类中更名为骨髓增生异常 / 骨髓增殖性肿瘤（myelodysplastic/myeloproliferative neoplasms，MDS/MPN）。其特征是患者就诊时的临床和血液学表现兼有 MDS 和 MPN 的特点，如骨髓髓系细胞中 1 系或 2 系过度增殖且为有效造血，导致外周血中该系细胞增多伴或不伴发育异常；而髓系细胞中另外的 1 系或 2 系明显发育异常且为无效造血，导致外周血中该系细胞减少且形态异常。这类患者不符合 MPN 或 MDS 中任何一个已知疾病的诊断标准。因而将它们归为一个大类——MDS/MPN。MDS/MPN 大类中包括 4 种独立的疾病，即慢性粒 - 单核细胞白血病，不典型慢性髓系白血病，幼年型慢性粒 - 单核细胞白血病，不能分类的 MDS/MPN 以及骨髓增生异常 / 骨髓增殖性肿瘤伴环形铁粒幼细胞和血小板增多（myelodysplastic/myeloproliferative neoplasm with ring sideroblasts and thrombocytosis，MDS/MPN-RS-T）。需要注意的是，原来曾明确诊断为 MPN 的患者，继后出现了 MDS 的表现，这常常表明原来的 MPN 发生恶性转化，对于这类病例仍应维持原来 MPN 的诊断，而不应诊断为 MDS/MPN。

第一节　慢性粒 - 单核细胞白血病

慢性粒 - 单核细胞白血病（chronic myelomonocytic leukemia，CMML）是一种临床上很少见的疾病，其临床表现、生存期、血常规检查具有多样性。CMML 既往被认为是骨髓增生异常综合征（MDS）的一个亚型，因其兼有骨髓发育异常和骨髓增殖的特点，2001 年 WHO 造血和淋巴细胞肿瘤分类将 CMML 归属于骨髓增生异常 / 骨髓增殖性疾病（MDS/MPN）。

一、流行病学

本病主要发生于老龄人，60 岁以上人群中年发病率约为 3/10 000。中位发病年龄为 65~75 岁，男女之比为（1.5~3）：1。

二、病因及发病机制

病因与发病机制未明。职业性和环境致癌因素、电离辐射和细胞毒药物在某些病例可能是致病因素。有迹象表明一些细胞因子如 TNF、GM-CSF、IL-3、IL-4 等可能参与了粒 - 单核系的过度增殖。RAS 基因突变的概率在初诊和病程中可达 40%。克隆性染色体异常可见于 20%~40% 的 CMML 患者，但均无特异性。

三、临床表现

CMML 主要表现为两组症状，即与骨髓病态造血相关的症状及与骨髓增殖相关的症状。患者因骨髓增生异常而发生血细胞减少，可表现为乏力、心悸、苍白、发热、感染、出血、体重减轻或盗汗等。表现在骨髓增殖性上的特点：异常单核细胞增生，且有这种细胞浸润的特征，如皮肤、腺体、齿龈、骨等髓外浸润，淋巴结、肝脾肿大，甚至巨脾。

四、实验室检查

（一）血液检查 常常表现为贫血和白细胞增高,主要是粒细胞和单核细胞增高,外周血单核细胞绝对数 $>1 \times 10^9$/L,可出现幼稚单核细胞。粒细胞常出现成熟粒细胞增多,有或无粒系发育异常,可见未成熟的粒细胞。部分患者也可以出现粒细胞减少。多数患者血小板降低,但也有部分患者血小板计数正常或增高。

（二）骨髓检查 骨髓增生多数为明显活跃或极度活跃,也有增生低下者。粒细胞和单核细胞增多。原始粒细胞多 >5%,原幼单核细胞也 >5%,但二者之和 <20%。红系及巨核系增生减低。三系均有不同程度的病态造血,其中红系的典型表现为巨幼样变、核碎裂、花瓣样核、多核红细胞,成熟红细胞嗜碱性点彩。粒系病态造血表现为颗粒减少、核分叶过少、胞质中出现空泡等,颗粒过多作为一种病态表现,特异性较差。巨核系典型的病态造血为小巨核细胞、淋巴样巨核细胞、单圆核巨核细胞、多圆核巨核细胞。

（三）细胞遗传学和分子生物学特征 未发现 CMML 具有特殊的染色体异位,部分患者可出现如下染色体数目及结构异常,如 +8,del(20q),-7,del(11q),也有 t(1;13)(p36;q21),t(7;11)(p15;p15) 和 t(8;9)(p11;q34) 等形成的报道。一般无 *PDGFRA*、*PDGFRB*、*FGFR1* 及 *PCM1-JAK2* 基因重排。

五、诊断和鉴别诊断

（一）诊断

1. 2016 版 WHO 诊断标准(表 7-1)。

表 7-1 2016 版 WHO 的 CMML 诊断标准

CMML 诊断标准
1. 血单核细胞持续 $>1 \times 10^9$/L,单核细胞数 ≥10%(白细胞总数)

CMML 诊断标准

2. 不符合 WHO 对于 *BCR-ABL1* 阳性的 CML、PMF、PV 及 ET 的诊断标准

3. 无 *PDGFRA*、*PDGFRB*、*FGFR1* 或 *PCM1-JAK2* 基因重排（有嗜酸性粒细胞增加者应特别排除）

4. 在骨髓或外周血中原始细胞 [a]<20%

5. 髓系中一系或多系病态造血。如果病态造血缺乏或很轻微，需满足以下标准才能诊断：可检测出造血细胞存在克隆性染色体或基因异常；或单核细胞增加持续≥3 个月，同时排除其他引起单核细胞增多的原因

注：[a]. 此处的原始细胞包括原始粒细胞、原始单核细及幼稚单核细胞；不包括异常单核细胞

2. 原始细胞比例与预后密切相关，CMML 分型诊断如下：

CMML-0：外周血原始细胞 <2% 且骨髓原始细胞 <5%；

CMML-1：外周血原始细胞 2%~4% 和 / 或骨髓原始细胞 5%~9%；

CMML-2：外周血原始细胞 5%~19%，骨髓原始细胞 10%~19% 和 / 或出现 Auer 小体。

（二）鉴别诊断　应该注意与骨髓增生异常综合征（MDS）相鉴别，CMML 曾作为 MDS 的分类之一，两者临床表现及实验室结果相似，但 CMML 的外周血单核细胞增多 $>1 \times 10^9$/L。

六、治疗

（一）支持治疗　多数 CMML 患者年龄较大，并常伴有其他疾病，支持治疗尤为重要。血红蛋白 <100g/L 的患者，根据贫血症状，定期输注浓缩红细胞。血小板 $<20 \times 10^9$/L 伴出血症状时，进行血小板输注，血小板 $<10 \times 10^9$/L 时，进行预防性血小板输注。其他抗感染、营养支持等均要选择性应用。

（二）化疗　CMML 具有明显的病态造血，造血功能多数较差。多数患者不能耐受强烈化疗，而小剂量化疗或许能起到一

定疗效。常用的单药治疗方案有：小剂量阿糖胞苷、5-氮杂胞苷、高三尖杉酯碱、依托泊苷等均有一定的作用。高白细胞患者可用羟基脲，用量为 1~4g/d，使白细胞维持在（5~10）× 10^9/L 水平。

（三）去甲基化的治疗　去甲基药物如地西他滨（decitabine）为目前已知最强的 DNA 甲基化特异性抑制剂，在体内能使因甲基化而失活的抑癌基因再转录，诱导其表达。与加强化疗相比，通常这些药物不会出现严重的不良反应。

（四）造血干细胞移植　可用于有相合供者的 <50 岁的患者。造血干细胞移植理论上是有可能治愈 CMML 的方法。但年龄等条件限制使能移植治疗的患者数较少。

七、预后

CMML 患者中位生存期约 20 个月，有 15%~30% 的患者发展为 AML。脾脏大小、贫血的程度、WBC 升高的程度、原始细胞的多少等都可影响预后。几乎所有的研究都认为，原始细胞比例是最重要的影响预后的因素，比例高者易发展为 AL。

第二节　不典型慢性粒细胞白血病

不典型慢性粒细胞白血病（atypical chronic myeloid leukemia，aCML）：是一种罕见的造血干细胞异常的疾病，主要累及中性粒细胞系，其特征是外周血白细胞数增多，主要是不成熟和成熟中性粒细胞，而且有明显发育异常的形态学表现，兼有骨髓增生异常和骨髓增殖的特征，2001 年 WHO 造血和淋巴系统肿瘤的新分类标准中，将其归属于骨髓增生异常／骨髓增殖性肿瘤（MDS/MPN）中。不典型慢性粒细胞白血病 Ph 染色体阴性，无 *BCR-ABL1* 基因易位，约 1/3 的患者存在 *SETBP1* 和 *ETNK1* 基因突变。

一、流行病学

aCML 确切发病率不清楚，在 2008 年 WHO 分类中提到每

100 例 CML 患者中可见到 1~2 例 aCML 患者,有报道 aCML 患者的构成比仅为 MDS/MPN 的 16.7%(9/54)。主要发生于老龄人,中位发病年龄为 70~90 岁。男女患者之比为(1~2.5):1。

二、病因及发病机制

aCML 病因及发病机制迄今未明,有的 aCML 可由 MDS-RA 或纯红细胞再生障碍性贫血演化而来。

三、临床表现

aCML 多见于老年患者,多表现为贫血或血小板减少引起的症状或脾大相关症状,疲乏、无力、出血、左上腹部胀满等。

四、实验室检查

(一)**血液检查** 外周血白细胞增多,初诊时白细胞中位数为(24~96)× 10^9/L,以中性粒细胞为主,粒细胞可见病态造血,早幼粒细胞、中幼粒细胞、晚幼粒细胞比例≥10%,原始细胞<20%,无嗜碱性粒细胞增多。

(二)**骨髓检查** BM 增生活跃或极度活跃,以粒细胞为主,且有明显的病态造血,原始细胞增加,但是 <20%。嗜酸性粒细胞正常或增多,但嗜碱性粒细胞不增多。大多数的巨核细胞也有病态造血。至少 50% 有红系病态造血。一些患者在初诊或发展过程中可出现骨髓纤维化。既往报告的染色质异常凝聚综合征可能是 aCML 的变异型。

(三)**细胞遗传学及分子生物学** Ph 染色体和 *BCR-ABL* 融合基因均阴性。部分患者存在 *SETBP1* 和 *ETNK1* 基因突变。80% 的患者有染色体异常,最常见的是 +8、20q-,12、13、14、17、19 号染色体的异常也较常见。虽然 i17q 大多见于 CMML,也可见于 aCML。部分患者有 *JAK2 V617* 基因突变。约 30% 的患者有获得性 *NRAS* 或 *KRAS* 基因突变。部分患者有 t(8;9)(p22;p24)和 / 或 *PCM1-JAK2* 融合基因,但同时有嗜酸性粒细胞升高,且缺乏骨髓病态造血,因此应诊断为 CEL。

五、诊断和鉴别诊断

(一)诊断 2016 版 WHO 对于 aCML(*BCR-ABL-*)的诊断标准详见表 7-2。

表 7-2 不典型慢性粒细胞白血病(aCML,*BCR-ABL-*)诊断标准

不典型慢性粒细胞白血病的诊断标准
1. 外周血白细胞增多,以中性粒细胞为主,早幼粒细胞、中幼粒细胞、晚幼粒细胞比例≥10%
2. 粒细胞不典型增生,异常染色体凝集
3. 无或极少嗜碱性粒细胞 <2%(WBC)
4. 无或极少单核细胞 <10%(WBC)
5. 骨髓增生极度活跃,以粒细胞为主且存在发育异常;伴或不伴红系及巨核系发育异常
6. 骨髓及外周血中原始细胞 <20%
7. 无 *PDGFRA*、*PDGFRB*、*FGFR1* 或 *PCK1-JAK2* 基因重排
8. 不满足 WHO 对于 *BCR-ABL1*⁺CML、PMF、PV 或 ET 的诊断标准

(二)鉴别诊断 aCML 应与 *BCR-ABL*⁺ 的 CML、CNL、ET 及 MDS 等疾病相鉴别。

六、治疗

到目前为止,国内外对于 aCML 的治疗没有统一的标准,许多病例在治疗上借鉴了 CML 的治疗方法,如羟基脲、白消安、干扰素治疗,但是疗效不显著。大剂量化疗、预激方案治疗均难以奏效。异基因造血干细胞移植是目前 aCML 患者的最佳治疗选择。

七、预后

aCML 的预后极差,中位生存期为 14~29 个月,25%~40% 的

患者演变为急性白血病,其余患者常死于骨髓衰竭。aCML 预后的评分系统,包括 3 项风险因素:65 岁以上女性、WBC>50×10^9/L、Hb<100g/L。此 3 项因素每一项积分为 1 分,根据此评分系统把 aCML 患者分为两组,低危组(0~1 分),高危组(2~3 分),低危组的中位生存期为 38 个月,高危组的中位生存期为 9 个月。

第三节 幼年型粒 - 单核细胞白血病(JMML)

幼年型粒 - 单核细胞白血病(juvenile myelomonocytic leuke-mia,JMML)是一种罕见的克隆性造血干细胞增生异常性疾病,多发生于婴幼儿,其特征是粒系和单核系细胞异常增殖,外周血和骨髓中原始细胞 + 幼单核细胞 <20%,并常伴有红系和巨核系细胞发育异常。无 *BCR-ABL* 融合基因,有特征性的累及 *RAS/MAPK* 通路基因的突变。JMML 兼有 MDS 和 MPN 的特征,1994年国际儿童粒 - 单核细胞白血病工作组建议将此病统一命名为 JMML,更准确地描述了这种恶性髓系疾病。

一、流行病学

JMML 占儿童白血病的 2%~3%,发病率约(0.6~1.2)/10 万,95% 的患儿在诊断时年龄小于 4 岁,其中 60% 发生在 2 岁以前,中位初诊年龄为 1.8 岁。男性多于女性,男女比例约为 2:1。

二、病因和发病机制

JMML 的病因不清,已报告的某些病例提示 JMML 有遗传易感性,如同卵孪生同胞同患本病,以及 JMML 与 NF-1 合并发生。NF-1 患儿发生髓系肿瘤,主要是 JMML 的危险性增高 200~500 倍,而 NF-1 成人患者则无此现象。偶有伴努南综合征的幼小婴儿发生 JMML 样疾病,某些病例不经治疗自然消退,另一些病例则更具侵袭性。这些患儿有 *PTPN11* 基因的胚系突变,该基因编码蛋白酪氨酸磷酸酶 SHP2，或有 *KRAS* 基因的胚系突变。JMML 骨髓细胞在体外培养中可自发形成 GM-CFU 集落，提示经由 RAS 信号传导途径的生长因子失调。*RAS* 基因点突变可以激活，而 *NF-1* 基因点突变可以灭活 RAS 信号传导途径。已经证实 JMML 患儿造血细胞 *RAS* 和 *NF-1* 基因异常分别可达 20% 和 30%，而且这两种异常从不发生于同一个体。20% 以上的 JMML 患者有 7 号染色体异常，如单体 7。其他的染色体异常包括 t（1；13）、t（7；12）、t（7；20）、13、21、8 等，但染色体异常与 JMML 发病机制的相关性尚不清楚。

三、临床表现

JMML 起病可急可缓，常以呼吸道症状为主诉，最常见的表现是发热、不适、咳嗽、腹胀、扁桃体炎、支气管炎、肺部感染。可出现骨髓增殖性疾病的表现，如肝、脾、淋巴结肿大。皮肤损害是常见且重要的特征，见于半数以上的患儿，表现为多见面部斑丘疹或湿疹样皮疹，甚至为化脓性皮疹、黄色瘤、牛奶咖啡斑。由于血小板减少而继发出血亦非罕见。

四、实验室检查

（一）**血液检查**　血常规一般表现为白细胞增多、贫血、血小板减少，中位白细胞数为（20~30）× 10^9/L，罕见 >100 × 10^9/L，以成熟中性粒细胞及单核细胞为主。外周血可见幼粒细胞和幼红细胞，少数患者可见嗜酸性粒细胞和嗜碱性粒细胞。

（二）**骨髓检查**　骨髓增生明显高于正常，以粒细胞为主，原始细胞 <20%，单核细胞占 5%~10%，不见 Auer 小体。粒系可见病态造血，红系病态造血少见。巨核细胞减少。骨髓活检部分可见纤维增生。

（三）**细胞遗传学及分子生物学**　患儿 Ph 染色体阴性，也无 *BCR-ABL* 重排，25% 的患者有 -7 异常，其他染色体异常占 10%，65% 的患者染色体正常。累及 RAS/MAPK 信号转导途径的基因突变是其特征,35% 的患者发生 *PTPN11* 基因突变,20% 的患者发生 *NRAS*、*KRAS* 或 *NF1*(神经纤维增生 I 型)基因突变。

(四)血红蛋白 F(hemoglobin F,HbF) HbF 增加是 JMML 的一个特征,特别是对染色体正常的患者。

(五)细胞培养 体外髓系前体细胞对粒 - 巨噬细胞集落刺激因子(GM-CSF)高度敏感是本病的一个标志。多数实验研究显示,在缺乏外源性造血因子情况下,粒-单系祖细胞(CFU-GM)可大量自发生长,而正常造血祖细胞生长受抑,并且这种自发生长表现对 GM-CSF 具有选择性,抗 GM-CSF 抗体可选择性的抑制 JMML 克隆的生长,而其他生长因子抗体不能抑制其克隆生长,故细胞培养 GM 克隆自发性生长对 JMML 诊断起重要作用。

(六)其他检查 可见多克隆免疫球蛋白增加及自身抗体;JMML 的临床特征常常和感染相似,包括 EBV、巨细胞病毒(cytomegalovirus,CMV)、人类 6 型疱疹病毒(human herpes virus 6,HHV6)等感染;彩超可见肝、脾肿大;胸片可见支气管或肺部炎症阴影。

五、诊断

由于 JMML 症状具有非特异性,故其诊断存在一定的困难,但随着 JMML 的基因特点逐渐被认识,90% 存在基因异常的患者诊断不再困难。随着基因研究的不断深入,JMML 的诊断标准也增加了基因方面的标准,JMML 更新的诊断标准见表 7-3。

表 7-3 JMML 诊断标准

JMML 诊断标准
1. 临床表现及血液学检查(所有 4 项必须都包括)
(1)外周血单核细胞计数 $>1 \times 10^9/L$
(2)外周血及骨髓原始细胞 <20%
(3)脾大

续表

JMML 诊断标准

（4）Ph 染色体（−）,*BCR-ABL* 融合基因（−）

2. 基因研究（除外 1 中的指标,至少应具备下列中的 1 项）

（1）*PTPN11**、*KRAS** 或 *NRAS** 体细胞突变

（2）*NF-1* 的临床诊断或 *NF1* 生殖系突变

（3）*CBL* 生殖系突变和 *CBL* 杂合子丢失

3. 10% 缺乏基因异常的患儿,除外 1 中的指标,至少应具备下列中的 2 项

（1）-7 或者其他染色体异常

（2）外周血 HbF 高于同年龄正常值

（3）外周血涂片可见髓系原始细胞

（4）体外培养髓系原始细胞对 GM-CSF 高度敏感

（5）*STAT5* 高度磷酸化

注:* 需排除生殖细胞突变

六、治疗

（一）化疗　常规化疗并不能改善 JMML 的进展和预后,但可减低肿瘤负荷,作为造血干细胞移植前的桥接治疗。常用方案有巯嘌呤,或联合小剂量的阿糖胞苷。

（二）造血干细胞移植　异基因造血干细胞移植是目前唯一能治愈 JMML 的方法。不同基因分型患儿的移植时机不同。对于 *NF1* 基因突变、*PTPN11* 或 *KRAS* 体系基因突变及大部分 *NRAS* 基因体系突变的患儿,建议早诊断、早进行造血干细胞移植治疗;由于部分 *NRAS* 基因体系突变或 *CBL* 基因体系突变的 JMML 患儿有自发缓解趋势,建议这部分患儿以化疗为主,如有病情进展,再进行造血干细胞移植治疗。

（三）其他　去甲基化治疗及靶向治疗应用于 JMML 患者

正在研究中。

七、预后

JMML 预后差,多数生存期短于 2 年,但病程存在异质性,约 1/3 患儿不管是否治疗,均表现为进展迅速、脏器肿大、恶病质、骨髓衰竭并在数月内死亡,不治疗的患者主要死于白血病细胞浸润导致的器官衰竭,如呼吸衰竭等。1/3 的患儿不经治疗可获得临床部分改善,甚至细胞计数完全正常,生存期达 2 年或以上,文献中报道最长达 9 年。提示预后好的因素有:①年龄 <2 岁;② HbF<10%;③ PLT>40×10⁹/L;④缺乏克隆性遗传学异常者。而外周血原始细胞和幼红细胞数量多的患者预后差。不接受 allo-HSCT 者的中位生存期仅 1 年。

第四节 骨髓增生异常 / 骨髓增殖性肿瘤伴环形铁幼粒细胞和血小板增多

骨髓增生异常 / 骨髓增殖性肿瘤伴环形铁粒幼细胞和血小板增多(MDS/MPN-RS-T)是骨髓增生异常 / 骨髓增殖性肿瘤(MDS/MPN)的一个特殊亚型,既有 MDS 伴环形铁粒幼细胞的形态学发育异常特点,又有原发性血小板增多症(ET)的骨髓增殖性特点。临床上该病较少见,发病率低,易漏诊或误诊。

一、流行病学

从发病年龄上,MDS/MPN-RS-T 的发病年龄明显晚于 ET,但早于 MDS-RS;从患者的血红蛋白水平上,MDS/MPN-RS-T 的水平要高于 MDS-RS。

二、病因和发病机制

MDS/MPN-RS-T 病因尚不明确。大多数 MDS/MPN-RS-T 患者同时表达 *JAK2 V617F* 和 *SF3B1* 基因突变,部分患者可

SF3B1 基因突变阴性。

三、临床表现

MDS/MPN-RS-T 患者在临床特征方面,MDS/MPN-RS-T 同时存在 MDS-RS 和 MPN-ET 的双重特点,既存在环形铁粒幼细胞贫血,又存在原发性血小板明显增高导致的高血栓事件风险。

四、实验室检查

（一）**血液检查**　主要表现为贫血及血小板增多,血涂片提示白细胞计数正常,杆状核比例偏高,偶见晚幼粒细胞;成熟红细胞大小不等,可见有核红细胞、大红细胞及畸形红细胞。

（二）**骨髓检查**　骨髓提示有核细胞增生活跃,红系病态造血,伴或不伴有粒系、巨核系病态造血,环形铁粒幼红细胞增多≥15%,原始细胞小于 5%。

（三）**分子生物学检测**　以 MPN 为特点的 MDS/MPN-RS-T 伴有 *JAK2* 突变(*MPL*、*CARL* 基因突变罕见);以 MDS 为特点的 MDS/MPN-RS-T 可见 *SF3B1* 基因突变;大多数 MDS/MPN-RS-T 患者同时表达 *JAK2 V617F* 和 *SF3B1* 基因突变。

五、诊断和鉴别诊断

（一）**诊断**　2016 年 WHO 关于 MDS/MPN-RS-T 的诊断标准如下（表 7-4）

表 7-4　2016 年 WHO MDS/MPN-RS-T 诊断标准

MDS/MPN-RS-T 诊断标准
1. 红系病态造血相关的贫血,伴或不伴多系病态造血,环形铁粒幼细胞 ≥15%,外周血原始细胞比例 <1% 且骨髓原始细胞 <5%
2. 持续性血小板增多(PLT≥450×10^9/L)
3. *SF3B1* 基因突变阳性,或 *SF3B1* 基因突变阴性者近期未接受可解释骨髓增生异常／骨髓增殖性肿瘤特征的细胞毒性或生长因子治疗

MDS/MPN-RS-T 诊断标准

4. 无 *BCR-ABL1* 融合基因,无 *PDGFRA*、*PDGFRB* 或 *FGFR1* 基因重排,无 *PCM1-JAK2*,无 t(3;3)(q21;q26),无 inv(3)(q21q26)或 del(5q)

5. 无 MPN、MDS(排除 MDS-RS)或其他类型的 MDS/MPN 既往史

(二)鉴别诊断 该病应注意与 MDS 及 ET 相鉴别。

六、治疗

目前 MDS/MPN-RS-T 尚无有效的根治办法,主要是针对血小板增多的降细胞治疗(包括羟基脲和干扰素等)和针对贫血的支持治疗(包括输注红细胞和应用重组人促红细胞生成素等)。*JAK2* 基因抑制和 *SF3B1* 基因抑制剂的靶向治疗有望在不久的将来也会用于 MDS/MPN-RS-T 的治疗。

七、预后

SF3B1 基因突变阳性的 MDS/MPN-RS-T 患者的生存期明显好于 *SF3B1* 基因阴性患者,且 MDS/MPN-RS-T 的预后好于MDS-RS,但较单纯 ET 差。*JAK2 V617F* 和 *SF3B1* 基因突变阳性患者预后优于野生型患者。MDS/MPN-RS-T 的血栓事件发生率与 ET 相似,但明显高于 MDS-RS;而 MDS/MPN-RS-T 的急性髓系白血病的转化率与 MDS-RS 相似,但明显高于 ET。最终转归与合并骨髓纤维化的情况、感染和血栓等并发症的情况相关。

第五节　骨髓增生异常/骨髓增殖性
肿瘤,未分类(MDS/MPN,U)

不能分类的骨髓增生异常/骨髓增殖性肿瘤(MDS/MPN,U)是指临床、血液学和形态学特点符合 MDS/MPN,但却不能满足前述几种 MDS/MPN 疾病的诊断标准。

在做出 MDS/MPN,U 的诊断之前:①若有 *BCR-ABL* 融合基因或 *PDGFRA*、*PDGFRB* 或 *FGFR1* 基因重排则排除 MDS/MPN,U 的诊断;②此前曾确诊为 MPN 的患者,继后出现了 MDS 的特征,常表明其 MPN 进入更为侵袭性的阶段,仍应维持原来 MPN 的诊断,而不诊断为 MDS/MPN,U。但 MDS/MPN,U 可能包括某些在以前的慢性期时未被查出,从开始就表现为伴有骨髓发育异常的转化期的 MPN 患者,若基础性的 MPN 不能确定,则诊断为 MDS/MPN,U 比较合适;③此前曾诊断为 MDS,U 或 MPN,U,并于最近刚接受过细胞毒药物或造血生长因子治疗的患者,需排除治疗影响的可能性。

一、临床与血液学表现

这类疾病的特点为一系或多系髓系细胞无效性增殖或发育异常或二者同时存在。同时,另外一系或多系髓系细胞有效增殖,伴有或不伴有发育异常。实验室特点常包括不同程度的贫血,血片中有或没有大红细胞增多并常有红细胞二形性。有一系或多系有效增殖的证据,可以是血小板增多或白细胞增多。中性粒细胞可有发育异常,可见巨大的或颗粒少的血小板。外周血白细胞中和骨髓有核细胞中原始细胞 <20%,若外周血或骨髓中原始细胞 >10%,可能提示向更为侵袭性的阶段转化。

二、诊断

2008 年 WHO 分类中 MDS/MPD,U 的诊断标准如下:

患者有 MDS 各型(RCUD、RARS、RCMD、RAEB)之一的临床、实验室和形态学特点,且外周血和骨髓中原始细胞 <20%;同时具备:①有显著的骨髓增殖性特点,如血小板 $\geqslant 450 \times 10^9$/L 伴有骨髓中巨核细胞增多,或白细胞 $\geqslant 13 \times 10^9$/L,伴有或不伴有脾脏肿大。②无 MPN 或 MDS 病史,无近期细胞毒药物或造血生长因子治疗史,无 Ph 染色体或 *BCR-ABL* 融合基因,无 *PDGFRA*、*PDGFRB* 或 *FGFR1* 基因重排,无孤立性 del(5q)、t(3;3)(q21;

q26）或 inv（3）（q21q26）；③或者，患者有 MDS/MPN 的特征，但不能完全满足 MDS、MPN 或前述 MDS/MPN 中任何一个亚型的诊断标准。

三、预后与治疗

MDS/MPD，U 有时是疾病的过渡阶段，应密切随诊，注意其演变，预后和治疗应视其演变情况而定。

（董秀帅　孟令伶）

第八章

骨髓增生异常综合征（MDS）

骨髓增生异常综合征（myelodysplastic syndromes，MDS）是一组克隆性造血干细胞疾病，以血细胞病态造血，高风险向急性髓系白血病（AML）转化为特征的异质性髓系肿瘤性疾病。任何年龄的男、女均可发病，约80%患者大于60岁。

第一节　流　行　病　学

英国MDS的年发病率为2.1/105，德国MDS的年发病率为4.11/105。MDS主要发生于老年人群。瑞典MDS患者中位年龄，男性为74.1岁，女性为78.2岁。90%的患者年龄>60岁。MDS患者中男性多于女性。日本资料中MDS年发病率，男性为$3.4/10^5$，女性为$2.1/10^5$。

第二节　病因和发病机制

原发性MDS的确切病因尚不明确，继发性MDS见于烷化剂、拓扑异构酶抑制剂、放射性、有机毒物等密切接触者。MDS是起源于造血干细胞的克隆性疾病，异常克隆细胞在骨髓中分化、成熟障碍，出现病态、无效造血，并呈现高风险向AML转化趋势。部分MDS患者可发现造血细胞中有基因突变或表观遗传学改变或染色体异常或骨髓造血微环境异常,这些异常改变可能参与 MDS 的多因素、多步骤、连续动态的发生发展过程。

一、染色体异常

MDS 患者在诊断时 40%~60% 有染色体异常,随着病程的进展可高达 80%。在 MDS 转 AML 时常见,但非 MDS 所特有,染色体异常是造血细胞异常的直接证据。总的看来,染色体异常在早期 MDS 发生率相对较低(15%~30%),而且多为单一异常;在晚期 MDS 发生率高(45%~60%),而且复杂异常(≥3 种)增多。随着病程进展,部分患者可看到异常克隆增大或出现新的异常,反映着病程演变是一个多步骤顺序过程。另外,MDS 的染色体异常也定位了一些基因组损伤部位,提示该部位基因的激活或失活在 MDS 发病或病程演变中有重要作用。如 5q- 部位的许多编码造血生长因子、造血生长因子受体的基因以及 *IRF-1* 基因等;17p- 部位的 *p53* 基因,11q23 部位的 *MLL*(*HRX*)基因等。

二、癌基因与抑癌基因异常

3%~40% 的 MDS 患者有 *RAS* 家族基因突变,以 *NRAS* 基因第 12、13 或 61 密码子突变最为常见。*RAS* 基因编码 GTP 结合蛋白 P21,保持分化相关信号传导通路。*RAS* 基因突变的异常蛋白产物能使细胞转化为恶性表型;约 10% 的 MDS 患者有 *fms* 基因突变。*fms* 基因定位于 5q33,编码 M-CSF 受体。已发现的 *fms* 点突变常在第 301 或 969 密码子,前者的异常蛋白产物可使细胞发生转化,后者虽不具备转化能力,但可上调 M-CSF 的刺激。5%~10% 的 MDS 患者可检出 *p53* 基因突变。*p53* 是抑癌基因,定位于 17p13。*p53* 蛋白传导由各种形式 DNA 损伤所产生的信号,使细胞停滞于 G1-S 期转换点,从而抑制这类细胞的增殖,导致其凋亡。MDS 的 *p53* 基因突变主要见于晚期患者,故可能是一个后期变故。约 30%~50% 的 MDS 患者有 *p15* 抑癌基因失活。

p15 基因定位于 9q21，编码 p15INK4B 蛋白，是细胞周期蛋白依赖性激酶抑制剂（CDKI），可抑制周期蛋白 D/CDK4 和周期蛋白 D/CDK6 的活性。*p15* 基因失活是由于 5'CpG 岛过度甲基化，主要见于晚期 MDS 患者。

三、骨髓造血干、祖细胞体外生长分化行为异常

骨髓造血干、祖细胞体外培养的结果显示，大多数 MDS 患者出现：① CFU-GEMM、BFU-E、CFU-E、CFU-GM、CFU-MK 集落均减少或无生长；② CFU-GM 集簇增多；③ CFU-GM 集落内细胞分化成熟障碍，主要由原始细胞组成；④对造血刺激因子反应异常；⑤在 Dexter 长期培养体系中不能形成健康的黏附层；MDS 骨髓细胞在正常黏附层上也生长不良。用纯化的骨髓 CD34$^+$ 细胞进行培养，结果也基本相似。这些结果表明 MDS 骨髓造血干、祖细胞的增殖和分化成熟可能受损。

四、单克隆性造血

随着造血克隆性分析技术的进步，特别是 X 染色体灭活模式分析中高杂合率基因的发现，对 MDS 造血克隆性分析也积累了更多资料。主要结果如下：① MDS 的各亚型，包括早期亚型，都可检测到单克隆造血的证据；②单克隆造血现象出现在用现有方法能够检出的细胞遗传学异常改变之前；③由 MDS 转化的 AML 经化疗完全缓解之后，其原有的细胞遗传学异常完全消失，但造血仍为单克隆性；④ MDS 经治疗完全缓解后可恢复为正常的多克隆造血；⑤关于 MDS 异常克隆的起源水平，多数报告均证明所有髓系细胞都来自同一异常克隆，而淋巴细胞仍为多克隆性；个别报告证明 B 淋巴细胞也来自同一异常克隆；但均未证明 T 淋巴细胞的单克隆性。

五、造血细胞凋亡增多

细胞凋亡的检测方法不断增加，其样品处理方法、特异性和

敏感性以及所检测的凋亡时相等有所不同,所得结果间可有差异。但使用不同方法对 MDS 骨髓细胞凋亡检测的大多数结果均报告细胞凋亡增多,而且这种现象在早期 MDS 最为明显;晚期 MDS 和转变为白血病后,骨髓细胞凋亡增多的程度下降,甚至不再明显。另一个比较共同的发现是 MDS 血清 TNF-α 水平增高,而 TNF-α 水平与骨髓凋亡程度呈正相关。在一些细微机制方面,如凋亡是主要发生于干、祖细胞还是成熟中细胞? 凋亡细胞是否呈克隆性? 则尚未取得一致结论。

六、对发生 MDS 的易感性

有关这一方面的线索有:①如前所述,环境、职业或生活中的某些因素与 MDS 发病之间有一定关系;②某些遗传性疾病,如范科尼贫血、I 型神经纤维瘤病(NF-1),其家系中 MDS/AML 发生率明显高于一般人群;③家族性血小板病伴发白血病(FPD/AML)家系中易发生 MDS/AML,其易感位点已被定位于 21q22,累及 *CBFA2*(*AML1*)基因。发生 MDS/AML 后才有 MDS 常见的 5q、7q 异常;④苯醌氧化还原酶(NQ01)在解毒苯代谢产物中有重要作用,编码此酶的 *NQ01* 基因有多态性。苯接触者如其 *NQ01* 基因为 609(C → T)无功能型等位基因,则发生 MDS/AML 的危险性增高;⑤已经证明,7 单体综合征(家族性 MDS 伴有 7q 异常)的 7q 异常不是本综合征的原发原因;其原发性易感位点是在目前尚无法检测的其他染色体部位。

由此可以得出两点认识:①人群对 MDS 的发生存在易感性。易感性可来自先天遗传缺陷,如范科尼贫血的 DNA 修复缺陷,NF-1 的 RAS 信号传导通路障碍;也可来自自然发生的基因多态性,如 *NQ01* 基因;或是存在着目前还无法测知的基因组易感位点。②用现有方法能够检出的 MDS 常见细胞遗传学异常,实际上是"继发性"的,继发于目前尚不能测知的初始性变故(initiating event)。

七、免疫学异常

MDS 的免疫学异常近年来日益受到重视。已经得到的证据有:① MDS 患者的 T 细胞在体外抑制 CFU-GM 和 CFU-E 的生长;② MDS 骨髓细胞与环孢素(CSA)共同孵育或去除其中 T 细胞可增加祖细胞集落率;③ MDS 患者体内 T 细胞处于激活状态;④ MDS 患者的 T 细胞受体 β 链变区($TCRV\beta$)基因分析,显示明显偏颇性,只有其 $V\beta$ 基因库($V\beta$ repertoire)中有限的几个基因;⑤ 10% 或更多的 MDS 患者并发免疫性疾病;⑥某些 MDS 患者用免疫抑制剂(ATG,CSA)治疗有效。

综合上述,MDS 的发生和进展是一个多步骤过程。由于环境、职业或生活中的危险因素或自发性突变,在易感个体中造成造血干、祖细胞的初始性变故(initiating event)。受损的干、祖细胞一方面逐渐对正常干、祖细胞形成生长或存活优势,成为单克隆造血伴有基因组不稳定性,易于发生继发性细胞遗传学异常。另一方面诱发免疫反应,导致 T 细胞介导的自身免疫骨髓抑制,进一步损害造血细胞的增殖和成熟。持续性自身免疫性攻击诱发单个核细胞和基质细胞过多产生 TNF-α、IFN-γ 等细胞因子,后者诱发造血细胞过度凋亡,导致无效造血。过度的增殖和凋亡导致端粒过度缩短,后者进一步加剧基因组不稳定性,继发 MDS 常见的 5q-、7q-、20q- 等染色体异常。同时有相应抑癌基因如 $p53$、$p151NK4B$ 的灭活,从而造成细胞周期失控和加剧基因组不稳定性,最终转化为 MDS 后 AML。

第三节 临 床 表 现

几乎所有的 MDS 患者都有贫血症状,如乏力、疲倦。约 60% 的 MDS 患者有中性粒细胞减少,由于同时存在中性粒细胞功能低下,使得 MDS 患者容易发生感染,约有 20% 的 MDS 患者死于感染。40%~60% 的 MDS 患者随着疾病进展可出现进行性血小板减少。

RA 和 RARS 患者多以贫血为主,临床进展缓慢,中位生存期 3~6 年,白血病转化率约 5%~15%。RAEB 和 RAEB-t 多以全血细胞减少为主,贫血、出血及感染易见,可伴有脾大,病情进展快,中位生存时间分别为 12 个月和 5 个月,RAEB 的白血病转化率高达 40% 以上。

CMML 以贫血为主,可有感染和 / 或出血,脾大常见,中位生存期约 20 个月,约 30% 转变为 AML。

第四节　实验室检查

MDS 的诊断有赖于多种检测手段的综合应用,其中骨髓细胞形态学和细胞遗传学是 MDS 诊断的核心。

一、血象和骨髓象

持续一系或多系血细胞减少:血红蛋白 <100g/L、中性粒细胞 $<1.8 \times 10^9$/L、血小板 $<100 \times 10^9$/L。骨髓增生程度多在活跃以上,少部分呈增生减低。MDS 原始细胞可分为 2 型:Ⅰ型为无嗜天青颗粒的原始细胞,Ⅱ型为含有嗜天青颗粒但未出现核旁高尔基区的原始细胞。出现核旁高尔基区则为早幼粒细胞。典型的 MDS 患者,发育异常细胞占相应系别细胞的比例 >10%。拟诊 MDS 患者均应进行骨髓铁染色计数环状铁粒幼红细胞(幼红细胞胞质内蓝色颗粒在 5 颗以上且围绕核周 1/3 以上)。MDS 常见的病态造血详见表 8-1。

表 8-1　MDS 常见的病态造血

红系	粒系	巨核系
细胞核		
核出芽	核分叶减少	小巨核细胞
核间桥	(假 Pelger-Huet;pelgeriod)	核少分叶

续表

红系	粒系	巨核系
核碎裂	不规则核分叶增多	多核（正常巨核细胞为 单核分叶）
多核		
核多分叶		
巨幼样变		
细胞质		
环状铁粒幼细胞	胞体小或异常增大	
空泡	颗粒减少或无颗粒	
PAS 染色阳性	假 Chediak-Higashi 颗粒	
	Auer 小体	

二、骨髓活检

病理活检是骨髓涂片的必要补充，要求在髂后上棘取骨髓组织长度不得少于 1.5cm。所有怀疑为 MDS 的患者均应进行银染色和免疫组化检测。骨髓病理活检可提供患者骨髓内细胞增生程度、巨核细胞数量、原始细胞群体、骨髓纤维化及肿瘤骨髓转移等重要信息，有助于排除其他可能导致血细胞减少的因素或疾病。

三、细胞遗传学检查

40%~70% 的 MDS 有克隆性染色体核型异常，对所有怀疑 MDS 的患者均应进行染色体核型检测，需检测≥20 个骨髓细胞的中期分裂相，多为缺失性改变，以 +8、-5/5q-、-7/7q-、20q- 最为常见。利用荧光原位杂交技术（FISH），可提高细胞遗传学异常的检出率。对疑似 MDS 者，染色体检查失败时，进行 FISH 检测，至少包括：*5q31*、*CEP7*、*7q31*、*CEP8*、*20q*、*CEPY* 和 *p53*。对怀疑

MDS 疾病进展者,在随访中应检测染色体核型,一般 6~12 个月检查一次。

四、免疫学检查

流式细胞术可检测到 MDS 患者骨髓细胞表型存在异常,对于低危组 MDS 与非克隆性血细胞减少症的鉴别诊断有一定价值。

五、分子生物学检查

使用高通量测序技术,多数 MDS 患者骨髓细胞中可检出体细胞性基因突变,对 MDS 的诊断及预后判断有潜在应用价值。

六、基因表达谱和点突变检测

在 MDS 中,基于 CD34⁺ 细胞或 CD133⁺ 细胞的基因表达谱(gene expression profiling,GEP)的检测,能发现特异的、有预后意义的、并与 FAB、WHO 或 IPSS 亚型存在一定相关性的基因标记。但是在高危 MDS 与继发性 AML,低危 MDS 与正常人间,这些 GEP 异常存在重叠。对于怀疑有肥大细胞增多症或伴有血小板增多症者,检测 *KIT*、*D816V* 突变或 *JAK2 V617F* 突变有助于鉴别诊断。

第五节 分　　型

法英美(FAB)协作组主要根据 MDS 患者外周血、骨髓中的原始细胞比例、形态学改变及单核细胞数量,将 MDS 分为 5 型:难治性贫血(refractory anemia,RA)、环形铁粒幼细胞性难治性贫血(RA with ringed sideroblasts,RAS/RARS)、难治性贫血伴原始细胞增多(RA with excess blasts,RAEB)、难治性贫血伴原始细胞增多转变型(RAEB in transformation,RAEB-t)、慢性粒 - 单核细胞性白血病(chronic myelomonocytic leukemia,CMML),MDS

的分型见表 8-2。

表 8-2　MDS 的 FAB 分型

FAB 类型	外周血	骨髓
RA	原始细胞 <1%	原始细胞 <5%
RAS	原始细胞 <1%	原始细胞 <5%，环形铁幼粒细胞 > 有核红细胞 15%
RAEB	原始细胞 <5%	原始细胞 5%~20%
RAEB-t	原始细胞 ≥5%	原始细胞 >20% 而 <30%；或幼粒细胞出现 Auer 小体
CMML	原始细胞 <5%，单核细胞绝对值 >1 × 10^9/L	原始细胞 5%~20%

　　世界卫生组织（WHO）提出了新的 MDS 分型标准，认为骨髓原始细胞达 20% 即为急性白血病，将 RAEB-t 归为 AML，并将 CMML 归为 MDS/MPN（骨髓增生异常综合征 / 骨髓增殖性肿瘤）。2016 年版 WHO 对 MDS 诊断分型进行了修订，主要变化包括以下几点：①新分型取消了"难治性贫血""难治性血细胞减少"，代以 MDS 伴各类血细胞发育异常或其他特征：单系或多系血细胞发育异常、环状铁幼粒红细胞、原始细胞增多、细胞遗传学改变如 del（5q）等；②修订了 MDS-RS 的诊断标准，如检测到 SF3B1 基因突变，只要环状铁幼粒红细胞 ≥5% 则诊断为此型；③修订了 MDS 伴单纯 del（5q）的细胞遗传学标准，提出可伴有第二种细胞遗传学异常[除 -7/del（7q）外]；④去除非红系细胞计算原始细胞比例的规则，仅按照原始细胞占有核细胞（ANC）的比例计算划入 AML 或 MDS；⑤强调了不能用流式细胞术 CD34+ 细胞比例取代骨髓和外周血涂片分类计数原始细胞比例用于 MDS 的分型诊断。目前临床 MDS 分型中平行使用着 FAB 和 WHO 标准（表 8-3）。

表 8-3　WHO 2016 年 MDS 修订分型

分型	病态造血	细胞减少系列 [a]	环形铁粒幼细胞	骨髓和外周血原始细胞	常规核型分析
MDS 伴单系病态造血 (MDS-SLD)	1	1 或 2	<15% 或 <5% [b]	骨髓 <5%，外周血 <1%，无 Auer 小体	任何核型，但不符合伴孤立 del (5q) MDS 标准
MDS 伴多系病态造血 (MDS-MLD)	2 或 3	1~3	<15% 或 <5% [b]	骨髓 <5%，外周血 <1%，无 Auer 小体	任何核型，但不符合伴孤立 del (5q) MDS 标准
MDS 伴环形铁粒幼细胞 (MDS-RS)					
MDS-RS-SLD	1	1 或 2	≥15% 或 ≥5% [b]	骨髓 <5%，外周血 <1%，无 Auer 小体	任何核型，但不符合伴孤立 del (5q) MDS 标准
MDS-RS-MLD	2 或 3	1~3	≥15% 或 ≥5% [b]	骨髓 <5%，外周血 <1%，无 Auer 小体	任何核型，但不符合伴孤立 del (5q) MDS 标准
MDS 伴孤立 del(5q)	1~3	1 或 2	任何比例	骨髓 <5%，外周血 <1%，无 Auer 小体	仅有 del(5q)，可以伴有 1 个其他异常[-7 或 del(7q) 除外]
MDS 伴原始细胞增多 (MDS-EB)					
MDS-EB-1	0~3	1~3	任何比例	骨髓 5%~9% 或外周血 2%~4%，无 Auer 小体	任何核型

续表

分型	病态造血	细胞减少系列 a	环形铁粒幼细胞	骨髓和外周血原始细胞	常规核型分析
MDS-EB-2	0~3	1~3	任何比例	骨髓10%~19%或外周血5%~19%或有Auer小体	任何核型
MDS-未分类(MDS-U)					
血中有1%的原始细胞	1~3	1~3	任何比例	骨髓<5%，外周血=1% c，无Auer小体	任何核型
单系病态造血并全血细胞减少	1	3	任何比例	骨髓<5%，外周血<1%，无Auer小体	任何核型
根据定义MDS的细胞遗传学异常	0	1~3	<15% d	骨髓<5%，外周血<1%，无Auer小体	有定义MDS的核型异常
儿童难治性血细胞减少症	1~3	1~3	无	骨髓<5%，外周血<2%	

注：a. 血细胞减少的定义：血红蛋白<100g/L，血小板计数<100×10⁹/L，中性粒细胞绝对计数<1.8×10⁹/L，极少数情况下，MDS可见这些水平以上的轻度贫血或血小板减少，外周血单核细胞必须<1×10⁹/L；

b. 如果存在 $SF3B1$ 基因突变；

c. 外周血1%的原始细胞必须有两次不同场合检查的记录；

d. 若环形铁粒幼细胞≥15%的病例有红系明显病态造血，则归类为MDS-RS-SLD。

第六节　诊断与鉴别诊断

一、诊断

　　根据患者血细胞减少和相应的症状及病态造血、细胞遗传学异常、病理学改变,MDS 的诊断不难确立。MDS 的最低诊断标准见表 8-4,其中血细胞减少的标准为:中性粒细胞绝对值 $<1.8 \times 10^9/L$,血红蛋白 $<100g/L$,血小板计数 $<100 \times 10^9/L$。

表 8-4　骨髓增生异常综合征(MDS)的最低诊断标准

MDS 诊断需满足两个必要条件和一个主要标准

1. 必要条件(两条均须满足)

(1)持续 4 个月一系或多系血细胞减少(如检出原始细胞增多或 MDS 相关细胞遗传学异常,无需等待可诊断 MDS)

(2)排除其他可导致血细胞减少和发育异常的造血及非造血系统疾病

2. MDS 相关(主要)标准(至少满足一条)

(1)发育异常:骨髓涂片中红细胞系、粒细胞系、巨核细胞系发育异常细胞的比例≥10%

(2)环状铁粒幼红细胞占有核细胞比例≥15%,或≥5% 且同时伴有 *SF3B1* 突变

(3)原始细胞:骨髓涂片原始细胞达 5%~19%(或外周血涂片 2%~19%)

(4)常规核型分析或 FISH 检出有 MDS 诊断意义的染色体异常

3. 辅助标准(对于符合必要条件、未达主要标准、存在输血依赖的大细胞性贫血等常见 MDS 临床表现的患者,如符合≥2 条辅助标准,诊断为疑似 MDS)

(1)骨髓活检切片的形态学或免疫组化结果支持 MDS 诊断

(2)骨髓细胞的流式细胞术检测发现多个 MDS 相关的表型异常,并提示红系和 / 或髓系存在单克隆细胞群

(3)基因测序检出 MDS 相关基因突变,提示存在髓系细胞的克隆群体

二、鉴别诊断

虽然病态造血是 MDS 的特征,但有病态造血不等于就是 MDS。MDS 的诊断尚无"金标准",是一个除外性诊断,常应与以下疾病鉴别:

（一）**先天性或遗传性血液病**　如先天性红细胞生成异常性贫血、遗传性铁粒幼红细胞性贫血、先天性角化不良、范科尼贫血、先天性中性粒细胞减少症和先天性纯红细胞再生障碍等。

（二）**其他累及造血干细胞的疾病**　如再生障碍性贫血、阵发性睡眠性血红蛋白尿症（PNH）、原发性骨髓纤维化、大颗粒淋巴细胞白血病（LGL）、急性白血病（尤其是伴有血细胞发育异常的患者、低增生性 AML 或 AML-M7）等。

（三）维生素 B_{12} 或叶酸缺乏

（四）接受细胞毒性药物、细胞因子治疗或接触有血液毒性的化学制品或生物制剂等。

（五）**慢性病性贫血**（感染、非感染性疾病或肿瘤）、**慢性肝病、慢性肾功能不全、病毒感染**（如 HIV、CMV、EBV 等）

（六）**自身免疫性血细胞减少、甲状腺功能减退或其他甲状腺疾病**

（七）**重金属**（如砷剂等）**中毒、过度饮酒、铜缺乏**

第七节　治　疗

MDS 患者自然病程和预后的差异性很大,治疗宜个体化。应根据 MDS 患者的预后分组,同时结合患者年龄、体能状况、合并疾病、治疗依从性等进行综合分析,选择治疗方案。MDS 可按预后积分系统分为两组:较低危组［IPSS- 低危组、中危 -1 组,IPSS-R- 极低危组、低危组和中危组（≤3.5 分),WPSS- 极低危组、低危组和中危组］和较高危组［IPSS- 中危 -2 组、高危组,

IPSS-R- 中危组（>3.5 分）、高危组和极高危组，WPSS- 高危组和极高危组]。较低危组 MDS 的治疗目标是改善造血、提高生活质量，较高危组 MDS 治疗目标是延缓疾病进展、延长生存期和治愈。

一、支持治疗

支持治疗最主要目标为提升患者生活质量。包括成分输血、EPO、G-CSF 或 GM-CSF 和去铁治疗。

（一）成分输血　一般在 Hb<60g/L 或伴有明显贫血症状时可给予红细胞输注。患者为老年、机体代偿能力受限、需氧量增加时，建议 Hb≤80g/L 时给予红细胞输注。PLT<10×10⁹/L 或有活动性出血时，应给予血小板输注。

（二）造血生长因子　G-CSF/GM-CSF，推荐用于中性粒细胞缺乏且伴有反复或持续性感染的 MDS 患者。输血依赖的较低危组 MDS 患者可采用 EPO ± G-CSF 治疗，治疗前 EPO 水平 <500IU/ml 和红细胞输注依赖较轻（每个月 <8U）的 MDS 患者 EPO 治疗反应率更高。

（三）去铁治疗　对于红细胞输注依赖的患者应定期监测血清铁蛋白（SF）水平、累计输血量和器官功能监测（心、肝、胰腺），评价铁过载程度（有条件的单位可采用 M 砌评估心脏和肝脏的铁沉积程度）。去铁治疗可有效降低 SF 水平及脏器中的铁含量。对于预期寿命≥1 年、总量超过 80U、SF≥1 000μg/L 至少2 个月、输血依赖的患者，可实施去铁治疗，并以 SF 为主要监测及控制指标（目标是将 SF 控制在 500~1 000μg/L）。常用的去铁药物有去铁胺和地拉罗司等。

二、免疫调节剂治疗

常用的免疫调节药物包括沙利度胺和来那度胺等。部分患者接受沙利度胺治疗后可改善红系造血，减轻或脱离输血依赖，然而患者常难以耐受长期应用后出现的神经毒性等不良反应。对于伴有 del(5q) ± 1 种其他异常(除 -7/7q- 外)的较低危组 MDS 患者,如存在输血依赖性贫血,可应用来那度胺治疗,部分患者可减轻或脱离输血依赖,并获得细胞遗传学缓解,延长生存。对于不伴有 del(5q) 的较低危组 MDS 患者,如存在输血依赖性贫血、且对细胞因子治疗效果不佳或不适合采用细胞因子治疗,也可以选择来那度胺治疗。来那度胺的常用剂量 10mg/d × 21d,每 28 天为 1 个疗程。伴有 del(5q) 的 MDS 患者,如出现下列情况不建议应用来那度胺:①骨髓原始细胞比例 >5%;②复杂染色体核型;③ IPSS- 中危 -2 或高危组;④ *TP53* 基因突变。

三、免疫抑制剂治疗

免疫抑制治疗(IST)包括抗胸腺细胞球蛋白(ATG)和环孢素 A,可考虑用于具备下列条件的患者:预后分组为较低危、骨髓原始细胞比例 <5% 或骨髓增生低下、正常核型或单纯 +8、存在输血依赖、HLA-DR15 阳性或存在 PNH 克隆。

四、去甲基化药物

常用的去甲基化药物包括 5- 阿扎胞苷(azacitidine,AZA)和地西他滨(decitabine)。去甲基化药物可应用于较高危组 MDS 患者,与支持治疗组相比,去甲基化药物治疗组可降低患者向 AML 进展的风险、改善生存。较低危组 MDS 患者如出现严重粒细胞减少和 / 或血小板减少,也可应用去甲基化药物治疗,以改善血细胞减少。

(一) AZA　推荐用法为 $75mg/(m^2 \cdot d) \times 7d$,皮下注射,28 天为 1 个疗程。接受 AZA 治疗的 MDS 患者,首次获得治疗反应的中位时间为 3 个疗程,约 90% 治疗有效的患者在 6 个疗程内获得治疗反应。因此,推荐 MDS 患者接受 AZA 治疗 6 个疗程后评价治疗反应,有效患者可持续使用。

(二) 地西他滨　地西他滨的最佳给药方案仍在不断探索

中,较低危组 MDS 患者地西他滨最佳给药方案尚未达成共识。推荐方案之一为 $20mg/(m^2 \cdot d) \times 5d$,每 4 周为 1 个疗程。推荐 MDS 患者接受地西他滨治疗 4~6 个疗程后评价治疗反应,有效患者可持续使用。

五、化疗

较高危组尤其是原始细胞比例增高的患者预后较差,化疗是选择非造血干细胞移植(HSCT)患者的治疗方式之一。可采取 AML 标准 3+7 诱导方案或预激方案。预激方案在国内广泛应用于较高危 MDS 患者,为小剂量阿糖胞苷(10mg/m²,每 12 小时一次,皮下注射,共 14 天)基础上加用 G-CSF,并联合阿柔比星或高三尖杉酯碱或去甲氧柔红霉素。预激方案治疗较高危 MDS 患者的完全缓解率可达 40%~60%,且老年或身体功能较差的患者对预激方案的耐受性优于常规 AML 化疗方案。预激方案也可与去甲基化药物联合。

六、Allo-HSCT

Allo-HSCT 是目前唯一能根治 MDS 的方法,造血干细胞来源包括同胞全相合供者、非血缘供者和单倍型相合血缘供者。Allo-HSCT 的适应证为:①年龄 <65 岁、较高危组 MDS 患者;②年龄 <65 岁、伴有严重血细胞减少、经其他治疗无效或伴有不良预后遗传学异常(如 -7、3q26 重排、*TP53* 基因突变、复杂核型、单体核型)的较低危组患者。拟行 allo-HSCT 的患者,如骨髓原始细胞 ≥5%,在等待移植的过程中可应用化疗或去甲基化药物或二者联合桥接 allo-HSCT,但不应耽误移植的进行。

七、其他

雄激素(包括达那唑、司坦唑醇和十一酸睾酮)对部分有贫血表现的 MDS 患者有促进红系造血的作用,是 MDS 治疗的常用辅助治疗药物。接受雄激素治疗的患者应定期检测肝功能。

此外有研究表明维A酸及某些中药成分对MDS有治疗作用,建议进一步开展临床试验证实。

第八节　预　　后

MDS患者常用危险度分层系统包括国际预后积分系统(IPSS)、WHO分型预后积分系统(WPSS)和修订的国际预后积分系统(IRSS-R)。此外,MDACC分层系统除了常用主要参数外,还引入了年龄、体能状态等参数。

一、IPSS

IPSS危险度的分级根据以下3个因素确定:骨髓原始细胞比例、血细胞减少的程度和骨髓细胞遗传学特征(表8-5)。

表8-5　骨髓增生异常综合征的国际预后积分系统(IPSS)

预后变量	积分				
	0	0.5	1	1.5	2
骨髓原始细胞(%)	<5	5~10	-	11~20	21~30
染色体核型	好	中等	差		
血细胞减少系列	0~1	2~3			

注:预后好核型:正常,-Y,del(5q),del(20q);预后中等核型:其余异常;预后差核型:复杂(≥3个异常)或7号染色体异常。中性粒细胞绝对计数 $<1.8 \times 10^9/L$,血红蛋白 $<100g/L$,血小板计数 $<100 \times 10^9/L$。IPSS危险度分类:低危:0分;中危-1:0.5~1分;中危-2:1.5~2分;高危:≥2.5分

二、WPSS

红细胞输注依赖及铁过载不仅导致器官损害,也可直接损害造血系统功能,从而可能影响MDS患者的自然病程。2011年修订的WPSS预后评分系统将评分依据中的红细胞输注依赖

改为血红蛋白水平。WPSS 作为一个时间连续性的评价系统，可在患者病程中的任何时点对预后进行评估（表 8-6）。

表 8-6　骨髓增生异常综合征（MDS）的 WHO 分型预后
积分系统（WPSS，2011 年版）

预后变量	积分			
	0	1	2	3
WHO 分类	RCUD、RARS、伴有单纯 del（5q）的 MDS	RCMD	RAEB-1	RAEB-2
染色体核型	好	中等	差	-
严重贫血	无	有		

注：RCUD：难治性血细胞减少伴单系发育异常；RARS：难治性贫血伴有环状铁粒幼红细胞；RCMD：难治性血细胞减少伴有多系发育异常；RAEB：难治性贫血伴有原始细胞过多。预后好核型：正常核型，-Y，del（5q），del（20q）；预后中等核型：其余异常；预后差核型：复杂（≥3 个异常）或 7 号染色体异常。男性患者血红蛋白 <90g/L，女性患者血红蛋白 <80g/L。WPSS 危险度分类：极低危：0 分；低危：1 分；中危：2 分；高危：3~4 分；极高危：5~6 分

三、IPSS-R

IPSS-R 积分系统被认为是 MDS 预后评估的金标准，是 MDS 预后国际工作组在 2012 年对 IPSS 预后评分系统修订的最新版本，其对预后的评估效力明显优于 IPSS、WPSS（表 8-7）。然而，IPSS-R 也有其局限性。

表 8-7　骨髓增生异常综合征修订国际预后评分系统（IPSS-R）

预后变量	积分						
	0	0.5	1	1.5	2	3	4
细胞遗传学 *	极好		好		中等	差	极差
骨髓原始细胞（%）	≤2		>2~<5		5~10	>10	

续表

预后变量	积分						
	0	0.5	1	1.5	2	3	4
血红蛋白(g/L)	≥100		80~<100	<80			
血小板计数(×10⁹/L)	≥100	50~<100	<50				
中性粒细胞绝对计数(×10⁹/L)	≥0.8	<0.8					

注:极好:del(11q),-Y;好:正常核型,del(20q),del(12p),del(5q)/del(5q)附加另一种异常;中等:+8,del(7q),i(17q),+19,其他1个或2个独立克隆的染色体异常;差:-7,inv(3)/t(3q)/del(3q),-7/del(7q)附加另一种异常,复杂异常(3个);极差:复杂异常(>3个)。IPSS-R危险度分类:极低危:≤1.5分;低危:>1.5~3分;中危:>3~4.5分;高危:>4.5~6分;极高危:>6分

附:儿童难治性血细胞减少

儿童难治性血细胞减少症(refractory cytopenia of childhood, RCC)是儿童MDS最常见的临床类型,目前普遍认为RCC是一种获得性骨髓克隆性疾病,表现为外周血一系或多系血细胞减少,骨髓髓系发育异常改变,且不伴原始细胞增多。该类型于2008年纳入WHO儿童MDS中,2016年WHO仍维持这一分型标准。

一、流行病学

年龄<14岁的儿童中,MDS约占所有造血组织肿瘤的5%,而RCC约占儿童MDS的50%,儿童中各年龄均可发病,男女发病率无明显差异。RCC发病率很低,缺乏特异性的诊断方法,早期诊断困难且预后不良。

二、临床表现

RCC最主要的症状为乏力、出血、发热和感染,肝脏和脾脏

一般不大,淋巴结肿大多继发于局部或全身性感染,但约 20% 的病例无明显临床症状或体征。

三、实验室检查

RCC 的特点为外周血一系或多系血细胞减少,骨髓髓系发育异常改变,且不伴原始细胞增多。血常规提示粒细胞减少(ANC<1.8×10^9/L),贫血(Hb<100g/L)和 / 或血小板减少(PLT<100×10^9/L)。巨红细胞增多可见于各年龄段 RCC 患儿。骨髓细胞学检查提示造血细胞发育异常是诊断 RCC 的重要依据,其中发育异常的造血细胞比例应≥10%。

儿童 MDS 的细胞遗传学检测尚不完善,7 号染色体单体(-7)最为常见,其他的染色体改变也偶见。多数 RCC 病例染色体核型仍是正常的。

四、诊断和鉴别诊断

(一)诊断

1. 外周血细胞减少,造血细胞形态和发育异常　外周血细胞一系或多系不同程度持续下降 3 个月以上且原因不明。

2. 造血细胞形态和发育异常　骨髓涂片和活检显示,至少两系骨髓细胞发育和形态异常。

3. 不伴原始细胞增多　骨髓原始细胞 <5% 且外周血原始细胞 <2%,以与其他类型 MDS 相区别。

4. 细胞遗传学异常　造血细胞出现各种细胞遗传学的克隆性染色体核型异常。

5. 除外其他可导致血细胞减少和发育异常的造血或非造血系统疾病。

(二)鉴别诊断　RCC 需与以下疾病相鉴别,包括:

1. 病毒感染　如巨细胞病毒、单纯疱疹病毒、微小病毒 B19 等感染。

2. 营养缺乏　如维生素 B_{12} 缺乏、叶酸缺乏和维生素 E 缺乏等。

3. 代谢紊乱 如甲羟戊酸激酶缺乏症。

4. 风湿性疾病。

5. 自身免疫性淋巴细胞增生性疾病 如 FAS 缺乏症。

6. 线粒体缺失 如 Pearson 综合征。

7. 遗传性骨髓衰竭综合征疾病 如范科尼贫血、先天性角化不良症、Shwachman-Diamond 综合征、无巨核细胞性血小板减少症、血小板减少伴桡骨缺失、尺桡骨融合征和 Seckel 综合征等。

8. 获得性再生障碍性贫血（acquired aplastic anemia，AAA）AAA 与 RCC 是引起儿童血细胞减少及骨髓增生低下最常见的两大病因，由于这两种疾病在临床表现、外周血常规、骨髓活检病理特征等方面均有不同程度的相似，使诊断及鉴别诊断有一定困难，2008 年 WHO 对于 AAA 及 RCC 的骨髓活检组织病理学诊断标准详见表 8-8。

表 8-8 WHO 2008 年难治性血细胞减少和获得性再生障碍性贫血患儿骨髓活检组织病理学诊断标准

细胞类型	难治性血细胞减少	获得性再生障碍性贫血
红细胞系	"不均匀片状"分布，核左移，可见发育异常，分裂象增多	缺如或有单个少于 10 个较晚阶段红细胞构成的细胞簇
粒细胞系	显著减少，核左移	缺如或显著减少，极少数较晚阶段粒细胞构成的细胞簇
巨核细胞系	显著减少，发育异常，可见小巨核细胞	缺如或显著减少，无发育异常的巨核细胞
淋巴细胞系	可能灶性或散在增多	可能灶性或散在增多
CD34+ 细胞	不增多	不增多

9. 阵发性睡眠性血红蛋白尿。

五、治疗

RCC 的治疗目前主要包括支持治疗、免疫抑制治疗及造血干细胞移植等。

（一）**支持治疗**　包括贫血和血小板减少时进行成分输血，粒细胞缺乏时防治感染，铁负载过高时行祛铁治疗。

（二）**免疫抑制治疗**　以抗胸腺细胞球蛋白（ATG）联合环孢素（CSA）和甲泼尼龙的免疫抑制治疗儿童 RCC，可使 60% 以上病例获得造血功能恢复或明显改善，并发现个别患儿在治疗后 7 号染色体单体消失，并获得血液学完全缓解。

（三）**造血干细胞移植**　HSCT 是目前唯一可能根治儿童 RCC 的治疗方法，对于包含 -7 及其他复杂染色体核型改变的病例，建议尽早行 HSCT 治疗。

六、预后

7 号染色体单体突变与不良预后相关。

（杨昆鹏　常玉莹）

第九章

罕见血液系统肿瘤

第一节 肥大细胞增多症

肥大细胞增多症(mastocytosis)是一种肥大细胞异常增殖、聚集导致的罕见病,以骨髓、肝脏、脾脏、淋巴结、胃肠道和皮肤内肥大细胞异常增多为特征。2016版WHO指南指出,肥大细胞增多症不再列入MPNs范畴,且将2008版WHO中的"系统性肥大细胞增多症相关的克隆性非肥大细胞血液疾病(SH-AHNMD)"缩短为"系统性肥大细胞增多伴血液肿瘤(SM-AHN)"。

一、流行病学

1869年,Nettleship和Tay等人首次将肥大细胞增多症描述为一类皮肤疾病,1949年Ellis等人报道了第一例系统性肥大细胞增多症。可发生于儿童及成年人,病变不仅累及皮肤,可侵及任何器官,男性发病率略高于女性(1.5∶1)。皮肤肥大细胞增多症多见于儿童,系统性肥大细胞增多症多见于成人。

二、病因和发病机制

肥大细胞起源骨髓多功能干细胞,经血液和淋巴管移行至体内的特殊部位,成熟为充满颗粒的肥大细胞。肥大细胞的目标定位能力系由于膜表面黏附分子的表达。因此,肥大细胞常沿着内皮和上皮细胞的基底膜、神经和腺体的周围分布。在内外环境交汇处的一些组织,如皮肤和胃肠道,肥大细胞含量特别丰富。

肥大细胞增多的两种可能分子机制包括:一是可溶性补体结合(SCF)表达增高,二是体细胞变异所引起的 C-KIT 自身磷酸化。

三、疾病分类

2016 年 WHO 对于肥大细胞增多症的分类详见表 9-1。

表 9-1　2016 年 WHO 肥大细胞增多症分类

肥大细胞增多症分类
1. 皮肤肥大细胞增多症(CM)
2. 系统性肥大细胞增多症(SM)
(1)惰性系统性肥大细胞增多症(ISM)
(2)冒烟型系统性肥大细胞增多症(SMM)
(3)系统性肥大细胞增多伴血液肿瘤(SM-AHN)
(4)侵袭性系统性肥大细胞增多症(ASM)
(5)肥大细胞白血病(MCL)
3. 肥大细胞肉瘤(MCS)

四、临床表现

肥大细胞增多症患者皮肤、胃肠道、肝、脾、淋巴结、骨髓和骨骼的症状最为显著,呼吸道和内分泌系统很少累及。最常见的皮肤表现是着色性荨麻疹,多见于惰性系统性肥大细胞增多症患者,侵袭性系统性肥大细胞增多症及肥大细胞白血病中罕见;胃肠道症状主要为血浆组胺增高、胃酸分泌过度而继发胃炎和消化性溃疡,常有腹泻、腹痛和吸收不良;肝脾的累及较多见,如碱性磷酸酶升高、肝脾纤维化引起的门脉高压和腹水;有时会有面部潮红或过敏反应。

五、诊断和鉴别诊断

肥大细胞增多症的诊断主要依靠活检检查,并应结合临床表现、生化检查、基因等检查综合评定。皮肤活检可证明真皮有肥大细胞浸润。肥大细胞有异染性颗粒,用特殊染色如吉姆萨或甲苯胺蓝染色可证实。对弥漫性皮肤病变者,还应作骨髓活检和穿刺、胃肠道检查等。系统性肥大细胞增多症的诊断标准如表 9-2 所示。

表 9-2 系统性肥大细胞增多症(SM)的诊断标准

系统性肥大细胞增多症诊断标准
1. 主要标准
在 BM 切片和 / 或其他皮肤外器官检测出多灶性、密集(≥15 个肥大细胞聚集一起)的肥大细胞浸润
2. 次要标准
(1)在骨髓或其他皮肤外器官活检切片中,在浸润的肥大细胞中,>25% 的细胞为纺锤形或不典型形状;或在所有骨髓涂片的肥大细胞中,>25% 的细胞为不成熟的或不典型的肥大细胞
(2)在骨髓或其他皮肤外器官检测到 *C-KIT-816* 基因点突变
(3)在骨髓、外周血或其他皮肤外器官的肥大细胞除了表达肥大细胞的标志外,还表达 CD2 和 / 或 CD25
(4)血清类胰蛋白酶基线持续 >20ng/ml(除非有相关的克隆性髓系疾病,否则该指标无价值)

注:当患者符合全部主要标准、次要标准中至少 1 项,或至少有 3 项次要标准时,可诊断为 SM

六、治疗

肥大细胞增多症的治疗目的在于控制肥大细胞介质所致的

症状和体征,如发热过敏反应,胃肠痉挛和皮肤瘙痒等,以提高患者的生活质量。目前,对于侵袭性系统性肥大细胞增多症无标准的一线治疗方案。避免触发因素是首要治疗任务,针对过敏症状,可以应用抗组胺药物、糖皮质激素或肾上腺素等。对于侵袭性 SM 患者可以应用 α- 干扰素、克拉屈滨或多药化疗。酪氨酸激酶抑制剂可以有效地抑制表达在肥大细胞肿瘤上的野生和突变的 C-KIT 受体的活性,为侵袭性肥大细胞增生症的治疗提供了新的方法,然而应注意部分耐药患者。对于适合移植的侵袭性肥大细胞增多症患者,尤其是肥大细胞白血病患者,如有合适供者,可选择异基因造血干细胞移植。由于肥大细胞增多症罕见,缺乏大规模对照研究,依据专家推荐及少量临床试验,推荐肥大细胞增多症的详细分型治疗如下(表 9-3)。

表 9-3 肥大细胞增多症的推荐治疗及新的治疗策略

诊断 / 疾病分型	推荐一线治疗	新的治疗选择(二线 / 三线 / 未来治疗)
ISM	无	—
SSM	无或克拉屈滨 [a]	部分病例可用米哚妥林 [b]
ISM-AHN	治疗 AHN ± HSCT	米哚妥林 ± HSCT[c]
ASM-AHN	治疗 AHN ± HSCT	治疗 AHN+ 米哚妥林 +HSCT
ASM(slow)	α- 干扰素、克拉屈滨	米哚妥林 ± HSCT
ASM(rapid)	克拉屈滨、多药化疗、HSCT	米哚妥林 + 多药化疗 +HSCT
ASM-t	克拉屈滨、多药化疗、HSCT	米哚妥林 + 多药化疗 +HSCT
cMCL	克拉屈滨、化疗、多药化疗	米哚妥林,化疗 + 米哚妥林 ± HSCT
aMCL	多药化疗 +HSCT	多药化疗 + 米哚妥林 +HSCT
MCS	放疗 + 多药化疗	多药化疗 + 放疗 +HSCT

续表

诊断 / 疾病分型	推荐一线治疗	新的治疗选择（二线 / 三线 / 未来治疗）
ASM/MCL 伴伊马替尼敏感的靶点 [d]	伊马替尼	米西替尼，米哚妥林

注：aMCL：急性肥大细胞白血病；cMCL：慢性肥大细胞白血病；MCS：肥大细胞肉瘤；

[a]. 克拉屈滨推荐用于一部分既往治疗失败的、严重威胁生命的 SSM 过敏患者；

[b]. 米哚妥林目前尚未批准用于 SSM 或进展 SM 的治疗；

[c]. 米哚妥林可用于表达相关药物靶点（*KIT D816V* 或 *FLT3 ITD*）的 AHN 患者；

[d]. 在 ASM/MCL 患者，伊马替尼敏感的靶点包括 *WT KIT*，*KIT* 罕见的突变形式和 *PDGFRA/B* 突变，这些突变对米西替尼、米哚妥林也敏感

七、预后

系统性肥大细胞增多症的预后差异很大，皮肤肥大细胞增生症预后好，其他类型差异很大，惰性系统性肥大细胞增多症预后较好，肥大细胞肉瘤罕见，通常呈肉瘤样局部生长，但短时间内可转为肥大细胞白血病，肥大细胞白血病预后差，中位生存时间小于 1 年。

第二节　髓系 / 淋巴系肿瘤伴嗜酸性粒细胞增多和 *PDGFRA*、*PDGFRB*、*FGFR1*、*PCM1-JAK2* 重排

髓系 / 淋巴系肿瘤伴嗜酸性粒细胞增多和 *PDGFRA*、*PDGFRB*、*FGFR1*、*PCM1-JAK2* 基因重排是新近确认的一组起源于一种突变的多潜能（淋系 - 髓系）干细胞骨髓肿瘤，所有疾病都可以表现为慢性骨髓增殖性肿瘤，但表现为淋系肿瘤的发生率不定，临床及血液学特点也受所累及伙伴基因的影响。2008 版 WHO 造血与淋巴组织肿瘤分类标准中增加了"伴

嗜酸性粒细胞增多和 *PDGFRA*、*PDGFRB* 或 *FGFRl* 基因异常的髓系和淋系肿瘤"的分类,2016 年修订版的 WHO 分类标准又将 *PCM1-JAK2* 基因纳入其中。本节主要对这类疾病作简单介绍。

一、流行病学

（一）髓系 / 淋巴系肿瘤伴嗜酸性粒细胞增多伴 *PDGFRA* 重排 是由 4q12 隐匿性缺失引起的 *FIP1L1-PDGFRA* 重排,本病罕见,男性明显较女性多见。男女比约为 17 : 1。发病高峰期在 25~55 岁之间（中位发病年龄在 40 多岁的后期）,已报道病例的年龄为 7~77 岁。病因未明,曾有细胞毒药物化疗之后发病的病例报道。

（二）髓系 / 淋巴系肿瘤伴嗜酸性粒细胞增多伴 *PDGFRB* 重排 本病是一种独特类型的髓系肿瘤伴 5q31-33 位点上 *PDGFRB* 重排。通常为 t(5;12)(q31-33;p12) 染色体易位以及导致形成的 *ETV6-PDGFRβ* 融合基因。男性多见（男：女 = 2 : 1）,发病年龄范围很大（8~72 岁）,发病高峰期在中年人,中位发病年龄为 40 多岁后期。

（三）髓系 / 淋巴系肿瘤伴嗜酸性粒细胞增多伴 *FGFR1* 重排 伴有 *FGFR1* 重排的造血组织肿瘤是异质性的。它们来源于一个多潜能造血干细胞,尽管在不同病例或在疾病不同阶段肿瘤细胞可以是前体细胞或成熟细胞。能够表现为一种 MPN 或 MPN 处在转化期,如 AML、T 或 B 系淋巴母细胞淋巴瘤 / 白血病或混合表型急性白血病（MPAL）。此前,亦称为 8p11 骨髓增殖综合征、8p11 干细胞综合征或 8p11 干细胞白血病 / 淋巴瘤综合征。本肿瘤发病年龄跨度很大（3~84 岁）,但多数是年轻人,中位起病年龄约 32 岁左右。与 MPN 伴有 *PDGFRA* 和 *PDGFRB* 重排不同,该病男性仅略占优势（1.5 : 1）。

（四）髓系 / 淋巴系肿瘤伴嗜酸性粒细胞增多伴 *PCM1-JAK2* 重排 2016 年修订版的 WHO 新纳入,发病率尚不明确。

二、临床表现

患者常有乏力或瘙痒,或有呼吸道、心脏或胃肠道症状、皮肤浸润、心力衰竭等。大多数患者有脾脏肿大,少数肝肿大,最严重的病变是心肌内膜纤维化和随之而来的限制型心肌病。也可见到动静脉血栓。

三、实验室检查

髓系/淋巴系肿瘤伴嗜酸性粒细胞增多和 *PDGFRA*、*PDGFRB*、*FGFR1*、*PCM1-JAK2* 重排的血象表现、分子遗传学异常等详见(表9-4)。

表9-4 髓系/淋巴系肿瘤伴嗜酸性粒细胞增多的分子遗传学异常

疾病	表现	遗传学	治疗
PDGFRA	嗜酸性粒细胞增多 血清类胰蛋白酶增高 骨髓肥大细胞增多	4q12 隐匿性缺失 *FIP1L1-PDGFRA* 至少 66 个其他伙伴基因	对 TKI 有反应
PDGFRB	嗜酸性粒细胞增多 类似 CMML 样的单核细胞增多	t(5;12)(q32;p13.2) *ETV6-PDGFRB* 至少 25 个其他伙伴基因	对 TKI 有反应
FGFR1	嗜酸性粒细胞增多 经常伴 T-ALL 或 AML	8p11.2 异位 *FGFR1* 不同伙伴基因	预后差 对 TKI 无反应
PCM1-JAK2	嗜酸性粒细胞增多 罕见伴 T-LBL 或 B-ALL 骨髓提示红系核左移及淋巴聚集	t(8;9)(p22;p24.1) *PCM1-JAK2*	对 JAK2 抑制剂可能有反应

四、诊断和鉴别诊断

（一）诊断　髓系/淋巴系肿瘤伴嗜酸性粒细胞增多和 *PDGFRA*、*PDGFRB*、*FGFR1*、*PCM1-JAK2* 重排的各亚型诊断标准见（表 9-5）。

表 9-5　伴有 *PDGFRA*、*PDGFRB*、*FGFRI* 重排或 *PCM1-JAK2* 和嗜酸性粒细胞增多的髓/淋系肿瘤诊断标准

伴有 *PDGFRA*、*PDGFRB*、*FGFRI* 重排或 *PCM1-JAK2* 和
嗜酸性粒细胞增多的髓/淋系肿瘤诊断标准

---

1. MPN 伴与 *FIP1L1-PDGFRA* 相关的嗜酸性粒细胞增多症诊断标准 [a]：

①一种髓系或淋系肿瘤，常伴有显著的嗜酸性粒细胞增多；②有 *FIP1L1-PDGFRA* 融合基因或伴 *PDGFRA* 基因重排的一种变异性融合基因 [b]

2. *ETV6-PDGFRB* 融合基因或其他 *PDGFRB* 重排相关的髓系/淋系肿瘤诊断标准：

应特别除外有典型的仅与 *BCR-ABL* 样 B-ALL 相关的融合基因的患者 [c]；由于 t(5;12)(q31-q33；p12) 并非总是导致形成 *ETV6-PDGFRB* 融合基因，因此强烈需要分子确定。如果不能进行分子分析，如果有 Ph(–)MPN，伴嗜酸性粒细胞增高和累及 5q31-33 断裂点的易位，应考虑为疑似诊断 [d]

3. *FGFR1* 相关的 MPN 或急性白血病诊断标准：

①一种骨髓增殖性或骨髓增生异常/骨髓增殖性肿瘤，伴显著的嗜酸性粒细胞增多，且有时伴有中性粒细胞增多和单核细胞增多；②急性髓系白血病或前体 T 或前体 B 淋巴细胞白血病/淋巴瘤或混合表型急性白血病（常有外周血或骨髓嗜酸性粒细胞增多）；③在髓系细胞、原始淋巴细胞或二者中证实有 t(8;13)(p11;q12) 或导致 *FGFR1* 重排的变异型易位

注：MPN：骨髓增殖性肿瘤；AML：急性髓系白血病；

[a] MPN、AML、急性淋巴细胞白血病/淋巴瘤伴嗜酸性粒细胞增多和 *FIPILI-PDGFRA* 融合基因的患者也归于此亚型；

[b] 如果没有相应分子学分析，如果有 Ph(–)MPN，且伴有脾脏肿大、血清维生素 B_{12} 显著增高、血清类胰蛋白酶增高和骨髓肥大细胞比例增高等慢性嗜酸性粒细胞白血病血液学特征时应考虑为疑似诊断；

^{c} 应特别除外有典型的仅与 *BCR-ABL* 样 B-ALL 相关的融合基因的患者；

^{d} 由于 t（5；12）（q31-q33；p12）并非总是导致形成 *ETV6-PDGFRB* 融合基因，因此强烈需要分子确定。如果不能进行分子分析，如果有 Ph（－）MPN，伴嗜酸性粒细胞增高和累及 5q31-33 断裂点的易位，应考虑为疑似诊断

（二）鉴别诊断　需排除遗传性、特发性及继发性嗜酸性粒细胞增多症、慢性嗜酸性粒细胞白血病，非特指型等（详见第六章　第三节）。

五、治疗

（一）紧急处理　详见第六章　第三节。

（二）分型治疗

1. *FIP1L1-PDGFRA* 重排　首选伊马替尼，起始剂量为 100mg/d，如疗效不佳，可加大剂量至 400mg/d，直至达完全临床、血液学和分子生物学缓解。维持治疗尚无共识，可继续维持原剂量，或改为隔日 1 次或每周 1 次给药，以维持临床完全缓解及嗜酸性粒细胞绝对计数在正常范围。已有 *PDGFRA* 基因突变（常见突变为 T674I）导致伊马替尼耐药的报道。

2. *PDGFRB* 重排或 *ETV6-ABL1* 融合基因阳性　首选伊马替尼，起始剂量为 400mg/d。*ETV6-FLT3* 融合基因阳性患者可考虑选用舒尼替尼或索那菲尼治疗。治疗期间通过分子检测调整治疗方案。

3. *JAK2* 重排或 *PCM1-JAK2* 阳性患者　可选用芦可替尼治疗，剂量依据血小板计数调整。起效患者的疗效维持时间一般较短。

第三节　遗传易感性髓系肿瘤

2016 版 WHO 造血及淋巴组织肿瘤分类中新增了遗传易感性髓系肿瘤的分类，主要类型详见（表 9-6），这部分 MDS、MDS/MPN 或急性白血病呈遗传倾向，建议对家庭成员进行畸变筛

查,由于疾病罕见,本节不再展开描述。

表 9-6　2016 年 WHO 遗传易感性髓系肿瘤分类

遗传易感性髓系肿瘤分类
遗传易感性髓系肿瘤无先天异常或器官功能障碍
伴遗传性 *CEBPA* 基因突变的急性髓系白血病
伴遗传性 *DDX41* 基因突变的髓系肿瘤 *
遗传易感性髓系肿瘤且先天血小板异常
伴遗传性 *RUNX1* 基因突变的髓系肿瘤 *
伴遗传性 *ANKRD26* 基因突变的髓系肿瘤 *
伴遗传性 *ETV6* 基因突变的髓系肿瘤 *
遗传易感性髓系肿瘤且其他器官功能障碍
伴遗传性 *GATA2* 基因突变的髓系肿瘤
髓系肿瘤相关的骨髓衰竭综合征
髓系肿瘤相关的端粒异常
幼年型粒单核细胞白血病(JMML)相关的神经纤维瘤病、Noonan 综合征或 Noonan 综合征样的异常
髓系肿瘤相关的 Down 综合征 *

注:* 淋巴系肿瘤也有报道

(陈　曦　程锋普)

第十章

白血病常用化疗药物

第一节　细胞毒类药物

1. 依托泊苷软胶囊

【作用及用途】为周期特异性药物,主要作用于 S 末期及 G_2 期,通过抑制 DNA 拓扑异构酶 Ⅱ 间接诱导 DNA 断裂,抗瘤谱广,用于小细胞肺癌,睾丸肿瘤,急性非淋巴细胞白血病,对卵巢癌、乳腺癌、神经母细胞瘤也有效。

【不良反应】骨髓抑制较明显、消化道反应、脱发,偶致发热,支气管痉挛、直立性低血压与肝功能损害。

【注意事项】

（1）口服吸收良好,半衰期 4~12 小时。

（2）骨髓抑制、感染时、严重肝肾功能不全及本品过敏者忌用。

（3）孕妇、乳母慎用。

（4）应定期检查血象及肝肾功能。

（5）与阿糖胞苷、环磷酰胺、卡莫司汀有协同作用。

（6）与常用细胞毒性类药不易产生交叉耐药性,与替尼泊苷可能产生交叉耐药性。

（7）有致癌、致突变作用。

【用法用量】口服。每日 $0.1 \sim 0.2 \text{g/m}^2$ 连服 5 天,隔 10~15

天重复,宜空腹服。

2. 依托泊苷注射液

【作用及用途】为周期特异性药物,主要作用于 S 末期及 G_2 期,通过抑制 DNA 拓扑异构酶 II 间接诱导 DNA 断裂,抗瘤谱广,用于小细胞肺癌、睾丸肿瘤、急性非淋巴细胞白血病,对卵巢癌、乳腺癌、神经母细胞瘤也有效。

【不良反应】骨髓抑制较明显、消化道反应、脱发,偶致发热,支气管痉挛、直立性低血压与肝功能损害。

【注意事项】

(1)骨髓抑制、感染时、严重肝肾功能不全及本品过敏者忌用;孕妇、乳母慎用。漏出血管外可致局部肿痛,溃烂。

(2)应定期检查血象及肝肾功能。

(3)与阿糖胞苷、环磷酰胺、卡莫司汀有协同作用;与常用细胞毒性类药不易产生交叉耐药性,与替尼泊苷可能产生交叉耐药性。有致癌、致突变作用。

【剂型及规格】注射剂 5ml:0.1g

【用法用量】静脉滴注。每日 $0.1g/m^2$ 每 3 周连用 5 天或每日 $0.12g/m^2$ 每 3 周连用 3 天($<0.25mg/ml$),静脉滴注时间 $>30min$。

3. 卡莫司汀注射液

【用法用量】

静脉注射。按体表面积 $100mg/m^2$,每日 1 次,连用 2~3 天;或 $200mg/m^2$,用一次,每 6~8 周重复。溶入 5% 葡萄糖或生理盐水 150ml 中快速点滴。

【适应证】

因能够通过血脑屏障,故对脑瘤(恶性胶质细胞瘤、脑干胶质瘤、成神经管细胞瘤、星形胶质细胞瘤、室管膜瘤)、脑转移瘤和脑膜白血病有效,对恶性淋巴瘤、多发性骨髓瘤,与其他药物合用对恶性黑色素瘤有效。

【不良反应】

一次静脉注射后,骨髓抑制经常发生在用药后 4~6 周,白细胞最低值见于 5~6 周,在 6~7 周逐渐恢复。但多次用药,可延迟至 10~12 周恢复。一次静脉注射后,血小板最低值见于 4~5 周,在 6~7 周内恢复,血小板下降常比白细胞严重。静脉注射部位可产生血栓性静脉炎。大剂量可产生脑脊髓病。长期治疗可产生肺间质或肺纤维化。有时甚至 1~2 疗程后即出现肺部并发症,部分患者不能恢复。此外可产生恶心、呕吐等消化道反应,用药后 2 小时即可出现,常持续 4~6 小时。对肝肾均有影响,肝脏损害常可恢复,肾脏毒性可见氮质血症,功能减退,肾脏缩小。本品有继发白血病的报道。亦有致畸胎的可能性。本品可抑制睾丸或卵子功能,引起精子缺乏或闭经。

【禁忌】

既往对本药过敏的患者,妊娠及哺乳期妇女禁用。

【注意事项】

(1)老年人易有肾功能减退,可影响排泄,应慎用。

(2)对诊断的干扰:本品可引起肝肾功能异常。

(3)下列情况慎用:骨髓抑制、感染、肝肾功能异常、接受过放射治疗或抗癌药治疗的患者。

(4)用药期间应注意检查血常规、血小板、肝肾功能、肺功能。

(5)本品可抑制身体免疫机制,使疫苗接种不能激发身体抗体产生。化疗结束后 3 个月内不宜接种活疫苗。

(6)预防感染,注意口腔卫生。

4. 复方环磷酰胺片

【用法用量】

口服。成人常用量,一次 1 片,一日 3~4 次。

【适应证】

适用于恶性淋巴瘤、多发性骨髓瘤、淋巴细胞白血病、神经母细胞瘤、卵巢癌、乳腺癌以及各种肉瘤及肺癌等。

【不良反应】

(1)骨髓抑制为最常见的毒性,白细胞往往在给药后 10~

14 天最低,多在第 21 天恢复正常,血小板减少比其他烷化剂少见;常见的副反应还有恶心、呕吐。严重程度与剂量有关。

(2)环磷酰胺的代谢产物可产生严重的出血性膀胱炎,大量补充液体可避免。本品也可致膀胱纤维化。

(3)当大剂量环磷酰胺(按体重 50mg/kg)与大量液体同时给予时,可同时给予呋塞米以防止水中毒。

(4)环磷酰胺可引起生殖系统毒性,如停经或精子缺乏;妊娠初期给药可致畸胎。

(5)长期给予环磷酰胺可产生继发性肿瘤。

(6)用于白血病或淋巴瘤治疗时,易发生高尿酸血症及尿酸性肾病。

(7)少见的副作用有发热、过敏、皮肤及指甲色素沉着、黏膜溃疡、谷丙转氨酶升高、荨麻疹、口咽部感觉异常或视力模糊。

【禁忌】

孕妇及哺乳期妇女。

【注意事项】

(1)下列情况应慎用:骨髓抑制、有痛风病史、肝功能损害、感染、肾功能损害、肿瘤细胞浸润骨髓、有泌尿系统结石史、以前曾接受过化学治疗或放射治疗。

(2)用药期间须定期检查白细胞计数及分类、血小板计数,肾功能(尿素氮、肌酐消除率),肝功能(血清胆红素、谷丙转氨酶)及血清尿酸水平。

(3)肾功能损害时,环磷酰胺的剂量应减少至治疗量的1/3~1/2。

(4)白血病、淋巴瘤患者出现尿酸性肾病时,可采用以下的方法预防,大量补液、碱化尿液和 / 或给予别嘌醇。

(5)当肿瘤细胞浸润骨髓或以往的化疗或放射治疗引起严重骨髓抑制,环磷酰胺的剂量应减少至治疗量的 1/3~1/2。

(6)如有明显的白细胞减少(特别是粒细胞减少)或血小

板减少,应停用本品。

(7)对诊断的干扰:本品可使血清胆碱酯酶减少,血及尿中尿酸水平增加。

5. 巯嘌呤片

【用法用量】

白血病口服给药:

(1)开始,每日 2.5mg/kg 或 80~100mg/m²,一日 1 次或分次服用,一般于用药后 2~4 周可见显效,如用药 4 周后,仍未见临床改进及白细胞数下降,可考虑在仔细观察下,加量至每日 5mg/kg;

(2)维持,每日 1.5~2.5mg/kg 或 50~100mg/m²,一日 1 次或分次口服。

【适应证】

适用于绒毛膜上皮癌,恶性葡萄胎,急性淋巴细胞白血病及急性非淋巴细胞白血病,慢性粒细胞白血病的急变期。

【不良反应】

(1)骨髓抑制较为常见:可有白细胞及血小板减少。

(2)肝脏损害:可致胆汁淤积出现黄疸。

(3)消化系统:恶心、呕吐、食欲减退、口腔炎、腹泻,但较少发生,可见于服药量过大的患者。

(4)高尿酸血症:多见于白血病治疗初期,严重的可发生尿酸性肾病。

(5)间质性肺炎及肺纤维化少见。

【禁忌】

已知对本品高度过敏的患者禁用。

【注意事项】

(1)对诊断的干扰:白血病时有大量白血病细胞破坏,在服本品时则破坏更多,致使血液及尿中尿酸浓度明显增高,严重者可产生尿酸盐肾结石。

(2)下列情况应慎用:骨髓已有显著的抑制现象(白细胞

减少或血小板显著降低）或出现相应的严重感染或明显的出血倾向。

（3）肝功能损害、胆道疾病患者、有痛风病史、尿酸盐肾结石病史者；4~6 周内已接受过细胞毒性药物或放射治疗者。

（4）用药期间应注意定期检查外周血象及肝、肾功能，每周应随访白细胞计数及分类、血小板计数、血红蛋白 1~2 次，对血细胞在短期内急剧下降者，应每日观察血象。

6. 左旋门冬酰胺酶

【用法用量】

通常，将 1 日量按每公斤体重 5 万 ~20 万 U 连日或隔日静脉滴注。应随年龄及全身状态适宜增减。

（1）皮内反应试验。

（2）溶解后应尽快使用。

（3）给药途径：仅用于静脉滴注。

【适应证】

急性白血病（包括慢性白血病的急性转化）、恶性淋巴瘤。

【不良反应】

（1）休克、过敏性症状，应注意观察，出现荨麻疹、血管肿胀、寒战、呕吐、呼吸困难、意识不清、痉挛、血压下降等症状时应迅速停药并适当处置。

（2）脑出血、脑梗死、肺出血等严重凝血异常，应频繁进行检查并注意观察，若出现异常应暂停药并适当处置。

（3）严重急性胰腺炎，应注意观察，若出现腹痛、呕吐、淀粉酶等胰酶上升症状，应停药并适当处置。另外，有时会出现胰腺分泌功能障碍引起的糖尿病，应注意观察，若出现口渴、多饮多尿等症状，应暂停药或停药并适当处置。

（4）伴有意识障碍的高氨血症，应定期进行检查并注意观察，若出现异常应暂停或停药并适当处置。

（5）昏迷、意识障碍、定向障碍等症状，应注意观察，若出现异常应暂停或停药并适当处置。

（6）肝功能衰竭等严重肝损害,应进行肝功能检查并注意观察患者状态,若出现异常应停药并适当处置。

（7）广泛脑器质性障碍。

【禁忌】

对本品成分有严重过敏症既往史患者不得用药。

【注意事项】

慎重用药:

（1）胰腺炎或有胰腺炎既往史患者(有可能使胰腺炎复发或恶化)。

（2）肝损害患者(易出现高氨血症)。

（3）肾损害患者(有时出现高氨血症)。

（4）骨髓功能抑制患者(有可能加重骨髓功能抑制)。

（5）合并感染患者(有可能抑制骨髓功能使感染恶化)。

（6）水痘患者(有可能出现致死性全身障碍)。

重要注意事项:

（1）有时会引起脑出血、脑梗死、肺出血等严重凝血异常,用药期间应频繁进行纤维蛋白原、纤维蛋白溶酶原、AT-Ⅲ、蛋白C等检查,若出现异常应暂停或停药并适当处置。

（2）有时会引起严重急性胰腺炎,给本品期间注意观察患者状态,若出现腹痛、呕吐、淀粉酶等胰酶上升等症状,应停药并适当处置。另外,有时会引起严重糖尿病,给予本品期间应注意观察患者状态,若出现口渴感、多饮多尿等症状,应暂停药或停药并适当处置。

（3）有时会引起骨髓功能抑制等严重副作用,应频繁进行临床检验(血液检查、肝功能及肾功能检查等),注意观察患者状态。出现异常反应减量或暂停并适当处置。另外,长期用药会加重副作用呈迁延性推移,故应慎重给药。

（4）充分注意感染、出血倾向的出现或恶化。

（5）小儿用药应慎重,尤应注意副作用的出现。

（6）小儿及育龄患者需用药时,应考虑对性腺的影响。

7. 注射用甲氨蝶呤

【用法用量】

抗肿瘤化疗:甲氨蝶呤可采用肌内注射、静脉途径给药。大剂量疗法:给药方案可根据病史、疾病的严重程度以及医师的临床经验加以调整,大剂量给药方案应在具备处理不良反应的充分准备的条件下,由专家执行。

【适应证】

甲氨蝶呤具有广谱抗肿瘤活性,可单独应用或与其他化疗药物联合使用。具体适应证如下:

(1)抗肿瘤治疗,联合使用:急性白血病(特别是急性淋巴细胞白血病或急性髓系白血病)、Burkitt 淋巴瘤、晚期淋巴肉瘤(Ⅲ 和 Ⅳ 期,Peter 分期法)和晚期蕈样肉芽肿。

(2)大剂量治疗:大剂量甲氨蝶呤单独应用或与其他化疗药物联合应用治疗下列肿瘤:成骨肉瘤、急性白血病、支气管肺癌或头颈部上皮癌,大剂量甲氨蝶呤应用时,必须应用甲酰四氢叶酸进行解救。甲酰四氢叶酸(叶酸)是四氢叶酸酯的衍生物,可与甲氨蝶呤竞争进入细胞内,这种"甲酰四氢叶酸解救"可在大剂量甲氨蝶呤应用时保护正常组织细胞免受损害。

【不良反应】

甲氨蝶呤的主要毒性反应发生在正常和增殖迅速的组织,特别是骨髓和胃肠道。口腔黏膜溃疡通常是毒性反应的最早期症状。最常见的不良反应包括溃疡性口腔炎、白细胞减少、恶心和腹部不适。

(1)骨髓抑制:白细胞减少、血小板减少、贫血、丙种球蛋白减少、多部位出血、败血症,这些副作用与剂量和使用时间有关。

(2)皮肤系统:红斑、瘙痒、荨麻疹、光敏感、脱色、瘀斑、毛细血管扩张、痤疮和疖痈,同时采用紫外线照射后银屑病的皮损可能会加重,还可发生脱发,但通常可再生。

(3)消化系统:牙龈炎、咽炎、胃炎、恶心、厌食、呕吐、腹泻、呕血、黑便、消化道溃疡和出血、肠炎,肝脏毒性可表现为暴发性肝衰竭和坏死、脂肪变性、门静脉纤维化或肝硬化。

(4)泌尿生殖系统:肾衰、氮质血症、膀胱炎、血尿、卵子或精子减少,短期精液减少、月经不调、不育、流产、胎儿先天缺陷和严重的肾病。

(5)中枢神经系统:可发生头痛、眩晕、视觉模糊、失语症、轻度偏瘫和惊厥。

(6)其他:肺炎、代谢改变、糖尿病加重、骨质疏松作用、组织细胞异常改变,甚至有突然死亡的报道。

【禁忌】

肾功能已受损害、孕妇、营养不良、肝肾功能不良或伴有血液病者(白细胞减少、血小板减少、贫血及骨髓抑制)。

【注意事项】

致突变性、致畸性、致癌性较烷化剂轻,但长期使用,有潜在的导致继发性肿瘤的危险;可导致闭经和精子减少及缺乏。大剂量使用时必须住院密切监测血药浓度才能谨慎使用。

8. 注射用盐酸伊达比星

【用法用量】

在急性非淋巴细胞性白血病,与阿糖胞苷联合用药时的推荐剂量为按体表面积计算每天静脉注入 $12mg/m^2$,连续使用 3 天。另一种单独和联合用药的用法,推荐剂量为按体表面积计算每天静脉注射 $8mg/m^2$,连续使用 5 天。作为单独用药,成人急性淋巴细胞性白血病的推荐剂量为按体表面积计算每天静脉注入 $12mg/m^2$,连续使用 3 天;儿童 $10mg/m^2$,连续使用 3 天。然而,所有的给药方案均应考虑到患者的血象,以及在联合用药期间其他细胞毒药物的使用剂量而调整给药剂量。通常按体表面积计算剂量。

【适应证】

本品为一抗有丝分裂和细胞毒制剂。用于成人急性非淋巴细胞性白血病的一线治疗,以及复发和难治患者的诱导缓解治疗。作为二线治疗药物用于成人和儿童的急性淋巴细胞白血病（ALL）。

【不良反应】

感染、贫血、白细胞减少、中性粒细胞减少、血小板减少、充血性心力衰竭、窦性心动过速、快速性心律失常、无症状的左室射血分数降低、心动过缓、出血、局部静脉炎、血栓性静脉炎、恶心、呕吐、黏膜炎、口腔炎、腹泻、腹痛或烧灼感、消化道出血、腹痛、肝酶及胆红素升高、皮疹、瘙痒、放射性皮炎、口腔炎，严重时黏膜溃疡，严重呕吐和腹泻引起脱水，结肠穿孔等。

【禁忌】

（1）对伊达比星或其辅料、其他蒽环类或蒽二酮类药物过敏。

（2）严重肝功能损害。

（3）严重肾功能损害。

（4）严重心肌病。

（5）近期发生过心肌梗死。

（6）严重心律失常。

（7）持续的骨髓抑制。

（8）曾以伊达比星和 / 或其他蒽环类和蒽二酮类药物最大累积剂量治疗。

（9）治疗期间应停止哺乳。

【注意事项】

注意使用此药前需进行心脏功能的评估，使用过程中也需密切观察；有继发白血病的可能；可能会导致不可逆的生育功能损伤；有发生血栓性静脉炎、血栓栓塞的可能。

9. 注射用盐酸吡柔比星

【用法用量】

将本品加入 5% 葡萄糖注射液或注射用水 10ml 溶解。静脉给药：一般按体表面积一次 25~40mg/m^2。急性白血病，成人剂量为按体表面积一次 25mg/m^2。

【适应证】

治疗乳腺癌、恶性淋巴瘤、急性白血病、膀胱癌、肾盂输尿管癌、卵巢癌、子宫内膜癌、子宫颈癌、头颈部癌、胃癌。

【不良反应】

（1）骨髓抑制为剂量限制性毒性，主要为粒细胞减少，平均最低值在第 14 天，第 21 天恢复，贫血及血小板减少少见。

（2）心脏毒性低于多柔比星，急性心脏毒性主要为可逆性心电图变化，如心律失常或非特异性 ST-T 异常，慢性心脏毒性呈剂量累积性。本品急、慢性心脏毒性的发生率约为多柔比星的 1/7 和 1/4。

（3）脱发：本品脱发总体发生率约为 40%，显著低于多柔比星（80%）；重度脱发的发生率约为 20%，显著低于多柔比星（60%）。

（4）胃肠道反应：恶心、呕吐、食欲不振、口腔黏膜炎，有时出现腹泻。

（5）其他：肝肾功能异常、皮肤色素沉着等，偶有皮疹。膀胱内注入可出现尿频、排尿痛等膀胱刺激症状，偶有血尿，极少有膀胱萎缩。

【禁忌】

（1）因化疗或放疗而造成明显骨髓抑制的患者禁用；

（2）严重器质性心脏病或心功能异常者及对本品过敏者禁用；

（3）已用过大剂量蒽环类药物（如多柔比星或柔红霉素）的患者禁用；

（4）妊娠期、哺乳及育龄期妇女禁用。

【注意事项】

（1）可产生骨髓抑制和心脏毒性，所以应密切监测血象、心脏功能、肝肾功能及继发感染等情况。原则上每周期均要进行心电图检查，对合并感染、水痘等症状的患者应慎用本药，如发现异常，则本品可减量使用或停药。

（2）对于以往未使用过蒽环类药物的患者,如果本品的使用总量超过 950mg/m²,有可能产生充血性心力衰竭,使用上应格外注意。

（3）以往使用过蒽环类药物或其他可能产生心脏毒性的药物的患者、心脏或纵隔部位接受过放射治疗且本品使用剂量超过 700mg/m² 的患者,应密切监测心脏功能,慎重使用。

（4）常用 5% 葡萄糖注射液或注射用水溶解本品,以免酸碱度的原因影响效价或混浊。溶解后药液,及时用完,室温下放置不得超过 6 小时。

（5）静脉注射前应确保输液管通畅,严格避免药液外渗。一旦发生渗漏,可能产生静脉炎、注射部位硬结坏死,建议迅速回吸药液,局部利多卡因封闭,必要时硫酸镁湿敷合用激素治疗。

（6）肝肾功能不全患者慎用。

10. 注射用盐酸多柔比星

【用法用量】

成人和儿童

配制后的溶液通过输液管进行静脉注射,2~3 分钟。这样可减少血栓形成和由药物外溢导致的蜂窝织炎和水泡的危险,常用的溶液为氯化钠注射液、5% 葡萄糖注射液、或氯化钠葡萄糖注射液。

（1）多柔比星单一用药时,每 3 周 1 次,以 60~75mg/m² 给药。

（2）与其他有重叠毒性的抗肿瘤制剂合用时,多柔比星的剂量减少至每 3 周 1 次,以 30~40mg/m² 给药。如剂量根据体重计算,则每 3 周 1 次,以 1.2~2.4mg/kg 单剂量给药。

（3）连续 3 天分量给药:每天 0.4~0.8mg/kg 或 20~25mg/m²。

（4）多柔比星每周给药的推荐剂量为 20mg/m²,每周给药可减少心脏毒性。

（5）先前曾用过其他细胞毒性药物的患者给药时需减少剂量,儿童和老年人亦须减量。如肝肾功能受损,多柔比星的剂量应减量。

【适应证】

急性白血病、淋巴瘤、软组织和骨肉瘤、儿童恶性肿瘤及成人实体瘤,尤其用于乳腺癌和肺癌。

【不良反应】

骨髓抑制和心脏毒性是多柔比星最主要的两种不良反应。

【禁忌】

严重器质性心脏病和心功能异常,及对此药及蒽环类过敏,既往细胞毒药物治疗所致持续的骨髓抑制或严重全身性感染。明显的肝功能损害,严重心律失常,心功能不全,既往心肌梗死。既往蒽环类治疗已达药物最大累积剂量。

【注意事项】

多柔比星开始治疗前,患者应已从之前的细胞毒药物治疗的急性毒性反应(如口腔炎、中性粒细胞减少、血小板减少和全身性感染)中恢复。

肥胖患者其多柔比星的全身清除率是下降的。

心脏功能:使用蒽环类药物有发生心脏毒性的风险,表现为早期(即急性)或晚期(即迟发)事件。在使用多柔比星治疗前,需要进行心脏功能的评估,而且在整个治疗期间需要监测心脏功能,以尽可能地降低发生严重心脏功能损害的风险。在治疗期间定期监测左室射血分数,一旦出现心脏功能损害的表现应立即停用多柔比星,可降低心脏毒性发生的风险。

11. 注射用盐酸安西他滨

【用法用量】

常用量:静脉滴注、静脉注射或肌内注射,一日 100~400mg,分 1~2 次注射,5~14 天为一疗程,疗程间歇 7~14 天。

白血病:每日 5~10mg/kg,生理盐水或 5% 葡萄糖注射液 500ml 静脉注射,也可肌内注射,每日一次,一般 5~10 天为一疗程,间歇 7~14 天,可根据幼稚细胞消失或白细胞下降等适当掌握。有报告以 50~100mg 的剂量溶于氯化钠注射液 2mg 中,鞘内注射,对脑膜白血病疗效较好。

【适应证】

对于各类急性白血病,尤其急性粒细胞白血病的治疗较佳,对脑膜白血病亦有良好疗效。与其他抗肿瘤药合用可提高疗效,对实体瘤多与其他药物联合应用。对阿糖胞苷耐药的患者应用本品仍有效。可抑制 DNA 病毒的合成,外用用于治疗单纯疱疹性角膜炎。

【不良反应】

与阿糖胞苷相似,但较轻。

(1)造血系统:主要是骨髓抑制,白细胞及血小板减少,严重者可发生再生障碍性贫血或巨幼细胞性贫血;

(2)白血病、淋巴瘤患者治疗初期可发生高尿酸血症,严重者可发生尿酸性肾病;

(3)较少见的有口腔炎、食管炎、肝功能异常、发热反应及血栓性静脉炎。

上述症状多于给药后 2~4 周出现;

(4)少数患者会出现腮腺痛、体位性低血压、结膜充血、鼻黏膜肿胀;

(5)极个别患者会出现头痛、皮疹。

【禁忌】

对此药过敏者禁用。

【注意事项】

应定期检查肝、肾功能。

12. 替尼泊苷

【用法用量】

单药治疗每次 60mg/m^2,加生理盐水 500ml,静脉滴注 30 分钟以上,每天 1 次,连用 5 天。3 周重复。联合用药常用量为每天 60mg 加生理盐水 500ml 静脉滴注,一般连用 3 天。老年及骨髓功能欠佳、多次化疗患者酌情减量。

【适应证】

本品适用治疗恶性淋巴瘤、急性淋巴细胞白血病、中枢神经系统恶性肿瘤如神经母细胞瘤、胶质瘤和星形细胞瘤及转移瘤、膀胱癌等。

【不良反应】

（1）骨髓抑制：在给药后可发生白细胞减少症和血小板减少症，在13~18天最少，一般在几周之后可以恢复，也可能发生贫血。

（2）胃肠道反应：恶心呕吐是最常见的消化道不良反应，通常是轻度和中度。

（3）脱发：较常见，特别见于多疗程的患者。

（4）低血压：快速输注后可以发生暂时性低血压，并有可能因低血压和心律失常致突然死亡。

（5）过敏反应：主要表现为寒战、发热、心动过速、支气管痉挛、呼吸困难以及低血压，潮红、出汗、水肿等。

（6）其他：偶见肾功能不全、高血压、头痛、肌无力、意识模糊、荨麻疹。口腔炎，头痛和精神障碍罕见。

（7）与长春新碱合用时可加重患者的神经病变。

（8）本品输液时外漏可导致组织坏死和/或血栓性静脉炎。

【禁忌】

（1）对替尼泊苷或注射液中任何其他成分过敏者禁用。

（2）严重白细胞减少或血小板减少者禁用。

【注意事项】

（1）肝肾功能异常或肿瘤侵犯骨髓者慎用。

（2）应用本品时应定期进行血细胞和血小板计数，以及肝、肾功能检查，发现异常停止使用。

（3）给药时应注意保证药液输注进入静脉，以免输注于静脉外造成组织坏死或血栓性静脉炎。

（4）本品应缓慢静脉滴注，最初30~60分钟，应仔细监测生命特征，以免发生低血压情况。

（5）唐氏综合征患者对骨髓抑制性化学疗法反应敏感,对此病患者应考虑减少用量。

（6）苯巴比妥和苯妥英钠可以增加该药的清除率,对接受上述药物治疗的患者可能需要增加本品的用量。

（7）甲苯磺丁脲、水杨酸钠和磺胺甲噻二唑在体外可以置换与血浆蛋白结合的替尼泊苷,由于其蛋白结合率极高,降低与蛋白结合的药物可以导致游离替尼泊苷量明显增高,而增强其作用和毒性。

（8）配制本品输注溶液时,应轻轻搅动稀释液,避免剧烈搅动产生沉淀。本品药液中不应混入其他药物。

13. 注射用盐酸尼莫司汀

【用法用量】

（1）以盐酸尼莫司汀计,按体重给药,1 次给 2~3mg/kg,其后据血象停药 4~6 周,再次给药,如此反复,直到临床满意的效果。

（2）以盐酸尼莫司汀计,1 次给 2mg/kg,隔 1 周再给一次,2~3 次后根据血象停药 4~6 周,再次给药,如此反复,直到临床满意的效果。

【适应证】

脑肿瘤、消化道癌（胃癌、肝癌、结肠、直肠癌）、肺癌、恶性淋巴瘤、慢性白血病等。

【不良反应】

（1）骨髓抑制:出现白细胞减少、血小板减少、贫血,有时出现出血倾向、骨髓抑制、全血细胞减少等,因此每次给药后至少 6 周应每周进行周围血象检查,若发现异常应作适当处理。

（2）间质性肺炎及肺纤维化:偶出现间质性肺炎及肺纤维化。

（3）其他不良反应:有时出现皮疹,若出现此类过敏症状,应停药。有时出现谷草转氨酶、谷丙转氨酶等上升。有时出现尿素氮上升、蛋白尿。食欲不振、恶心、欲吐、呕吐,有时出现口内炎、腹泻等。有时出现全身乏力感、发热、头痛、眩晕、痉挛、脱发、低蛋白血症。

【禁忌】

（1）骨髓功能抑制患者（据报道，会出现白细胞减少等骨髓功能抑制的不良反应）。

（2）对本品有严重过敏症既往史患者。

【注意事项】

（1）肝肾功能损害患者、合并感染患者（因白细胞减少，降低对感染的抵抗力）、水痘患者（会出现致死性全身障碍）慎用。

（2）会引起迟缓性骨髓功能抑制等严重不良反应，因此每次给药后至少6周应每周进行临床检查（血液、肝功能及肾功能检查等），充分观察患者状态。若发现异常应作减量或停药等适当处理。另外，长期用药会加重不良反应呈迁延性推移，应慎重给药。

（3）应充分注意感染症及出血倾向的出现及恶化。

（4）小儿用药应慎重，尤应注意不良反应的出现。

（5）小儿及育龄患者用药时，应考虑对性腺的影响。

（6）给药途径：不得用于皮下或肌内注射。

（7）避免与其他药物混合使用。

（8）溶解后应速使用，因遇光易分解，水溶液不稳定。

（9）静脉内给药时，若药液漏于管外，会引起注射部位硬结及坏死，故应慎重给药以免药液漏于管外。

14. 注射用盐酸柔红霉素

【用法用量】

静脉注射或静脉滴注。

静脉滴注用0.9%氯化钠注射液250ml溶解后滴注，1小时内滴完。

成人：一个疗程的用量为0.4~1.0mg/kg，儿童：用量为1.0mg/kg，一日一次，共3~5次，连续或隔日给药。停药1周后重复。总给药量不超过25mg/kg。

【适应证】

用于急性粒细胞白血病和急性淋巴细胞白血病,以及慢性白血病急变者。

【不良反应】

(1)骨髓抑制:较严重。贫血、粒细胞减少、血小板减少、出血,不宜用药过久;如出现口腔溃疡(多在骨髓毒性之前出现)应即停药。

(2)心脏毒性:可引起心电图异常、心动过速、心律失常;严重者可有心力衰竭。总给药量超过25mg/kg时可致严重心肌损伤,静脉注射太快时也可出现心律失常。

(3)胃肠道反应:溃疡性口腔炎,食欲不振、恶心、呕吐、腹痛等。

(4)肝肾损伤。

(5)局部反应:漏出血管外可导致局部组织坏死。

(6)其他:脱发、倦怠、头痛、眩晕等精神症状,畏寒,呼吸困难,发烧、皮疹等过敏症状。

【禁忌】

(1)心脏病患者及有心脏病史的患者禁用。

(2)对本药有严重过敏史患者禁用。

(3)孕妇和哺乳期妇女禁用。

【注意事项】

(1)因有引起骨髓抑制,心脏毒性等严重不良反应的情况,应特别观察患者状况,定期进行临床检查(血液检查,肝肾功能,心肌功能检查等)。如有异常,作减药、停药等处理。长期用药不良反应可增加,并有延迟性进行性心肌病变进展,故应慎用。未用过蒽环类抗癌药的患者,如本品用药总量超过25mg/kg,发生心脏毒性的可能增加,应注意。

(2)有感染、出血倾向或病情恶化者,应慎用。

(3)本药只能用于静脉注射或静脉滴注。静脉注射时应注意部位和方法,尽可能慢,以防止引起血管疼痛,静脉炎和形成血栓。并防止药液漏出血管外,以免引起组织损坏和坏死。

(4)与酸性或碱性药物配伍易失效。

15. 注射用盐酸米托蒽醌

【用法用量】

将本品溶于 50ml 以上的生理盐水或 5% 葡萄糖注射液中静脉滴注,时间不少于 30 分钟。

成人:单用本品一次 12~14mg/m² 体表面积,每 3~4 周一次;或 4~8mg/m²,一日一次,连用 3~5 天,间隔 2~3 周。

联合用药:按体表面积一次 5~10mg/m²。

【适应证】

用于恶性淋巴瘤、乳腺癌和各种急性白血病。

【不良反应】

(1)中度骨髓抑制,主要是白细胞和血小板减少,为剂量限制性毒性。

(2)心脏毒性,可有心悸、期前收缩及心电图异常等,其发生与总剂量有关,总剂量超过 140~160mg/m² 时,心肌损害加重。在用过多柔比星,纵隔部位接受过放射治疗或原有心脏疾病的患者,总剂量不宜超过 100~120mg/m²。应在严密观察下使用,总剂量超过 450mg/m² 的患者不宜再继续使用。

(3)可有恶心、呕吐、食欲减退、腹泻等消化道反应。

(4)偶见乏力、脱发、皮疹、口腔炎、尿道感染等。

(5)静脉滴注药液外溢时,会发生严重的局部反应。

【禁忌】

(1)对本药过敏者禁用。

(2)妊娠及哺乳期妇女禁用。

(3)有骨髓抑制或肝功能不全者禁用。

(4)呈恶病质,伴有心、肺功能不全的患者禁用。

【注意事项】

(1)用药期间应密切随访血象、肝肾功能、心电图,必要时还需测定左心室排血量、超声心动图等,当白细胞 <1 500/mm³

应停药。

（2）有心脏疾病、用过蒽环类药物或胸部放射治疗的患者，应密切注意心脏毒性的发生。用药过程中，注意有无咳嗽、气急、水肿等提示心力衰竭的症状。

（3）与其他抗肿瘤药物联用时，可能会加重对骨髓的抑制，应减量。

（4）不宜作鞘内注射，可能会引起截瘫。

（5）不能与其他药物共同滴注。静脉滴注时，注意局部药液有无渗漏，如有发生，停止滴注，选另一静脉滴入。

（6）遇低温可能析出晶体，可将输液瓶置热水中加温，晶体溶解后使用。

（7）由尿排出，可使尿呈蓝色，不需处理。

16. 注射用盐酸阿柔比星

【用法用量】

静脉注射或静脉滴注。

白血病与淋巴瘤：每日 15~20mg，连用 7~10 天，间隔 2~3 周后可重复。

实体瘤：每次 30~40mg，一周 2 次，连用 4~8 周。

本品也可与其他抗癌药物联合应用。

【适应证】

急性白血病、恶性淋巴瘤，也可试用于其他实体恶性肿瘤。

【不良反应】

主要不良反应为消化道反应和骨髓抑制，少数患者出现轻度脱发，个别患者出现发热、静脉炎、心脏毒性及肝肾功能异常。

【禁忌】

心、肝、肾功能异常或有严重心脏病史者。

【注意事项】

（1）注射若漏于血管外，会引起局部坏死。

（2）应注意累积剂量与心脏毒性的关系。

17. 注射用盐酸阿糖胞苷

【用法用量】

（1）成人常用量：

诱导缓解：静脉注射或静脉滴注，一次按体重 2mg/kg（或 1~3mg/kg），一日 1 次，连用 10~14 日，如无明显不良反应，剂量可增大至一次按体重 4~6mg/kg。

维持：完全缓解后改用维持治疗量，一次按体重 1mg/kg，一日 1~2 次，皮下注射，连用 7~10 日。

（2）中剂量阿糖胞苷：中剂量是指阿糖胞苷的剂量为一次按体表面积 0.5~1.0g/m^2 的方案，一般需静脉滴注 1~3 小时，一日 2 次，以 2~6 日为一疗程；大剂量阿糖胞苷的剂量为按体表面积为 1~3g/m^2 的方案，静脉滴注及疗程同中剂量方案。

（3）小剂量阿糖胞苷：剂量为一次按体表面积 10mg/m^2，皮下注射，一日 2 次，以 14~21 日为一疗程，如不缓解而患者情况容许，可于 2~3 周重复一疗程。本方案主要用于治疗原始细胞增多或骨髓增生异常综合征患者，亦可治疗低增生性急性白血病、老年性急性淋巴细胞白血病等。

（4）鞘内注射：阿糖胞苷为鞘内注射防治脑膜白血病的第二线药物，剂量为一次 25~75mg，联用地塞米松 5mg，用 2ml 0.9%氯化钠注射液溶解，鞘内注射，每周 1~2 次，至脑脊液正常。如为预防性则每 4~8 周一次。

【适应证】

适用于急性白血病的诱导缓解期及维持巩固期。对急性非淋巴细胞白血病效果较好，对慢性粒细胞白血病的急变期，恶性淋巴瘤也有效。

【老年用药】

由于老年人对化疗药物的耐受性差，用药需减量并注意根据体征等及时调整药量。

【不良反应】

（1）造血系统主要是骨髓抑制，白细胞及血小板减少，严重者可发生再生障碍性贫血或巨幼细胞性贫血；

（2）白血病、淋巴瘤患者治疗初期可发生高尿酸血症，严重者可发生尿酸性肾病；

（3）较少见的有口腔炎、食管炎、肝功能异常、发热反应及血栓性静脉炎。阿糖胞苷综合征多出现于用药后 6~12 小时，有骨痛或肌痛、咽痛、发热、全身不适、皮疹、眼睛发红等表现。

【注意事项】

（1）应适当增加患者液体的摄入量，使尿液保持碱性，必要时同用别嘌醇以防止血清尿酸增高及尿酸性肾病的形成。

（2）快速静脉注射虽引起较严重的恶心、呕吐反应，但对骨髓的抑制较轻，患者亦更能耐受较大剂量的阿糖胞苷。

（3）使用本品时可引起血清丙氨酸氨基转移酶、血及尿中尿酸水平的升高。

（4）下列情况应慎用：骨髓抑制、白细胞及血小板显著减低、肝肾功能不全、有胆道疾病、有痛风病史、尿酸盐肾结石病史、近期接受过细胞毒药物或放射治疗的患者。

（5）用药期间应定期检查：周围血象、血细胞和血小板计数、骨髓涂片以及肝肾功能。

18. 注射用硫酸长春新碱

【用法用量】

（1）成人常用量：静脉注射，一次按体表面积 1~1.4mg/m^2，或按体重一次 0.02~0.04mg/kg，一次量不超过 2mg，每周一次，一个疗程总量 20mg；

（2）小儿常用量：静脉注射，按体重一次 0.05~0.075mg/kg，每周一次。

【适应证】

用于治疗急性白血病、霍奇金淋巴瘤、恶性淋巴瘤，也用于乳腺癌、支气管肺癌、软组织肉瘤、神经母细胞瘤等。

【不良反应】

（1）剂量限制性毒性是神经系统毒性，主要引起外周神经症状,如手指神经毒性等,与累积量有关。足趾麻木、腱反射迟钝或消失,外周神经炎。腹痛、便秘,麻痹性肠梗阻偶见。运动神经、感觉神经和脑神经也可受到破坏,并产生相应症状。神经毒性常发生于 40 岁以上者,儿童的耐受性好于成人,恶性淋巴瘤患者出现神经毒性的倾向高于其他肿瘤患者。

（2）骨髓抑制和消化道反应较轻。

（3）静脉反复注药可致血栓性静脉炎。注射时漏至血管外可造成局部组织坏死。

（4）长期应用可抑制睾丸或卵巢功能,引起闭经或精子缺乏。

（5）可见脱发,偶见血压的改变。

【禁忌】

不能作为肌肉、皮下或鞘内注射。

【注意事项】

（1）对诊断的干扰:可使血钾、血及尿中尿酸水平升高。

（2）下列情况应慎用:有痛风病史、肝功能损害、感染、白细胞减少、神经肌肉疾病、有尿酸盐性肾结石病史,近期用过放射治疗或抗癌药治疗的患者。

（3）用药期间应定期检查周围血象、肝肾功能。注意观察心率、肠鸣音及肌腱反射等。

（4）用药过程中,出现严重四肢麻木、膝反射消失、麻痹性肠梗阻、腹绞痛、心动过速、脑神经麻痹、白细胞过低、肝功能损害,应停药或减量。

（5）注射时药液漏至血管外,应立即停止注射,用氯化钠注射液稀释局部,或 1% 普鲁卡因注射液局封,温湿敷或冷敷,发生皮肤破溃后按溃疡处理。

（6）防止药液溅入眼内,一旦发生应立即用大量生理盐水冲洗,以后应该用地塞米松眼膏保护。

（7）注入静脉时避免日光直接照射。

（8）肝功能异常时减量使用。

19. 注射用羟基喜树碱

【用法用量】

（1）静脉注射：每次 10~30mg,以氯化钠注射液溶解后静脉注射,每日 1 次,每周 3 次,6~8 周为一个疗程,联合用药本品剂量可适量减少。

（2）膀胱灌注：每次 10mg 以氯化钠注射液 10ml 溶解,排尽尿液后灌注,保持 2~4 小时左右,每周 1 次,10 次为一个疗程。

（3）胸腹腔注射：恶性胸腹水放净后,10~20mg 以氯化钠注射液 20ml 溶解胸腹腔内注入,每周 1~2 次。

【适应证】

抗肿瘤药,适用于原发性肝癌、胃癌、膀胱癌、直肠癌、非小细胞肺癌、头颈部上皮癌、白血病等恶性肿瘤。

【不良反应】

（1）骨髓抑制：表现为白细胞下降,对红细胞及血小板无明显的影响。

（2）胃肠道反应：主要表现为恶心、呕吐、食欲减退、腹泻等。

（3）偶见泌尿系统毒性：血尿、尿频和轻度蛋白尿。

（4）其他：偶见有嗜睡、乏力、头痛、脱发。

【禁忌】

对该药过敏者。

【注意事项】

（1）不宜用葡萄糖液稀释。

（2）为避免膀胱刺激及血尿发生,用药期间应鼓励患者多饮水。

20. 磷酸氟达拉滨

【用法用量】

（1）一般情况：磷酸氟达拉滨用于儿童的安全性和有效性还没有被确定。

对肾功能不全患者的剂量应作相应的调整。肌酐清除率为 30~70ml/min 时剂量应减少达 50%,且要严密监测血液学改变以评价药物的毒性。如果肌酐清除率小于 30ml/min。应禁用磷酸氟达拉滨治疗。

（2）静脉使用：推荐的剂量是每 m² 体表面积 25mg 磷酸氟达拉滨，静脉给药，连续 5 天。每 28 天重复。每个小瓶用 2ml 注射用水配制，使每 ml 配制溶液中含有 25mg 磷酸氟达拉滨。将所需剂量（依据患者体表面积计算）抽入注射器内。如果是静脉推注，需再用 10ml 0.9% 氯化钠稀释；或者，如果是静脉输注，将抽入注射器内的所需剂量用 100ml 0.9% 氯化钠稀释，输注时间 30 分钟。治疗持续的时间取决于治疗的效果及对药物的耐受性。对慢性淋巴细胞白血病患者，磷酸氟达拉滨一直用到取得最佳治疗效果（完全或部分缓解，通常需 6 个周期），然后方可停用。

【适应证】

用于 B 细胞性慢性淋巴细胞白血病患者的治疗，这些患者接受过至少一个标准的含烷化剂方案的治疗，并且在治疗期间或治疗后，病情没有改善或持续进展。

【不良反应】

最常见的不良事件包括骨髓抑制（白细胞减少、血小板减少和贫血），以及包括肺炎、咳嗽、发热、疲倦、虚弱、恶心、呕吐和腹泻在内的感染。常见的报告事件包括寒战、水肿、不适、周围神经病变、视力障碍、食欲不振、黏膜炎、口腔炎和皮肤皮疹。磷酸氟达拉滨治疗的患者中出现过严重的机会性感染，已经有引起死亡的严重不良事件的报道。

【禁忌】

禁用于对本品或其所含成分过敏的患者，肌酐清除率小于 30ml/min 的肾功能不全患者和失代偿性溶血性贫血的患者。妊娠及哺乳期禁用磷酸氟达拉滨。

21. 环磷酰胺注射剂

【用法用量】

成人常用量：单药静脉注射按体表面积每次 500~1 000mg/m²，加生理盐水 20~30ml，静脉滴入，每周 1 次，连用 2 次，休息 1~2

周重复。联合用药 500~600mg/m²。常用于 CHOP 的联合用药:750mg/m²;儿童常用量:静脉注射每次 10~15mg/kg,加生理盐水20ml 稀释后缓慢注射,每周 1 次,连用 2 次,休息 1~2 周重复。也可肌内注射。

【适应证】

本品抗瘤谱广,对多种肿瘤有抑制作用。包括各类型淋巴瘤、急性或慢性淋巴细胞白血病、多发性骨髓瘤、乳腺癌、睾丸肿瘤、卵巢癌、肺癌、头颈部鳞癌、鼻咽癌、神经母细胞瘤、横纹肌肉瘤及骨肉瘤等。

【药理作用】

本品在体外无活性,进入体内被肝脏或肿瘤内存在的过量的磷酰胺酶或磷酸酶水解,变为活化作用型的磷酰胺氮芥而起作用。其作用机制与氮芥相似,与 DNA 发生交叉联结,抑制DNA 的合成,也可干扰 RNA 的功能,属细胞周期非特异性药物。

【不良反应】

骨髓抑制:白细胞减少、血小板减少为常见。胃肠道反应:包括食欲减退、恶心及呕吐,一般停药 1~3 天即可消失。泌尿道反应:当大剂量环磷酰胺静滴,而缺乏有效预防措施时,可致出血性膀胱炎,表现为膀胱刺激症状、少尿、血尿及蛋白尿,系其代谢产物丙烯醛刺激膀胱所致,但环磷酰胺常规剂量应用时,其发生率较低。其他:包括脱发、口腔炎、中毒性肝炎、皮肤色素沉着、月经紊乱、无精子或精子减少及肺纤维化等。

【禁忌】

抗癌药物,必须在有经验的专科医生指导下用药。凡有骨髓抑制、感染、肝肾功能损害者禁用或慎用。对本品过敏者禁用。妊娠及哺乳期妇女禁用。

【注意事项】

本品的代谢产物对尿路有刺激性,应用时应多饮水,大剂量应用时要水化、利尿,同时给予保护剂美司钠。近年研究显示,提高药物剂量强度,能明显增加疗效,当大剂量用药时,除应密切观察骨髓功能外,要注意非血液学毒性如心肌炎、中毒性肝炎及肺纤维化等。当肝肾功能损害、骨髓转移或既往曾接受多程化放疗时,环磷酰胺的剂量应减少至治疗量的 1/2~1/3。环磷酰胺水溶液仅能稳定 2~3 小时,要现配现用。

【妊娠与哺乳期注意事项】

有致突变、致畸胎作用,可造成胎儿死亡或先天畸形,妊娠妇女禁用。本品可在乳汁中排出,在开始用药时必须中止哺乳。

22. 甲氨蝶呤片

【用法用量】

口服,成人一次 5~10mg(2~4 片),一日 1 次,每周 1~2 次,一疗程安全量 50~100mg(20~40 片)。用于急性淋巴细胞白血病维持治疗,一次 15~20mg/m²,每周一次。

【适应证】

(1) 各型急性白血病,特别是急性淋巴细胞白血病、恶性淋巴瘤和蕈样肉芽肿、多发性骨髓瘤;

(2) 头颈部癌、肺癌、各种软组织肉瘤、银屑病;

(3) 乳腺癌、卵巢癌、宫颈癌、恶性葡萄胎、绒毛膜上皮癌、睾丸癌。

23. 白消安注射液

【用法用量】

本品应通过中心静脉导管给药,每 6 小时给药一次,每次持续滴注 2 小时,连续 4 天,共 16 次。所有患者均应预防性给予苯妥英钠,因为已知白消安可通过血脑屏障并诱发癫痫。苯妥英使白消安的血浆浓度曲线下面积(area under plasma concentration curves,AUC)下降 15%;而其他抗惊厥药物则可能使白消安血浆 AUC 升高,从而增加肝静脉闭塞症或癫痫发生的风险。止吐药应在第一次开始之前给予,并按一定计划在整个用药期间持续给药。按校准的理想体重给药时,该药清除率的可预测性最好。若依据实际体重、理想体重或其他因子计算本品的剂量,则可能使消瘦、正常和肥胖患者之间的清除率产生显著不同。在制订骨髓或外周血祖细胞移植预处理方案时,该药的成人剂量通常为 0.8mg/kg,取理想体重或实际体重的低值,每6 小时给药一次,连续 4 天(共 16 次)。对肥胖或特别肥胖的患者,应按校准的理想体重给药。理想体重(身高 cm,体重 kg)的计算公式如下:理想体重(kg,男性)=50+0.91×(身高 cm−152),理想体重(kg,女性)=45+0.91×(身高 cm−152)。校准的理想体重公式为:校准的理想体重 = 理想体重 +0.25×(实际体重 − 理想体重)。在骨髓移植前 3 天,本品第 16 次给药之后 6 小时,给予环磷酰胺,剂量为 60mg/kg,每次静脉滴注 1 小时,每天一次,共 2 天。

【适应证】

适用于联合环磷酰胺,作为慢性髓系白血病同种异体的造血干细胞移植前的预处理方案。

【不良反应】

肝脏毒性(表现为转氨酶升高、高胆红素血症)、神经系统毒性(表现为幻觉、嗜睡、困倦和精神错乱)。粒细胞缺乏、血小板减少、贫血或血液成分联合缺乏、凝血酶原时间延长。胃肠道症状(恶心、呕吐、口腔炎,食管炎、腹泻、便秘、肠梗阻)、肝静脉闭塞症、移植物抗宿主病、水肿、感染、心血管系统异常、呼吸系统异常、神经系统异常、肾功异常、高血糖、离子紊乱等。

【禁忌】

妊娠初期 3 个月内、既往对此药过敏的患者。

【注意事项】

骨髓抑制普遍出现,需监测血常规;可影响许多器官的脱落细胞学检查结果。

24. 白消安片

【用法用量】

成人常用量:慢性粒细胞白血病慢性期,每日总量 4~6mg/m²,每日一次。如白细胞数下降至 $20×10^9$/L 则需酌情停药。或给维持量每日或隔日 1~2mg,以维持白细胞计数在 10×

$10^9/L$ 左右。

【适应证】

要适用于慢性粒细胞白血病的慢性期,对缺乏费城染色体患者效果不佳。也可用于治疗原发性血小板增多症,真性红细胞增多症等慢性骨髓增殖性疾病。

【不良反应】

可产生骨髓抑制。常见为粒细胞减少,血小板减少。严重者需及时停药。长期服用或用药过大可致肺纤维化。可有皮肤色素沉着,高尿酸血症及性功能减退,男性乳房女性化,睾丸萎缩,女性月经不调等。白内障,多型红斑皮疹,结节性多动脉炎为罕见不良反应。曾有个别报道使用高剂量后出现癫痫发作;心内膜纤维化,并由此出现相应症状;少见的肝静脉闭锁。

【禁忌】

(1)有可能增加胎儿死亡及先天畸形的风险,因此在妊娠初期 3 个月内不能用此药。

(2)耐药者。

(3)对其任何成分过敏者。

【注意事项】

慢性粒细胞白血病患者治疗时有大量细胞破坏,血及尿中尿酸水平可明显升高,严重时可产生尿酸肾病;对有骨髓抑制,感染,有细胞毒药物或放疗史的患者也应慎用;治疗前及治疗中应严密观察血象及肝肾功的变化,及时调整剂量,特别注意检查血尿素氮、内生肌酐清除率、胆红素、谷丙转氨酶及血清尿酸。服药应根据患者对药物的反应、骨髓抑制程度、个体差异而调整剂量。嘱患者多摄入液体并碱化尿液或服用别嘌醇以防止高尿酸血症及尿酸性肾病的产生。发现粒细胞或血小板迅速大幅下降时应立即停药或减量以防止出现严重骨髓抑制。

25. 注射用门冬酰胺酶

【用法用量】

根据不同病种,不同的治疗方案,本品的用量有较大差异。

以急性淋巴细胞白血病的诱导缓解方案为例：剂量可根据体表面积计，日剂量 500U/m^2 或 1 000U/m^2，最高可达 2 000U/m^2；以 10~20 日为一疗程。

【适应证】

适用于治疗急性淋巴细胞白血病（简称急淋）、急性粒细胞白血病、急性单核细胞白血病、慢性淋巴细胞白血病、霍奇金淋巴瘤及非霍奇金淋巴瘤、黑色素瘤等。对上述各种瘤细胞的增殖有抑制作用，其中对儿童急淋的诱导缓解期疗效最好，有时对部分常用化疗药物缓解后复发的患者也可能有效，但单独应用时缓解期较短，而且容易产生耐药性，故多与其他化疗药物组成联合方案应用，以提高疗效。

【不良反应】

成人较儿童多见。

（1）较常见的有过敏反应、肝损害、胰腺炎、食欲减退，凝血因子 V、Ⅶ、Ⅷ、Ⅸ 及纤维蛋白原减少等，过敏反应的主要表现为突然发作的呼吸困难、关节肿痛、皮疹、皮肤瘙痒、面部水肿，严重者可发生呼吸窘迫、休克甚至死亡。肌内注射给药的晚期儿童白血病，虽其轻度过敏反应的发生率较高，但有报告认为其严重过敏反应的发生率较静脉注射给药低。过敏反应一般在多次反复注射者易发生，但曾有在皮试阴性的患者发生。另有某些过敏体质者，即使注射做皮试剂量的门冬酰胺酶时，偶然也会产生过敏反应。肝脏损害通常在开始治疗的 2 周内发生，可能出现多种肝功能异常，包括谷丙转氨酶、谷草转氨酶、胆红素等升高、血清白蛋白等降低，曾有经肝穿刺活检证实有脂肪肝病变的病例。患者如感觉剧烈的上腹痛并伴有恶心、呕吐，应疑有急性胰腺炎，其中暴发型胰腺炎很危重，甚至可能致命。

（2）少见的有血糖升高、高尿酸血症、高热、精神及神经毒性等。血糖过高患者有多尿、多饮、口渴症状，其血浆渗透压可能升高而血酮含量正常。高血糖停用本品，或给予适量胰岛素及补液,症状可减轻或消失,但少数严重的高血糖可以致死。高尿酸血症常发生在开始治疗时,由于大量肿瘤细胞快速破坏,致使释放出的核酸分解成的尿酸量增多,严重的可引起尿酸性肾病、肾功能衰竭。精神及神经毒性表现为程度不同的嗜睡、精神抑制、精神错乱、情绪激动、幻觉,偶可发生帕金森综合征等。其他尚有白细胞减少、免疫抑制、口腔炎等。

（3）罕见因低纤维蛋白原血症及凝血因子减少的出血、低脂血症、颅内出血或血栓形成、下肢静脉血栓及骨髓抑制等。凝血因子减少与此药抑制蛋白质合成有关。

（4）其他:尚有血氨过高、脱发、血小板减少、贫血等。

【禁忌】

下列情况禁用:

（1）对本药有过敏史或皮试阳性者;

（2）有胰腺炎病史或现患胰腺炎者;

（3）现患水痘、广泛带状疱疹等严重感染者。

【注意事项】

（1）来源于大肠埃希菌与来源于欧文菌族（Erwinia carotora）的门冬酰胺酶间偶有交叉敏感反应。

（2）对诊断的干扰:

①甲状腺功能试验,首次注射本品的 2 日内,患者血清中的甲状腺结合蛋白浓度下降,直至最后一次注射本品后的 4 周内,浓度才恢复正常;

②由于门冬酰胺的分解,血氨及尿素氮浓度可能增加;

③血糖、血尿酸及尿中尿酸可能增加;

④在治疗的最初 3 周内,部分凝血活酶时间、凝血酶原时间、凝血酶时间等可能延长,血小板计数可能增加;

⑤由于本品抑制血浆蛋白的合成,患者的血浆纤维蛋白原、抗凝血酶、纤维蛋白溶酶原、血清白蛋白的浓度可能降低;

⑥如有肝功能异常提示为肝毒性、肝损害的征兆,血清钙可能降低。

（3）糖尿病、痛风或肾尿酸盐结石史、肝功能不全、感染等、以往曾用细胞毒性药物或放射治疗的患者慎用。

（4）在治疗开始前及治疗期间随访下列检测：周围血象、血浆凝血因子，血糖、血清淀粉酶，血尿酸、肝功能、肾功能、骨髓涂片分类、血清钙、中枢神经系统功能等。

（5）由于本药能进一步抑制患者的免疫机制，并增加所接种病毒的增殖能力、毒性及不良反应，故在接受其治疗的3个月内不宜接受活病毒疫苗接种，另与患者密切接触者的口服脊髓灰质炎疫苗时间亦应推迟。

26. 盐酸多柔比星

【用法用量】

静脉用药：这是最常用的给药途径。配制后的溶液通过通畅的输液管进行静脉输注，2~3分钟。这样可减少血栓形成和由药物外溢导致的蜂窝组织炎和水疱的危险，常用的溶液为氯化钠注射液、5%葡萄糖注射液或氯化钠葡萄糖注射液。剂量通常根据体表面积计算。通常当多柔比星单一用药时，每三周一次，以 60~75mg/m^2 给药，当与其他有重叠毒性的抗肿瘤制剂合用时，多柔比星的剂量须减少至每三周一次，以 30~40mg/m^2 给药。如剂量根据体重计算，则每三周一次，以 1.2~2.4mg/kg 单剂量给药。

【适应证】

多柔比星是抗有丝分裂的细胞毒性药物，能成功地诱导多种恶性肿瘤的缓解，包括急性白血病、淋巴瘤、软组织和骨肉瘤、儿童恶性肿瘤及成人实体瘤，尤其用于乳腺癌和肺癌。

【不良反应】

骨髓抑制和心脏毒性是多柔比星最主要的两种不良反应。

（1）皮肤及皮下组织损伤：脱发是最常见的不良反应。

（2）感染。

（3）良性及恶性病变：急性淋巴细胞白血病、急性髓系白血病。

（4）血液和淋巴系统损伤：骨髓抑制、白细胞减少、中性粒细胞减少、贫血和血小板减少。

（5）免疫系统异常。

（6）代谢及营养失衡。

（7）眼部异常：结膜炎 / 角膜炎和流泪。

（8）血管异常：出血、潮热、静脉炎、血栓性静脉炎、血栓栓塞和休克。

（9）生殖系统及乳腺异常：闭经、精子减少和无精。

（10）全身性及给药部位异常。

（11）骨髓抑制和口腔溃疡。

（12）心脏毒性：心脏毒性可表现为窦性心动过速、心动过速、房室传导阻滞和束支传导阻滞、充血性心力衰竭，包括室上性心动过速和心电图改变。

（13）肾脏及泌尿系统异常：可使尿液呈红色，膀胱内给药可引起血尿、膀胱及尿道烧灼感、排尿困难、尿痛、尿频。

（14）胃肠道反应：黏膜炎 / 口腔炎，恶心、呕吐、口腔黏膜色素沉着、食道炎、腹痛、胃黏膜损伤、胃肠道出血、腹泻和结肠炎。

（15）其他：肝肾功能异常。

【禁忌】

严重器质性心脏病和心功能异常，及对本药及蒽环类过敏。静脉给药治疗的禁忌证：既往细胞毒药物治疗所致持续的骨髓抑制或严重全身性感染、明显的肝功能损害、严重心律失常，心功能不全，既往心肌梗死、既往蒽环类治疗已达药物最大累积剂量。

【注意事项】

老人、肝损伤、肾损伤慎用。

27. 硫唑嘌呤片

【用法用量】

（1）口服，每日 1.5~4mg/kg，一日 1 次或分次口服。

293

（2）异体移植，每日 2~5mg/kg，一日 1 次或分次口服。

（3）白血病，每日 1.5~3mg/kg，一日 1 次或分次口服。

【适应证】

（1）急慢性白血病，对慢性粒细胞白血病近期疗效好，作用快，但缓解期短。

（2）后天性溶血性贫血，自身免疫性血小板减少，系统性红斑狼疮。

（3）慢性类风湿关节炎，慢性自身免疫性活动性肝炎，原发性胆汁性肝硬化。

（4）甲状腺功能亢进症，重症肌无力。

（5）其他：慢性非特异性溃疡性结肠炎，节段性肠炎，多发性神经根炎，狼疮性肾炎，增殖性肾炎，韦格纳肉芽肿病等。

【不良反应】

（1）过敏反应；

（2）致癌；

（3）造血功能：白细胞减少症，贫血和血小板减少症，罕见粒细胞缺乏症，全血细胞减少和再生障碍性贫血的发生；

（4）易感性：接受本品单独治疗或与其他免疫抑制剂联合用药，特别是皮质类固醇制剂，患者对病毒、真菌和细菌感染的易感染性增加；

（5）胃肠道反应；

（6）肺部反应；

（7）脱发。

【禁忌】

对硫唑嘌呤高度过敏者禁用。

【注意事项】

（1）用药监测：在治疗的前 8 周内，应至少每周进行一次全血细胞计数检查；大剂量给药或患者肝和 / 或肾功能不全时，应增加全血细胞计数检查频率。此后，检查次数可以减少，但仍建议每月检查一次或至少每 3 个月检查一次。

（2）肾和 / 或肝功能不全：肝肾功能不全的患者使用时，需特别注意血常规监测，并降低用药剂量。

28. 硫酸长春碱

【用法用量】

（1）静脉注射：成人剂量为每 kg 体重 150μg（一般 10mg），儿童剂量为每 kg 体重 250μg。首次剂量可较小，以后视情况加大剂量，但一般每次剂量不应超过每 kg 体重 300μg。一般以 4~6 周，总量 60~100mg 为 1 疗程。

（2）胸腹腔注射：每次 10~30mg。

【适应证】

主要用于实体瘤的治疗。对恶性淋巴瘤、睾丸肿瘤、绒毛膜癌疗效较好，对肺癌、乳腺癌、卵巢癌、皮肤癌、肾母细胞瘤及单核细胞白血病也有一定疗效。

【不良反应】

白细胞减少、恶心、呕吐、便秘、口疮、腹泻、厌食、腹痛、直肠出血、喉炎、出血性小肠结肠炎、消化性溃疡出血。麻木、异物感、外周神经炎、抑郁、肌腱深反射消失、头痛、惊厥。全身不适、软弱、头晕、肿瘤部位疼痛、皮疹、脱发。静脉注射时药物溢出血管外，可导致蜂窝织炎及静脉炎。

【禁忌】

白细胞减少的患者。

【注意事项】

存在细菌感染时，待感染控制后才可开始使用。恶病质、大面积皮肤溃疡者慎用。用药期间应严密监测血象。

【药物相互作用】

与丝裂霉素联合应用时，会导致急性呼吸窘迫及肺浸润。

29. 羟基脲

【用法用量】

口服，CML 每日 20~60mg/kg，每周 2 次，6 周为一个疗程；头颈癌、宫颈鳞癌等每次 80mg/kg，每 3 天 1 次，需与放疗合用。

【适应证】

（1）对慢性粒细胞白血病（CML）有效,并可用于对白消安片耐药的 CML;

（2）对黑色素瘤、肾癌、头颈部癌有一定疗效,与放射治疗联合对头颈部及宫颈鳞癌有效。

【不良反应】

（1）骨髓抑制为剂量限制性毒性,可致白细胞和血小板减少,停药后 1~2 周可恢复;

（2）有时出现胃肠道反应,尚有致睾丸萎缩和致畸胎的报道;

（3）偶有中枢神经系统症状和脱发,亦有本药引起药物性发热的报道,重复给药时可再出现;

（4）国外有报道,在骨髓增殖异常的患者中,使用羟基脲出现了皮肤血管毒性反应,包括血管溃疡和血管坏死,报道出现血管毒性的患者多数曾经或者正在接受干扰素治疗。如果使用羟基脲发生血管溃疡或者坏死,应当停止用药。

【禁忌】

水痘、带状疱疹及各种严重感染禁用。

【注意事项】

可使患者免疫功能受到抑制,故用药期间避免接种死或活病毒疫苗,一般停药 3 个月至 1 年才可考虑接种疫苗。服用本药时应适当增加液体的摄入量,以增加尿量及尿酸的排泄。定期监测白细胞、血小板、血中尿素氮、尿酸及肌酐浓度。

下列情况应慎用:严重贫血未纠正前、骨髓抑制、肾功能不全、痛风、尿酸盐结石病史等。

30. 高三尖杉酯碱注射剂

【用法用量】

（1）成人常用量:静脉滴注,每日 1~4mg（每日 1~4 支）,加5% 葡萄糖注射液 250~500ml,缓慢滴入 3 小时以上,以 4~6 日为一疗程,间歇 1~2 周再重复用药。

（2）小儿常用量:静脉滴注,每日按体重 0.05~0.1mg/kg,以 4~6 日为一疗程。

【适应证】

适用于各型急性非淋巴细胞白血病,对骨髓增生异常综合征（MDS）、慢性粒细胞白血病及真性红细胞增多症等亦有一定疗效。

【不良反应】

（1）骨髓抑制;

（2）心脏毒性;

（3）低血压;

（4）消化系统;

（5）个别患者可产生脱发、皮疹。

【注意事项】

（1）白血病时有大量白血病细胞破坏,采用本品时破坏会更增多,血液及尿中尿酸浓度可能增高。

（2）心血管疾病:原有心律失常及各类器质性心血管疾病患者应慎用或不用。对严重或频发的心律失常及器质性心血管疾病患者不宜选用此药。

（3）下列情况也应慎用:骨髓功能显著抑制或血象呈严重粒细胞减少或血小板减少,肝功能或肾功能损害,有痛风或尿酸盐肾结石病史患者。

（4）用药期间应密切观察下列各项:血常规、肝肾功能、心脏体征及心电图检查。

31. 硫鸟嘌呤片

【用法用量】

成人常用量:口服,开始时每日 2mg/kg 或 100mg/m²,一日一次或分次服用,如 4 周后临床表现未改善,白细胞未见抑制,可将每日剂量增至 3mg/kg。维持量按每日 2~3mg/kg 或 100mg/m²,一次或分次口服。联合化疗中 75~200mg/m² 一次或分次服,连用 5~7 日。

【适应证】

（1）急性淋巴细胞白血病及急性非淋巴白血病的诱导缓解期及继续治疗期；

（2）慢性粒细胞白血病的慢性期及急变期。

【不良反应】

（1）常见的毒性反应为骨髓抑制，可有白细胞和血小板减少；

（2）消化系统反应：恶心、呕吐、食欲减退等胃肠道反应及肝功能损害，可伴有黄疸；

（3）开始治疗的白血病及淋巴瘤患者可出现高尿酸血症，严重者可发生尿酸性肾病；

（4）有抑制睾丸或卵巢功能的可能，引起闭经或精子缺乏，与药物的剂量和疗程有关，反应可能是不可逆的。

【禁忌】

对本药高度过敏患者。

【注意事项】

（1）骨髓已有显著的抑制并出现相应严重的感染或明显的出血现象者，有肝、肾功能损害，胆道疾病患者，有痛风病史，尿酸盐结石病史者，4~6周内已接受过细胞毒药物或放射治疗者均应慎用；

（2）用药期间应注意定期（每周）检查血常规，检查肝功能包括总胆红素、直接胆红素等，其他包括血尿素氮、血尿酸、肌酐清除率等；

（3）血清尿酸含量的增高及尿酸性肾病的形成；

（4）本药可有迟缓的作用，因此在疗程中首次出现血细胞减少症，特别是粒细胞减少症、血小板减少症、黄疸、出血或出血倾向时，即应迅速停药，当化验值恢复后，可以小剂量开始服用。

32. 安吖啶注射液

【用法用量】

急性白血病：使用前先将安吖啶注射液 1.5ml 加入所附

专用溶剂 L- 乳酸溶液 13.5ml 中, 混匀后溶于 5% 葡萄糖溶液 500ml 中。按体表面积一次 75mg/m², 一日 1 次, 静脉注射或滴注, 连用 7 天, 最大耐受剂量是 150mg/m²。实体瘤: 按体表面积一次 75~120mg/m², 3~4 周一次。

【适应证】

对急性白血病和恶性淋巴瘤有效。对蒽环类和阿糖胞苷产生耐药的患者无明显交叉耐药性, 部分患者仍有效。

【不良反应】

（1）主要是骨髓抑制, 为剂量限制性毒性。当给药量达到 90~120mg/m², 即可出现血小板和白细胞减少;

（2）常见胃肠道反应, 与剂量有关。常出现低 - 中度恶心、呕吐。当总剂量达到 750mg/m² 或更高时, 容易发生黏膜炎;

（3）心、肝、神经毒性较轻, 个别患者可出现室性心律不齐。较少出现过敏反应和癫痫发作, 常伴有脱发。

【注意事项】

（1）对骨髓抑制及心, 肝, 神经系统疾病的患者应慎用或适当减少剂量;

（2）为避免静脉炎, 应将每次剂量稀释到 150ml 以上的溶液中, 缓慢静脉滴注。

33. 盐酸多柔比星脂质体注射液

【用法用量】

每 2~3 周静脉内给药 20mg/m², 给药间隔不宜少于 10 天。患者应持续治疗 2~3 个月以产生疗效。用 5% 葡萄糖 250ml 稀释, 静脉滴注 30 分钟以上。禁止大剂量注射或给用未经稀释的药液。建议本药滴注管与 5% 葡萄糖滴注管相连接以进一步稀释并最大限度地减少血栓形成和外渗危险。

【适应证】

本品可用于低 CD4 及有广泛皮肤黏膜内脏疾病与艾滋病相关的卡波西肉瘤患者。也可用作一线全身化疗药物, 或者用作治疗病情有进展的艾滋病相关的卡波西肉瘤患者的二线化疗药物,也可用于不能耐受下述两种以上药物联合化疗的患者:长春新碱、博莱霉素和多柔比星(或其他蒽环类抗生素)。它对乳腺癌、妇科肿瘤、肝癌、肺癌、淋巴瘤、多发性骨髓瘤、头颈部肿瘤、软组织肉瘤等多种肿瘤都有着很好的治疗效果。

【不良反应】

白细胞减少是患者最常见的不良反应,也可见贫血和血小板减少。一般治疗早期可见,多为暂时的。出现血液学毒性反应可能需要减少用量或暂停及推迟治疗。

当中性粒细胞计数 $<1\ 000/mm^3$,或血小板计数 <5 万 $/mm^3$ 时应暂停使用本品。当中性粒细胞计数 $<1\ 000/mm^3$ 时,可同时使用粒细胞刺激因子或粒 - 单核细胞刺激因子来维持血液细胞数目。

其他发生率较高的不良反应有:恶心,无力,脱发,发热,腹泻,与滴注有关的急性反应和口腔炎。滴注反应主要有潮红,气短,面部水肿,头痛,寒战,背痛,胸部和喉部收窄感,低血压。在多数情况下,不良反应发生在第一个疗程。采用某种对症处理,暂停滴注或减缓滴注速率后经过几个小时即可消除这些反应。

【禁忌】

对此药活性成分或其他成分过敏的患者。也不能用于孕妇和哺乳期妇女。对于使用 α 干扰素进行局部或全身治疗有效的艾滋病相关的卡波西肉瘤患者,禁用此药。

【注意事项】

心脏损害:使用此药均须进行心电图监测、心脏彩超测定左室射血分数,对于有心血管病史的患者,只有当利大于弊时才能接受此药治疗,必要时进行心肌内膜活检进行评估。

心功能不全患者接受此药治疗时要谨慎。对已用过其他蒽环类药物的患者,应注意观察。盐酸多柔比星总剂量的确定亦应考虑先前(或同时)使用的心脏毒性药物。

骨髓抑制:用药期间应经常检查血细胞计数,至少在每次用药前作检查。持续性骨髓抑制可导致感染和出血。

糖尿病患者:此药含蔗糖,而且滴注时用5%葡萄糖注射液稀释。

对驾车和操作机器的影响:偶尔出现(<5%)头晕和嗜睡。所以有上述反应的患者应避免驾车和操作机器。

34. 硫酸长春新碱脂质体注射液

【用法用量】

仅静脉使用。

每周一次静脉注射剂量为 $2.25mg/m^2$。

【适应证】

病情两次或两次以上复发,或是之前至少两种其他抗白血病药治疗失败且费城染色体为阴性(Ph^-)的成人急性淋巴细胞白血病(ALL)患者。

【不良反应】

最常见的不良反应(发生率≥30%)包括便秘,恶心,发热,疲劳,周围神经病变,发热性中性粒细胞减少,腹泻,贫血,食欲减退和失眠。

【禁忌】

禁用于包括腓骨肌萎缩综合征在内的脱髓鞘病患者,对硫酸长春新碱或任何其他成分过敏的患者禁用。

鞘内注射禁用。

【注意事项】

(1)对骨髓抑制及心、肝、神经系统疾病的患者应慎用或适当减少剂量;

(2)为避免静脉炎,应将每次剂量稀释到150ml以上的溶液中,缓慢静脉滴注。

(3)有可能肠梗阻、便秘,建议预防。

(4)有肿瘤溶解风险,建议监测。

35. 注射用阿扎胞苷

【用法用量】

推荐起始剂量为 $75mg/m^2$,每天经皮下给药,共7天。每4

周为一治疗周期。建议患者至少接受 6 个周期的治疗。但对于完全或部分缓解的患者可能需要增加治疗周期。只要患者持续受益,即可持续治疗。

【适应证】

治疗以下成年患者:国际预后评分系统(IPSS)中的中危 -2 及高危骨髓增生异常综合征(MDS),慢性粒 - 单核细胞白血病(CMML),按照世界卫生组织(WHO)分类的急性髓系白血病(AML)、骨髓原始细胞为 20%~30% 伴多系发育异常。

【不良反应】

最常发生的不良反应为恶心,贫血,血小板减少,呕吐,发热,白细胞减少,腹泻,注射部位红斑,便秘,中性粒细胞减少,瘀斑。重者可出现肝性昏迷,血肌酐升高,肾衰竭和肾小管酸中毒,肿瘤溶解综合征。

【注意事项】

(1)阿扎胞苷导致贫血、中性粒细胞减少和血小板减少。多次监测全血细胞计数,以评估缓解和 / 或毒性,至少在每次给药周期前进行监测。首个周期以推荐剂量给药后,基于血细胞最低值计数和血液应答调整后续周期的剂量。

(2)肝疾病患者用药需谨慎,特别是在基线白蛋白 <30g/L 的此类患者中。

(3)非 MDS 的患者在与其他化疗药物联合治疗的过程中,有血肌酐升高至肾衰竭和死亡的风险。

【禁忌】

晚期恶性肝肿瘤,或已知对阿扎胞苷或甘露醇过敏的患者。

第二节　激素类药物

1. 地塞米松磷酸钠注射液

【用法用量】

一般剂量静脉注射每次 2~20mg;静脉滴注时,应以 5% 葡萄糖注射液稀释,可 2~6 小时重复给药至病情稳定,但大剂量连续给药一般不超过 72 小时。还可用于缓解恶性肿瘤所致的脑水肿,首剂静脉推注 10mg,随后每 6 小时肌内注射 4mg,一般 12~24 小时患者可有所好转,2~4 天后逐渐减量,5~7 天停药。对不宜手术的脑肿瘤,首剂可静脉推注 50mg,以后每 2 小时重复给予 8mg,数天后再减至每天 2mg,分 2~3 次静脉给予。用于鞘内注射每次 5mg,间隔 1~3 周注射一次;关节腔内注射一般每次 0.8~4mg,按关节腔大小而定。

【适应证】

主要用于过敏性与自身免疫性炎症性疾病。多用于结缔组织病、活动性风湿病、类风湿关节炎、红斑狼疮、严重支气管哮喘、严重皮炎、溃疡性结肠炎、急性白血病等,也用于某些严重感染及中毒、恶性淋巴瘤的综合治疗。

【不良反应】

糖皮质激素在应用生理剂量替代治疗时无明显不良反应,不良反应多发生在应用药理剂量时,而且与疗程、剂量、用药种类、用法及给药途径等有密切关系。常见不良反应有以下几类。

(1)长程使用可引起以下副作用:医源性库欣综合征面容和体态、体重增加、下肢水肿、紫纹、易出血倾向、创口愈合不良、痤疮、月经紊乱、缺血性骨坏死、骨质疏松及骨折(包括脊椎压缩性骨折、长骨病理性骨折)、肌无力、肌萎缩、低血钾症、胃肠道刺激(恶心、呕吐)、胰腺炎、消化性溃疡或穿孔、儿童生长受到抑制、青光眼、白内障、良性颅内压增高综合征、糖耐量减退和糖尿病加重。

(2)患者可出现精神症状:欣快感、激动、谵妄、不安、定向力障碍,也可表现为抑制。精神症状尤易发生于患慢性消耗性疾病的人及以往有过精神不正常者。

(3)并发感染为肾上腺皮质激素的主要不良反应。以真菌、结核菌、葡萄球菌、变形杆菌、绿脓杆菌和各种疱疹病毒为主。

(4)糖皮质激素停药综合征。有时患者在停药后出现头晕、昏厥倾向、腹痛或背痛、低热、食欲减退、恶心、呕吐、肌肉或关节疼痛、头疼、乏力、软弱,经仔细检查如能排除肾上腺皮质功能减退和原来疾病的复燃,则可考虑为对糖皮质激素的依赖综合征。

【禁忌】

对本药及肾上腺皮质激素类药物有过敏史患者禁用,特殊情况下权衡利弊使用,注意病情恶化的可能;高血压、血栓症、胃与十二指肠溃疡、精神病、电解质代谢异常、心肌梗死、内脏手术、青光眼等患者一般不宜使用。

【注意事项】

(1)结核病、急性细菌性或病毒性感染患者应用时,必须给予适当的抗感染治疗。

(2)长期服药后,停药前应逐渐减量。

(3)糖尿病、骨质疏松症、肝硬化、肾功能不良、甲状腺功能低下患者慎用。

(4)运动员慎用。

2. 醋酸地塞米松片

【用法用量】

口服,成人开始剂量为一次 0.75~3.00mg(1~4 片),一日 2~4次。维持量约一日 0.75mg(1 片),视病情而定。

【适应证】

主要用于过敏性与自身免疫性炎症性疾病。如结缔组织病,严重的支气管哮喘,皮炎等过敏性疾病,溃疡性结肠炎,急性白血病,恶性淋巴瘤等。此外,本药还用于某些肾上腺皮质疾病的诊断—地塞米松抑制试验。

【不良反应】

较大剂量易引起糖尿病、消化道溃疡和类库欣综合征症状,对下丘脑 - 垂体 - 肾上腺轴抑制作用较强。并发感染为主要的不良反应。

【禁忌】

对本药及肾上腺皮质激素类药物有过敏史患者禁用。高血压、血栓症、胃与十二指肠溃疡、精神病、电解质代谢异常、心肌梗死、内脏手术、青光眼等患者一般不宜使用。特殊情况下权衡利弊使用,但应注意病情恶化的可能。

【注意事项】

（1）结核病、急性细菌性或病毒性感染患者慎用,必要应用时,必须给予适当的抗感染治疗。

（2）停药前应逐渐减量。

（3）糖尿病、骨质疏松症、肝硬化、肾功能不良、甲状腺功能低下患者慎用。

（4）运动员慎用。

3. 醋酸泼尼松龙注射液

【用法用量】

肌内注射或关节腔注射:一日 10~40mg,必要时可加量。

【适应证】

主要用于过敏性与自身免疫性炎症疾病。现多用于活动性风湿、类风湿关节炎、红斑狼疮、严重支气管哮喘、肾病综合征、血小板减少性紫癜、粒细胞减少症、各种肾上腺皮质功能不足症、严重皮炎、急性白血病等,也用于某些感染的综合治疗。

【不良反应】

（1）长程使用可引起以下副作用:医源性库欣综合征、易出血倾向、创口愈合不良、痤疮、月经紊乱、肱或股骨头缺血性坏死、骨质疏松及骨折、低钾血症、胃肠道刺激、胰腺炎、消化性溃疡或穿孔,糖耐量减退和糖尿病加重。

（2）患者可出现精神症状。

（3）感染。

（4）糖皮质激素停药综合征。

【禁忌】

对本药及甾体激素类药物过敏者禁用。以下疾病患者一般不宜使用,特殊情况下应权衡利弊使用,注意病情恶化的可能:严重的精神病(过去或现在)和癫痫,活动性消化性溃疡病,新近胃肠吻合手术,骨折,创伤修复期,角膜溃疡,肾上腺皮质功能亢进症,高血压,糖尿病,孕妇,抗菌药物不能控制的感染如水痘、麻疹、霉菌感染、较重的骨质疏松症等。

【注意事项】

(1)诱发感染。

(2)对诊断的干扰:①糖皮质激素可使血糖、血胆固醇和血脂肪酸、血钠水平升高、使血钙、血钾下降。②对外周血象的影响为淋巴细胞、真核细胞及嗜酸性粒细胞、嗜碱性粒细胞数下降,多核白细胞和血小板增加,后者也可下降。③长期大剂量服用糖皮质激素可使皮肤试验结果呈假阴性,如结核菌素试验、组织胞质菌素试验和过敏反应皮试等。④还可使甲状腺 [131]I 摄取率下降,减弱促甲状腺激素对促甲状腺激素释放素刺激的反应,促使甲状腺激素释放素兴奋实验结果呈假阳性。干扰促性腺素释放素兴奋试验的结果。⑤使同位素脑和骨显像减弱或稀疏。

(3)下列情况应慎用:心脏病或急性心力衰竭、憩室炎、情绪不稳定和有精神病倾向、全身性真菌感染、青光眼、肝功能损害、眼单纯性疱疹、高脂蛋白血症、高血压、甲状腺功能减退(此时糖皮质激素作用增强)、重症肌无力、骨质疏松、胃溃疡、胃炎或食管炎、肾功能损害或结石、结核病等。

4. 醋酸泼尼松片

【用法用量】

口服。

(1)口服,一般一次 5~10mg(1~2 片),一日 10~60mg(2~12 片)。

(2)对于系统性红斑狼疮、肾病综合征、溃疡性结肠炎、自身免疫性溶血性贫血等自身免疫性疾病,每日 40~60mg(8~12 片),病情稳定后逐渐减量。

（3）对药物性皮炎、荨麻疹、支气管哮喘等过敏性疾病,每日 20~40mg(4~8 片),症状减轻后减量,每隔 1~2 日减少 5mg（1 片）。

（4）防止器官移植排异反应,一般在术前 1~2 天开始每日口服 100mg（20 片）,术后一周改为每日 60mg（12 片）,以后逐渐减量。

（5）治疗急性白血病、恶性肿瘤,每日口服 60~80mg（12~16片）,症状缓解后减量。

【适应证】

主要用于过敏性与自身免疫性炎症性疾病。适用于结缔组织病,系统性红斑狼疮,重症多肌炎,严重的支气管哮喘,皮肌炎,血管炎等过敏性疾病,急性白血病,恶性淋巴瘤。

【不良反应】

较大剂量易引起糖尿病、消化道溃疡和类库欣综合征症状,对下丘脑 - 垂体 - 肾上腺轴抑制作用较强。并发感染为主要的不良反应。

【禁忌】

高血压、血栓症、胃与十二指肠溃疡、精神病、电解质代谢异常、心肌梗死、内脏手术、青光眼等患者不宜使用,对本药及肾上腺皮质激素类药物有过敏史患者禁用,真菌和病毒感染者禁用。

【注意事项】

（1）结核病、急性细菌性或病毒性感染患者应用时,必须给予适当的抗感染治疗。

（2）长期服药后,停药时应逐渐减量。

（3）糖尿病、骨质疏松症、肝硬化、肾功能不良、甲状腺功能低下患者慎用。

5. 甲泼尼龙片

【用法用量】

根据不同疾病的治疗需要,甲泼尼龙片的初始剂量可在每天 4mg 到 48mg 之间调整。症状较轻者,通常给予较低剂量即可;某些患者则可能需要较高的初始剂量。临床上需要用较高剂量治疗的疾病包括多发性硬化症(200mg/d)、脑水肿(200~1 000mg/d)和器官移植[可达 7mg/(kg·d)]。若经过一段时间的充分治疗后未见令人满意的临床效果,应停用甲泼尼龙片而改用其他合适的治疗方法。若经过长期治疗后需停药时,建议逐量递减,而不能突然撤药。当临床症状出现好转,应在适当的时段内逐量递减至初始剂量,直至能维持已有的临床效果的最低剂量,此剂量即为最佳维持剂量。医师还应注意对药物剂量作持续的监测,当出现下列情况时可能需要调整剂量:病情减轻或加重导致临床表现改变;患者对药物反应的个体差异;患者遇到与正在治疗的疾病无关的应激状况,在最后一种情况下,可能需要根据患者的情况,在一段时间内加大甲泼尼龙的剂量。这里必须强调的是,剂量需求不是一成不变的,必须根据治疗的疾病和患者的反应作个体化调整。

隔日疗法是一种服用皮质类固醇的方法,即指在隔日早晨一次性给予两天的皮质类固醇总量。采用这种治疗方法旨在为需要长期服药的患者提供皮质激素的治疗作用,同时减少某些不良反应,例如对垂体 - 肾上腺皮质轴的抑制、类库欣综合征、皮质激素撤药症状和对儿童生长的抑制。

【适应证】

主要参见氢化可的松有关的糖皮质激素药应用的相关内容。其作用特点与泼尼松龙相似,主要用于危重疾病的急救、胶原病、风湿性疾病、过敏反应、白血病、淋巴瘤、成人原发免疫性血小板减少症、成人继发性血小板减少症、获得性(自身免疫性)溶血性贫血、先天性(红细胞)低增生性贫血、休克、皮肤疾病、某些眼部疾病、呼吸道疾病、脑水肿、多发性神经炎、脊髓炎、器官移植等。

【不良反应】

感染、免疫系统异常、内分泌系统异常、代谢和营养障碍、血液及淋巴系统异常(白细胞增多)、精神异常、神经系统异常、眼部异常、高血压、低血压、血栓性事件、肺栓塞、呃逆、眩晕、胃出血、肠穿孔、消化性溃疡、胰腺炎、溃疡性食管炎、腹痛、腹胀、腹泻、消化不良、恶心、呕吐、肝酶升高、血管性水肿、多毛症、多汗症、肌肉骨骼及结缔组织异常、生殖系统及乳房异常。

【禁忌】

全身性真菌感染者禁用。

已知对甲泼尼龙或任何一种辅料过敏者禁用。

6. 注射用促皮质素

【用法用量】

（1）肌内注射,一次 25U（1 支）,一日 2 次。

（2）静脉滴注,临用前,用 5% 葡萄糖注射液溶解后应用。一次 12.5~25U,一日 25~50U。

【适应证】

用于活动性风湿病、类风湿关节炎、红斑狼疮等胶原性疾患;亦用于严重的支气管哮喘、严重皮炎等过敏性疾病及急性白血病、霍奇金淋巴瘤等。

【不良反应】

（1）由于促肾上腺皮质素促进肾上腺皮质分泌皮质醇,因此长期使用可产生糖皮质激素的副作用,出现医源性库欣综合征及明显的水钠潴留和相当程度的失钾。

（2）促肾上腺皮质素的致糖尿病作用、胃肠道反应和骨质疏松等,系通过糖皮质类固醇引起,但在使用促肾上腺皮质素时这些副作用的发生相对较轻。

（3）促肾上腺皮质素刺激肾上腺皮质分泌雄激素,因而痤疮和多毛的发生率较使用糖皮质激素者为高。

（4）长期使用促肾上腺皮质素可使皮肤色素沉着,有时产生过敏反应,包括发热、皮疹、血管神经性水肿,偶可发生过敏性休克,这些反应在垂体前叶功能减退尤其是原发性肾上腺皮质功能减退者较易发生。在静脉给药给疑有原发性肾上腺皮质功能减退者做促肾上腺皮质素试验时,宜口服地塞米松,每日

1mg,以避免诱发肾上腺危象。

【禁忌】

对其过敏者。

【注意事项】

（1）粉针剂使用时不可用氯化钠注射液溶解,也不宜加入氯化钠中静脉点滴。

（2）由于促肾上腺皮质素能使肾上腺皮质增生,因此促肾上腺皮质素的停药较糖皮质激素容易,但应用促肾上腺皮质素时皮质醇的负反馈作用,下丘脑 - 垂体 - 肾上腺皮质轴对应激的反应能力降低。促肾上腺皮质素突然撤除可引起垂体功能减退,因而停药时也应逐渐减量。

（3）有下列情况应慎用:高血压、糖尿病、结核病、化脓性或霉菌感染、胃与十二指肠溃疡病及心力衰竭患者等。

第三节　生物反应调节剂

1. 注射用重组人干扰素 α2a

【用法用量】

（1）毛细胞白血病:起始剂量:每日 300 万 U,皮下或肌内注射,16~24 周。如耐受性差,则应将每日剂量减少到 150 万 U,或将用药次数改为每周 3 次,也可以同时减少剂量和用药次数。维持剂量:每次 300 万 U,每周 3 次皮下或肌内注射。如耐受性差,则将每日剂量减少到 150 万 U,每周 3 次。疗程:应用该药大约 6 个月以后,再由医生决定是否对疗效良好的患者继续用药或是对疗效不佳的患者终止用药。注:对血小板减少症患者（血小板计数少于 $50 \times 10^9/L$）或有出血危险的患者,建议皮下注射重组人干扰素 α2a。

（2）多发性骨髓瘤:应用重组人干扰素 α2a 300 万 U,每周 3 次皮下或肌内注射。根据不同患者的耐受性,可将剂量逐周增加至最大耐受量（900 万 U）每周 3 次。除病情迅速发展或耐受性极差外,这一剂量可持续使用。

(3) 低度恶性非霍奇金淋巴瘤:重组人干扰素 α2a 作为化疗的辅助治疗(伴随或不伴随放疗),可以延长低度恶性非霍奇金淋巴瘤患者的无病生存期和无恶化生存期。推荐剂量:在常规化疗结束后(伴随或不伴随放疗),每周 3 次,每次 300 万 U,皮下注射重组人干扰素 α2a,至少维持治疗 12 周。重组人干扰素 α2a 的治疗应该在患者从化放疗反应中一恢复立即开始,一般时间为化放疗后 4~6 周。重组人干扰素 α2a 治疗也可伴随常规的化疗方案(如结合环磷酰胺、泼尼松、长春新碱和多柔比星)一起进行。以 28 天为一周期。在第 22~26 天,皮下或肌内注射重组人干扰素 α2a 每 m² 体表面积 600 万 U。

(4) 慢性髓系白血病:重组人干扰素 α2a 适用于慢性髓系白血病患者。60% 处于慢性期的慢性髓系白血病患者,不管是否接受其他治疗,接受重组人干扰素 α2a 治疗后可达到血液学缓解。2/3 这类患者在开始接受治疗最近 18 个月后取得完全的血液学缓解。与细胞毒性化疗不同,重组人干扰素 α2a 能持续维持细胞遗传学缓解达 40 个月以上。推荐剂量:建议对年满 18 岁或以上的患者作重组人干扰素 α2a 皮下或肌内注射 8~12 周,推荐逐渐增加剂量的方案如下:第 1~3 天每日 300 万 U;第 4~6 天每日 600 万 U;第 7~84 天每日 900 万 U。疗程:患者必须接受治疗至少 8 周,要取得更好的疗效至少需要治疗 12 周,然后,再由医生决定是否对疗效良好的患者继续用药或对血液学参数未见任何改善者终止用药。疗效良好的患者应继续用药,直至取得完全的血液学缓解,或者一直用药最多到 18 个月。所有达到完全血液学缓解的患者,均应继续以每日 900 万 U(最佳剂量)或以 900 万 U 每周 3 次(最低剂量)进行治疗,以使其在尽可能短的时间内取得细胞遗传学缓解。尽管有见到开始治疗 2 年后达到细胞遗传学缓解者,但尚未定出重组人干扰素 α2a 治疗慢性髓系白血病的最佳疗程。

【适应证】

（1）病毒性疾病：伴有乙肝病毒 DNA、DNA 多聚酶阳性或 HBeAg 阳性等病毒复制标志的成年慢性活动性乙型肝炎患者、伴有丙肝抗体阳性和谷丙转氨酶增高，但不伴有肝功能代偿失调的成年急慢性丙型肝炎患者、尖锐湿疣、带状疱疹、小儿病毒性肺炎及上呼吸道感染、慢性宫颈炎、丁型肝炎等。

（2）肿瘤：毛细胞白血病、多发性骨髓瘤、非霍奇金淋巴瘤、慢性髓系白血病以及卡波西肉瘤、肾癌、喉乳头状瘤、黑色素瘤、蕈样肉芽肿、膀胱癌、基底细胞癌等。

【不良反应】

使用本品后少数患者可有发热、寒战、乏力、肌痛、厌食等反应。不良反应多在注射 48 小时后消失。其他可能出现的不良反应有头痛、关节痛、食欲不振、恶心等，个别患者可能出现中性粒细胞减少、血小板减少等，停药后可恢复。如出现不能忍受的严重不良反应时，应减少剂量或停药，并给予必要的对症治疗。

【禁忌】

（1）对重组人干扰素 α2a 或该制剂的任何成分有过敏史者。

（2）患有严重心脏疾病或有心脏病史者。

（3）严重的肝、肾或骨髓功能不正常者。

（4）癫痫及中枢神经系统功能损伤者。

（5）伴有晚期失代偿性肝病或肝硬化的肝炎患者。

（6）正在接受或近期内接受免疫抑制剂治疗的慢性肝炎患者，短期"去激素"治疗者除外。

（7）即将接受同种异体骨髓移植的 HLA 抗体识别相关的慢性髓系白血病患者。

【注意事项】

以重组人干扰素 α2a 治疗已有严重骨髓抑制患者时，应极为谨慎，因为重组人干扰素 α2a 有骨髓抑制作用，使白细胞，特别是粒细胞、血小板减少，其次是血红蛋白的降低，从而增加感染及出血的危险。

2. 注射用重组人干扰素 α2b

【用法用量】

本品可以肌内注射、皮下注射和病灶注射。

(1)毛细胞白血病:每天$(2~8)×10^6IU/m^2$,连用至少 3 个月。

(2)慢性髓系白血病:每天$(3~5)×10^6IU/m^2$,肌内注射。可与化疗药物羟基脲、阿糖胞苷等合用。

(3)多发性骨髓瘤:作为诱导或维持治疗,$(3~5)×10^6IU/m^2$,肌内注射,每周 3 次,与 VMCP 等化疗方案合用。

(4)非霍奇金淋巴瘤:作为诱导或维持治疗,$(3~5)×10^6IU/m^2$,肌内注射,每周 3 次,并与 CHVP 等化疗方案合用。

【适应证】

(1)用于治疗某些病毒性疾病,如急慢性病毒性肝炎、带状疱疹、尖锐湿疣。

(2)用于治疗某些肿瘤,如毛细胞白血病、慢性髓系白血病、多发性骨髓瘤、非霍奇金淋巴瘤、恶性黑色素瘤、肾细胞癌、喉乳头状瘤、卡波西肉瘤、卵巢癌、基底细胞癌、表面膀胱癌等。

【不良反应】

使用本品常见有发热、头痛、寒战、乏力、肌痛、关节痛等症状,常出现在用药的第一周,不良反应多在注射 48 小时后消失。如遇严重不良反应,须修改治疗方案或停止用药。一旦发生过敏反应,应立即停止用药。少数患者还可出现白细胞减少、血小板减少等血象异常,停药后即可恢复正常。偶见有厌食、恶心、腹泻、呕吐、脱发、高 / 低血压、神经系统紊乱等不良反应。

【禁忌】

(1)对重组人干扰素 α2b 或该制剂的任何成分有过敏史者。

(2)患有严重心脏疾病者。

(3)严重的肝、肾或骨髓功能不正常者。

(4)癫痫及中枢神经系统功能损伤者。

(5)有其他严重疾病不能耐受者,不宜使用。

【注意事项】

（1）如遇有浑浊、沉淀等异常现象，则不得使用。

（2）以注射用水溶解时应沿瓶壁注入，以免产生气泡，溶解后宜于当日用完，不得放置保存。

第四节　其他类药物

1. 亚砷酸注射液

【用法用量】

治疗白血病的用法用量：成人每日 1 次，每次 10mg（或按体表面积每次 7mg/m²），用 5% 葡萄糖注射液或 0.9% 氯化钠注射液 500ml 稀释后静脉滴注 3~4 小时。4 周为一疗程，间歇 1~2 周，也可连续用药。儿童每次 0.16mg/kg，用法同上。

【适应症】

急性非淋巴细胞白血病，以急性早幼粒细胞白血病（M3）疗效最为显著，慢性粒细胞白血病及加速急变期，多发性骨髓瘤，恶性淋巴瘤，肝癌、肺癌、胰腺癌、结肠癌、乳腺癌、宫颈癌等实体肿瘤。放疗时应用有增加放疗敏感性、提高放疗疗效作用。可用于介入治疗及术中动脉灌注。预防肿瘤术后转移。

【不良反应】

与患者个体对砷化物的解毒和排泄功能以及对砷的敏感性有关。临床观察表明其毒副反应轻，较少出现骨髓抑制和外周血象（主要是白细胞）的下降。较常见的不良反应为：

（1）食欲减退、腹胀或腹部不适、恶心、呕吐及腹泻等。

（2）皮肤干燥、红斑或色素沉着。

（3）肝功能改变。

（4）其他：关节或肌肉酸痛、水肿、轻度心电图异常、尿素氮增高、头痛等，极少见精神及神经症状等。

（5）临床应用中应关注砷蓄积及相关不良反应。

【禁忌】

非白血病所致的严重肝、肾功能损害、孕妇及长期接触砷或有砷中毒者禁用。

【注意事项】

（1）用药期间出现外周血白细胞过高时，可酌情选用白细胞单采分离，或应用羟基脲、高三尖杉酯碱、阿糖胞苷等化疗药物；

（2）使用过程中如出现肝、肾功能异常，应及时针对治疗，密切观察病情，必要时停药；

（3）如出现其他不良反应时，可对症治疗，严重可停药观察；

（4）遇未按规定用法用量用药而发生急性中毒可用二巯基丙磺酸钠类药物解救。

2. 维 A 酸胶囊

【用法用量】

口服，每日 2~3 次，每次 10mg。

【适应证】

适用于痤疮、扁平苔藓、白斑、毛发红糠疹和面部糠疹等。可作为银屑病、鱼鳞病的辅助治疗，也可用于治疗多发性寻常疣以及角化异常类的各种皮肤病。

同时用于治疗急性早幼粒细胞白血病（APL），并可作为维持治疗药物。

【不良反应】

（1）唇炎、黏膜干燥、结膜炎、甲沟炎、脱发。

（2）高血脂，多发生于治疗后 2~3 个月。

（3）引起胚胎发育畸形。

（4）肝功能受损。

（5）其他：可出现头痛、头晕（50 岁以下者较老年人多）、骨增厚、口干、脱屑以及对光过敏、皮肤色素变化等。

【禁忌】

妊娠妇女、严重肝肾功能损害者禁用。

【注意事项】

出现不良反应时,应控制剂量或与谷维素、维生素 B_1、维生素 B_6 等同服,可使头痛等症状减轻或消失。在治疗严重皮肤病时,可与皮质激素、抗生素等合并使用,以增加疗效。

3. 注射用二丁酰环磷腺苷钙

【用法用量】

(1)肌内注射,一次 20mg(1 支),一日 2~3 次。临用前用氯化钠注射液溶解。

(2)静脉滴注,一次 40mg(2 支),一日 1 次。以 5% 葡萄糖注射液溶解。

【适应证】

用于心绞痛、急性心肌梗死的辅助治疗,亦可用于心肌炎、心源性休克,手术后视网膜下出血和银屑病,并可辅助其他抗癌药治疗白血病。

【不良反应】

嗜睡、恶心、呕吐、皮疹等。

【禁忌】

对其过敏者。

【注意事项】

尚不明确。

4. 注射用环磷腺苷

【用法用量】

肌内注射,一次 20mg,溶于 2ml 0.9% 氯化钠注射液中,一日 2 次。静脉注射,一次 20mg,溶于 20ml 0.9% 氯化钠注射液中推注,一日 2 次。静脉滴注,40mg 溶于 250~500ml 5% 葡萄糖注射液中,一日 1 次。冠心病以 15 日为一疗程,可连续应用 2~3 疗程;白血病以 1 个月为一疗程;银屑病以 2~3 周为一疗程,可延长使用到 4~7 周,每日用量可增加至 60~80mg。

【适应证】

用于心绞痛、心肌梗死、心肌炎及心源性休克。对改善风湿性心脏病的心悸、气急、胸闷等症状有一定的作用。对急性白血病结合化疗可提高疗效,亦可用于急性白血病的诱导缓解。此外,对老年慢性支气管炎、各种肝炎和银屑病也有一定疗效。

【不良反应】

偶见发热和皮疹。大剂量静脉注射(按体重每分钟达0.5mg/kg)时,可引起腹痛、头痛、肌痛、睾丸痛、背痛、四肢无力、恶心、手脚麻木、高热等。

【禁忌】

对其任何成分过敏者禁用。

【注意事项】

运动员慎用,孕妇、儿童、老年用药尚不明确。

5. 消癌平片

【用法用量】

口服。一次 8~10 片,一日 3 次。

【适应证】

抗癌,消炎,平喘。用于食管癌、胃癌、肺癌,对大肠癌、宫颈癌、白血病等多种恶性肿瘤,有一定疗效,也可配合放疗、化疗及手术后治疗。并用于治疗慢性气管炎和支气管哮喘。

【不良反应】

食欲减退、白细胞下降、转氨酶升高、发热、关节疼痛、药疹等,一般不需特别处理。

【禁忌】

孕妇忌服。

【注意事项】

尚不明确。

6. 消癌平糖浆

【成分】

乌骨藤。

【用法用量】

口服,一次 10~20ml,一日 3 次。

【不良反应】

个别病例使用乌骨藤制剂后可出现食欲减退、白细胞下降、转氨酶升高,发热、关节疼痛、药疹等,一般不需特殊处理。

7. 甲磺酸伊马替尼胶囊

【用法用量】

甲磺酸伊马替尼胶囊应在进餐时服用,并饮一大杯水,以使胃肠道紊乱的风险降到最小。通常成人每日一次,每次 400mg 或 600mg,以及日服用量 800mg 即 400mg 剂量每天 2 次(在早上及晚上)。儿童和青少年每日 1 次或分 2 次服用(早晨和晚上)。不能吞咽胶囊的患者(包括儿童),可以将胶囊内药物分散于水或苹果汁中。建议怀孕期和哺乳期妇女在打开胶囊时,避免药物与皮肤或眼睛接触,或者吸入,接触打开的胶囊后应立即洗手。

Ph^+ ALL 患者的治疗剂量:成人患者的推荐剂量为 600mg/d。儿童患者的推荐剂量为每日 340mg/m²(总剂量不超过 600mg/d)。

成人高嗜酸性粒细胞综合征和 *PDGFRA* 或 *PDGFRB* 基因重排的非典型 MDS/MPD 患者推荐的甲磺酸伊马替尼用药剂量为 400mg/d。

【适应证】

用于治疗 Ph 染色体阳性的慢性髓系白血病(Ph^+ CML)的慢性期、加速期或急变期;用于治疗不能切除和 / 或发生转移的恶性胃肠道间质瘤的成人患者;联合化疗治疗新诊断的费城染色体阳性急性淋巴细胞白血病(Ph^+ ALL)的儿童患者;用于治疗复发难治的费城染色体阳性急性淋巴细胞白血病(Ph^+ ALL)的成人患者。

用于以下适应证的安全有效性信息主要来自国外研究资料,中国人群数据有限:用于治疗嗜酸性粒细胞增多综合征和 / 或慢性嗜酸性粒细胞白血病伴有 *FIP1L1-PDGFRA* 融合激酶的成年患者。用于治疗骨髓增生异常综合征/骨髓增殖性疾病（MDS/MPD）伴有血小板衍生生长因子受体基因重排的成年患者。用于治疗侵袭性系统性肥大细胞增生症，无 *D816VC-KIT* 基因突变或未知 *C-KIT* 基因突变的成人患者。用于治疗不能切除，复发的或发生转移的隆突性皮肤纤维肉瘤。

【不良反应】

胸腔积液、腹水、肺水肿，可伴或不伴水肿的体重快速增加，需暂停本药和/或使用利尿剂和/或适当的支持疗法缓解。但少数事件是重度或威胁生命的，个别急变期患者因复杂的胸腔积液、充血性心力衰竭及肾功能衰竭而死亡。水潴留、周围水肿（56%）、疲劳（15%）、乏力、发热、畏寒、全身水肿、寒战、僵直、中性粒细胞减少（14%）、血小板减少（14%）和贫血（11%）、失眠、头痛、头晕、味觉障碍、感觉异常、感觉减退、眼睑水肿、结膜炎、流泪增多、视力模糊、鼻衄、呼吸困难、咳嗽、腹胀、胀气、便秘、胃食管反流、口腔溃疡、口干、胃炎、胃溃疡、呃逆、嗳气、食管炎、呕血、唇炎、吞咽困难、胰腺炎、肝酶升高、肌痉挛、疼痛性肌痉挛（36%）、骨骼肌肉痛包括肌痛（14%）、关节痛、骨痛、关节肿胀、体重增加或减轻。

第五节　辅助类药物

1. 人血白蛋白（human albumin）

【用法用量】

休克：每次 5~10g，每 4~6 小时 1 次，共 2~3 次。低血浆蛋白血症：每次 5~10g，每周 2~3 次。

【适应证】

系由经乙肝疫苗免疫的健康人血浆或血清中分离后提取制成，有增加循环血容量和维持血浆渗透压的作用。用于治疗因失血、创伤及烧伤等引起的休克，脑水肿及大脑损伤所致颅内压增高，低蛋白血症以及肝硬化、肾病引起的水肿和腹水。

【不良反应】

静脉注射偶有发热、寒战、荨麻疹等。

【注意事项】

（1）严重贫血或心力衰竭者忌用。

（2）为防止大量注射时组织脱水，可以5%葡萄糖注射液或0.9%氯化钠注射液稀释成5%~10%浓度静脉注射或静脉滴注，初15分钟内速度要慢。

（3）肾脏病患者不宜用0.9%氯化钠注射液稀释。

（4）如有混浊或沉淀，不可使用。

（5）遇发热、寒战、荨麻疹、恶心等不良反应应立即停止注射。

（6）不得分次或给第二人输注。

（7）不得与蛋白水解酶或含乙醇的注射液混合使用。

（8）不能与缩血管药合用。

（9）老年人参考剂量：每次5g，滴速比成人慢。

2. 乌苯美司胶囊

【用法用量】

成人，一日30mg（3粒），1次（早晨空腹）口服或分3次口服；儿童酌减。症状减轻或长期服用，也可每周服用2~3次，10个月为一疗程。

【适应症】

本品增强免疫功能，用于抗癌化疗、放疗的辅助治疗，老年性免疫功能缺陷等。可配合化疗、放疗及联合应用于白血病、多发性骨髓瘤、骨髓增生异常综合征及造血干细胞移植后，以及其他实体瘤患者。

【不良反应】

剂量超过200mg/d，可使T细胞减少。偶有皮疹、瘙痒、头痛、面部水肿和一些消化道反应，如恶心、呕吐、腹泻、软便。个别可出现一过性轻度谷草转氨酶升高。一般在口服过程中或停药后消失。

【禁忌】

尚不明确。

【注意事项】

高龄患者慎重用药,孕妇及妊娠可能的妇女慎重用药。

3. 复方氨基酸注射液

【用法用量】

根据患者的需要,每 24 小时可输注本品 500~2 000ml。每日最大剂量:按体重,5% 为一日 50ml/kg;8.5% 为一日 29ml/kg;11.4% 为一日 23ml/kg,约合一日输入氮 0.4g/kg。一般剂量为一日输入氮 0.15~0.2g/kg。

【适应证】

对于不能口服或经肠道补给营养,以及营养不能满足需要的患者,可静脉输注以满足机体合成蛋白质的需要。

【不良反应】

极个别患者可能会出现恶心、面部潮红、多汗。同所有的高渗溶液一样,从周围静脉输注时(尤其本品 11.4%)可能导致血栓性静脉炎。输注过快或给肝肾功能不全患者使用时,有可能导致高氨血症和血尿素氮的升高。由于含有抗氧化剂焦亚硫酸钠,因此偶有可能诱发过敏反应(尤其哮喘患者)。

【禁忌】

肝昏迷和无条件透析的尿毒症患者以及对本药过敏者禁用。

【注意事项】

肝肾功能不全者慎用。

4. 氨基己酸注射液

【用法用量】

因本品排泄快,需持续给药才能维持有效浓度,故一般用静脉滴注。本品在体内的有效抑制纤维蛋白溶解的浓度至少为 130μg/ml。对外科手术出血或内科大量出血者,迅速止血,要求迅速达到上述血液浓度。初量可取 4~6g(2~3 支)(20% 溶液)溶于 100ml 生理盐水或 5%~10% 葡萄糖溶液中,于 15~30 分钟滴完。持续剂量为 1g/h, 可口服也可注射。维持 12~24 小时或更久, 依病情而定。

【适应证】

适用于预防及治疗血纤维蛋白溶解亢进引起的各种出血。

(1) 前列腺、尿道、肺、肝、胰、脑、子宫、肾上腺、甲状腺等富有纤溶酶原激活物脏器的外伤或手术出血, 组织纤溶酶原激活物、链激酶或尿激酶过量引起的出血。

(2) 弥散性血管内凝血晚期, 以防继发性纤溶亢进症。

(3) 可作为血友病患者拔牙或口腔手术后出血或月经过多的辅助治疗。

(4) 可用于上消化道出血、咯血、原发性血小板减少性紫癜和白血病等各种出血的对症治疗, 对一般慢性渗血效果显著; 对凝血功能异常引起的出血疗效差; 对严重出血、伤口大量出血及癌肿出血等无止血作用。

(5) 局部应用: 0.5% 溶液冲洗膀胱用于术后膀胱出血; 拔牙后可用 10% 溶液漱口和蘸药的棉球填塞伤口, 亦可用 5%~10% 溶液纱布浸泡后敷贴伤口。

【不良反应】

(1) 本药有一定的副作用, 剂量增大, 不良反应增多, 症状加重。而且药效维持时间较短, 现已逐渐少用。

(2) 常见的不良反应为恶心、呕吐和腹泻, 其次为眩晕、瘙痒、头晕、耳鸣、全身不适、鼻塞、皮疹、红斑、射精障碍等。当每日剂量超过 16g 时尤易发生。快速静脉注射可出现低血压、心动过速、心律失常, 少数人可发生惊厥及心脏或肝脏损害。大剂量或疗程超过四周可产生肌痛、软弱、疲劳、肌红蛋白尿, 甚至肾功能衰竭等, 停药后可缓解恢复。

(3) 本药从尿排泄快, 尿浓度高, 能抑制尿激酶的纤溶作用, 可形成血凝块, 阻塞尿路。因此, 泌尿科术后有血尿的患者应慎用。

(4) 易发生血栓和心、肝、肾功能损害, 有血栓形成倾向或有栓塞性血管病史者禁用或慎用。

【禁忌】

（1）尿道手术后出血的患者慎用；

（2）有血栓形成倾向或过去有血管栓塞者忌用；

（3）肾功能不全者慎用。

【注意事项】

（1）本品排泄快,需持续给药,否则难以维持稳定的有效血浓度。

（2）有报道认为本药与肝素并用可解决纤溶与弥散性血管内凝血(DIC)同时存在的矛盾。相反的意见则认为两者并用有拮抗作用,疗效不如单独应用肝素。近来认为,两者的使用应按病情及化验检查结果决定。在 DIC 早期,血液呈高凝趋势,继发性纤溶尚未发生,不应使用抗纤溶药。DIC 进入低凝期并有继发性纤溶时,肝素与抗纤溶药可考虑并用。

（3）链激酶或尿激酶的作用可被氨基己酸对抗,故前者过量时亦可使用氨基己酸对抗。

（4）不能阻止小动脉出血,术中有活动性动脉出血,仍需结扎止血。

（5）使用避孕药或雌激素的妇女,服用氨基己酸时可增加血栓形成的倾向。

（6）静脉注射过快可引起明显血压降低,心动过速和心律失常。

5. 氨甲苯酸注射液

【用法用量】

静脉注射或滴注一次 0.1~0.3g,一日不超过 0.6g。

【适应证】

本品主要用于因原发性纤维蛋白溶解过度所引起的出血,包括急性和慢性、局限性或全身性的高纤溶出血,后者常见于癌肿、白血病、妇产科意外、严重肝病出血等。

【不良反应】

本品与氨基己酸相比,抗纤溶活性强 5 倍。不良反应极少见。长期应用未见血栓形成,偶有头昏、头痛、腹部不适。有心肌梗死倾向者应慎用。

【禁忌】

尚不明确。

【注意事项】

(1)需要预防血栓形成并发症的可能性。对于有血栓形成倾向者(如急性心肌梗死)慎用。

(2)一般不单独用于弥散性血管内凝血所致的继发性纤溶性出血,以防进一步血栓形成,影响脏器功能,特别是急性肾功能衰竭。如有必要,应在肝素化的基础上应用。

(3)如与其他凝血因子(如因子Ⅸ)等合用,应警惕血栓形成。一般认为在凝血因子使用后 8 小时再用本品较为妥善。

(4)可导致继发肾盂和输尿管凝血块阻塞,血友病或肾盂实质病变发生大量血尿时要慎用。

(5)宫内死胎所致低纤维蛋白原血症出血,肝素治疗较本药安全。

(6)慢性肾功能不全时用量酌减,给药后尿液浓度常较高。治疗前列腺手术出血时,用量也应减少。

6. 盐酸噻氯匹定片

【用法用量】

口服。一次 1 片(0.25g),一日 1 次,就餐时服用以减少轻微的胃肠道反应。

【适应证】

预防和治疗因血小板高聚集状态引起的心、脑及其他动脉的循环障碍性疾病。

【不良反应】

(1)偶见轻微胃肠道反应。

(2)罕见的反应:恶心、腹泻、皮疹、瘀斑、齿龈出血、白细胞减少、胆汁轻度淤积、氨基转移酶升高、黏膜皮肤出血倾向。

（3）最常见的不良反应为粒细胞减少或粒细胞缺乏（2.4%）、血小板减少（0.4%）、胃肠功能紊乱及皮疹。上述不良反应多出现于用药后 3 个月之内。偶见用药数年后发生粒细胞减少、血小板减少及血栓性血小板减少性紫癜的报告。严重的粒细胞缺乏或血栓性血小板减少性紫癜甚至有致命的危险。胃肠反应多表现为恶心、呕吐及腹泻，一般为轻度，无需停药，1~2 周后常可恢复。

【禁忌】

（1）血友病或其他出血性疾病患者、粒细胞或血小板减少患者、溃疡病及活动性出血患者均不应使用此药。

（2）严重的肝功能损害患者，由于凝血因子合成障碍，往往增加出血的危险，故本药不宜使用。

（3）对本药过敏者禁用。

（4）有白细胞减少，血小板减少、粒细胞减少病史者或再生障碍性贫血患者禁用。

【注意事项】

（1）为避免外科及口腔科择期手术中出血量增多，术前 10~14 天应停用本药。若术中出现紧急情况，可输新鲜血小板以帮助止血。静脉注射甲泼尼松龙 20mg 可使出血时间在 2 小时内恢复正常。

（2）严重的肾功能损害患者，由于肾清除率降低，导致血药浓度升高，从而加重肾功能损害。故使用本品时应密切监测肾功能，必要时可减量。

（3）用药期间应定期监测血象，最初 3 个月内每 2 周一次。一旦出现白细胞或血小板下降即应停药，并继续监测至恢复正常。

（4）宜于进餐时服药，因食物可提高其生物利用度并减低胃肠道的不良反应。

（5）若患者受伤且有继发性出血的危险时，应暂停服本药。

（6）为避免加重出血,择期手术（包括拔牙）前 10~24 天应停用本品。

（7）用药过程中若发生出血合并症,输血小板可帮助止血。

7. 异烟肼片

【用法用量】

口服。

预防:成人一日 0.3g（3 片）,顿服;小儿每日按体重 10mg/kg,一日总量不超过 0.3g（3 片）,顿服。治疗:成人与其他抗结核药合用,按体重每日口服 5mg/kg,最高 0.3g;或每日 15mg/kg,最高 900mg,每周 2~3 次。小儿按体重每日 10~20mg/kg,每日不超过 0.3g（3 片）,顿服。某些严重结核病患儿（如结核性脑膜炎）,每日按体重可高达 30mg/kg（一日量最高 500mg）,但要注意肝功能损害和周围神经炎的发生。

【适应证】

（1）异烟肼与其他抗结核药联合,适用于各型结核病的治疗,包括结核性脑膜炎以及其他分枝杆菌感染。

（2）异烟肼单用适用于各型结核病的预防。

（3）正在接受免疫抑制剂或长期激素治疗的患者,某些血液病或网状内皮系统疾病（如白血病、霍奇金淋巴瘤）、糖尿病、尿毒症、硅沉着病或胃切除术等患者,其结核菌素纯蛋白衍生物试验呈阳性反应者。

（4）35 岁以下结核菌素纯蛋白衍生物试验阳性的患者。

（5）已知或疑为人类免疫缺陷病毒感染者,其结核菌素纯蛋白衍生物试验呈阳性反应者,或与活动性肺结核患者有密切接触者。

【不良反应】

发生率较多者有步态不稳或麻木针刺感、烧灼感或手指疼痛（周围神经炎）;深色尿、眼或皮肤黄染（肝毒性,35 岁以上患者肝毒性发生率增高）;食欲减退、异常乏力或软弱、恶心或呕吐（肝毒性的前驱症状）。发生率极少者有视力模糊或视力减退,合并或不合并眼痛(视神经炎);发热、皮疹、血细胞减少及男性乳房发育等。偶可有因神经毒性引起的抽搐。

【禁忌】

肝功能不正常者,精神病患者和癫痫患者禁用。

【注意事项】

(1)交叉过敏反应,对乙硫异烟胺、吡嗪酰胺、烟酸或其他化学结构有关药物过敏者也可能对本品过敏。

(2)对诊断的干扰:用硫酸铜法进行尿糖测定可呈假阳性反应,但不影响酶法测定的结果。异烟肼可使血清胆红素、丙氨酸氨基转移酶及门冬氨酸氨基转移酶的测定值增高。

(3)有精神病、癫痫病史者、严重肾功能损害者应慎用。

(4)疗程中若出现视神经炎症状,应立即进行眼部检查,并定期复查。

(5)异烟肼中毒时可用大剂量维生素 B_6 对抗。

(常玉莹　杨昆鹏)

第十一章

白血病治疗新进展

近年来,白血病的治疗发展迅速,随着对白血病分子机制的深入研究及深度测序技术的应用,分子靶向治疗、嵌合抗原受体修饰 T 细胞治疗已经成为了白血病治疗的新方向,使更多的患者能够获得更有效的治疗效果。

第一节 白血病分子靶向治疗

靶向治疗是指在细胞分子水平上针对明确致癌位点的一种药物治疗方式,目前传统化疗联合分子靶向治疗已广泛应用于临床,包括针对突变基因阳性的抑制剂,非突变基因的抑制剂,关键信号通路的抑制剂,靶向细胞表面分子的抗体或抗体偶联药物等,本节将分别从作用机制及代表药物进行介绍。

一、FLT3 激酶抑制剂

（一）作用机制 FLT3-ITD 和 FLT3-IKD 基因突变是高危 AML 的生物标志物,与耐药和高复发风险相关。根据 FLT3 抑制剂与激酶的作用方式的不同,将此类药物分为 I 型和 II 型。I 型 FLT3 抑制剂是在激酶活化状态时,与 ATP 口袋结合竞争性抑制激酶活性的化合物。而 II 型抑制剂是在激酶未活化状态时,与其进行竞争性抑制的化合物。

（二）代表药物 I 型 *FLT3* 抑制剂包括索拉非尼（sorafenib）、来他替尼（lestaurtinib）等；II 型 *FLT3* 抑制剂，主要包括 quizartinib（*FLT3-ITD* 突变）、midostaurin 和 gilteritinib（*FLT3-ITD*、*FLT3/TKD* 突变）等，来他替尼（lestaurtinib）、gilteritinib 等一些其他靶向 *FLT3* 抑制剂正在临床试验阶段。

1. 索拉非尼 是一种多激酶抑制剂，能通过抑制包括 *FLT3* 在内的多种存在于细胞内和细胞表面的激酶，抑制白血病细胞的生长。*FLT3-ITD* 突变阳性 AML 患者使用索拉非尼联合化疗疗效更好。

2. quizartinib（AC220） 是一类高度靶向 *FLT3-ITD* 突变的 II 型 *FLT3* 抑制剂，具有良好的疗效，但治疗后仍有 50% 的 AML 患者在短期内复发。由于 *FLT3* 突变频率较高，使得 AML 患者对 quizartinib 的治疗易产生耐药性。若能克服 quizartinib 所引起的不良作用，其临床应用前景是值得期待的。

3. gilteritinib（ASP-2215） 是对 *FLT3-ITD* 和 *FLT3/TKD* 突变均具有抑制作用的一种新型抑制剂。对治疗复发 / 难治型的 AML 患者（发生 *FLT3* 突变）有显著的疗效。患者对本品耐受性良好，药物引起的骨髓抑制风险较低，不良反应主要是腹泻和疲劳，安全性较高。

4. midostaurin（rydapt） 是一类口服的 *FLT3* 激酶抑制剂，对 *FLT3-ITD* 和 *FLT3/TKD* 突变类型均具有显著的抑制作用，2017 年已被美国食品药品监督管理局（food and drug administration，FDA）批准用于联合标准化疗方案治疗初诊断 AML 患者。

二、*BCL-2* 抑制剂

（一）作用机制 *BCL-2* 是一类线粒体凋亡途径依赖的抗凋亡蛋白，其在 AML 型细胞中高度表达，是细胞增殖和分化过程中的关键蛋白，而特异性抑制剂 *BCL-2* 可以抑制 AML 型细胞的增殖。

（二）代表药物

1. venetoclax　是一种口服、强效的 *BCL-2* 选择性抑制剂，2016 年美国食品药品监督管理局（FDA）批准其用于治疗 17p 染色体缺失的慢性淋巴细胞白血病（CLL）。venetoclax 可与低剂量阿糖胞苷或阿扎胞苷（azacitidine，AZA）/ 地西他滨联合使用，这对于复发 / 难治性 AML 患者是一种新的治疗方案。

2. 多酚类 *BCL-2* 抑制剂　AT-101 在复发 / 难治性白血病中也具有很强地抑制肿瘤生长的活性。

三、*IDH1* 和 *IDH2* 抑制剂

（一）作用机制　主要存在细胞质中的 *IDH1* 和存在线粒体中的 *IDH2* 在三羧酸循环中可以促进异柠檬酸转化为 α- 酮戊二酸的催化作用，当 *IDH1* 或 *IDH2* 发生突变后，会催化 α- 酮戊二酸转化为致癌物质（R）-2- 羟基戊二酸脱氢酶（2-hydroxyglutarate，2-HG），而 2-HG 会引起细胞遗传异常以及增加 β- 羟基戊二酸的水平，使髓系细胞的染色质发生超甲基化，从而抑制细胞的分化。*IDH1* 和 *IDH2* 的突变在成人 AML 患者中分别占 5%~10% 和 10%~15%，在儿童 AML 患者中较为罕见，IDH 突变的发生率可随患者年龄的增加而增加。目前，针对 *IDH1* 和 *IDH2* 抑制剂的研究大多处于Ⅰ期临床试验阶段。

（二）代表药物

1. AG-120（agios）和 IDH-305（novartis）　是正在临床研发中的 *IDH1* 口服抑制剂，其为临床上治疗复发 / 难治性 AML 患者提供了可能。

2. AG-221　是一类口服的 *IDH2* 选择性抑制剂，对 *IDH2* 型突变具有高特异性和可逆型。AG-221 具有良好的耐受性和安全性，常见的不良反应主要是高胆红素血症或者恶心。

四、组蛋白甲基转移酶 DOT1L 抑制剂

（一）作用机制　*MLL* 突变主要是基因发生重排或部分重

复串联，*MLL* 突变在成人 AML 患者中约占 10%，其中组蛋白甲基转移酶 DOT1L 是 *MLL* 基因突变型白血病的关键蛋白。

（二）代表药物　EPZ-5676 是一类小分子的 DOT1L 抑制剂，其耐受性良好，初步支持了 DOT1L 抑制剂治疗 AML 的可行性。

五、组蛋白去乙酰化酶（histone deacetylase，HDAC）抑制剂

（一）作用机制　包括诱导肿瘤细胞凋亡、抑制肿瘤细胞周期、诱导肿瘤细胞分化、抑制肿瘤血管生成等。还可通过抑制 HDAC 活性，调控肿瘤转移抑制基因与转移促进基因的表达，阻止肿瘤细胞的浸润与转移。通过诱导肿瘤细胞发生自噬，发挥其抗肿瘤活性，亦可以降低肿瘤细胞的运动性与迁移能力、增强肿瘤细胞对放、化疗的敏感性、降低肿瘤细胞 DNA 的自我修复能力等，从而达到抗肿瘤作用。

（二）代表药物

1. 罗米地辛　对 T 细胞淋巴瘤（T cell lymphoma，TCL）、慢性淋巴细胞白血病（chronic lymphocytic leukemia，CLL）、急性粒细胞白血病（acute myeloblastic leukemia，AML）疗效确切，对复发性 TCL 亦有较好的疗效，并且患者耐受性较好。罗米地辛对 I 类与 II 类 HDAC 均具有抑制作用，亦具有多种调节作用，包括诱导细胞凋亡、细胞周期阻滞等，并在涉及伴侣蛋白 HSP90、HSP70 与转录因子如 c-MYC、P53 信号通路中起着关键作用。

2. 其他药物　伏立诺他、贝利司他、帕比司他等。

六、DNA 甲基化酶抑制剂

（一）作用机制　又称低甲基化剂，与 HDAC 抑制剂都是以调控表观遗传水平作为肿瘤治疗方向的新型肿瘤治疗药物。

（二）代表药物　地西他滨与阿扎胞苷，其通过抑制 DNA 转移酶活性，阻止胞嘧啶甲基化，降低甲基化水平以调控基因表

达。目前,该类药物主要用于 MDS 和 AML 的治疗。

七、蛋白酶体抑制剂

（一）**作用机制** 阻碍肿瘤细胞通过蛋白酶体机制进行蛋白质再循环,稳定和重新激活 *MLL* 融合蛋白,触发肿瘤抑制程序,同时,通过激活 *p27* 基因并诱导某些细胞周期阻滞。

（二）**代表药物** 硼替佐米,已通过高通量药物筛选并被确定为需要进一步评估的新型肿瘤治疗药物,美国食品药品监督管理局（FDA）已经批准并进行该药物治疗对包括 *MLL* 基因重排相关白血病在内的血液系统恶性肿瘤的临床评估。

八、CD38 单克隆抗体

（一）**作用机制** 许多血液肿瘤如多发性骨髓瘤（multiple myeloma,MM）、非霍奇金淋巴瘤（non-Hodgkin lymphoma,NHL）、急性淋巴细胞白血病（acute lymphoblastic leukemia,ALL）、急性髓系白血病（acute myeloid leukemia,AML）以及慢性淋巴细胞白血病（chronic lymphoblastic leukemia,CLL）细胞上都有不同水平的 CD38 抗原的表达,但正常淋巴细胞和髓系细胞上表达水平较低。

（二）**代表药物** 达雷妥尤（daratumumab）:抗 CD38 IgG1K 的人源化单克隆抗体,2015 年成为第 1 个被美国食品药品监督管理局（FDA）批准用于治疗 MM 的靶向治疗药物,已获得了良好的临床疗效和安全性,其通过补体依赖的细胞毒作用、抗体依赖的细胞介导的细胞毒作用、抗体依赖的细胞吞噬作用、Fcγ 受体介导的凋亡作用以及直接诱导凋亡等机制杀伤靶细胞,还可通过清除 CD38 表达的调节 T 细胞、调节 B 细胞和中幼粒细胞来源的抑制细胞发挥其免疫调节作用,增强了宿主抗肿瘤免疫反应。白血病方面,达雷妥尤通过抗体依赖的细胞介导的细胞毒作用和抗体依赖的细胞吞噬作用杀伤 CLL 细胞,显著延长了 CLL 动物模型的总体生存率。

九、CD33 靶向药物

（一）作用机制　CD33 抗原是一类表达于 AML 细胞表面的跨膜转运受体，被视为治疗 AML 的理想靶点，而抗体 - 药物偶联（antibody-drug conjugates，ADCs）也是目前 CD33 免疫靶向药物中较为成功的一类剂型。

（二）代表药物

1. SGN-CD33A　是一种新型的人源 CD33 的单克隆抗体，它将 CD33 与强效 DNA 交联毒素 pyrrolobenzodiazepine 连接形成抗体 - 药物偶联的二聚体。不良反应为骨髓抑制但无明显的肝脏毒性。目前，SGN-CD33 单用以及与多种临床药物联用治疗的临床实验正在进行中，有望成为改善 AML 患者预后的候选药物。

2. AMG-330　是一类新型的 CD33 单抗药物，不仅可以靶向作用白血病细胞上的 CD33 抗原，同时，还具有招募宿主免疫细胞，识别和清除白血病细胞的能力。AMG-330 具有两种特异性抗体和两个特异性识别区域：识别肿瘤细胞的特异性抗原和识别 T 细胞表面的 CD3 抗原。这类具有双特异 T 细胞参与的抗体，在 B 型急性淋巴性白血病中也具有一定的临床活性。

十、CD123 靶向药物

（一）作用机制　靶向 CD123 的 BiTE CD123［白细胞介素（IL）-3 受体 α 链］是低亲力的结合 IL-3 受体的亚基，表达于骨髓干细胞、浆细胞样树突状细胞、单核细胞和嗜碱性粒细胞。抗 CD123 抗体的早期研究显示抑制 CD123 可延长异种移植 AML 小鼠的存活期。

（二）代表药物

1. flotetuzumab（MGD-006，macrogenics）　是一种识别 CD3、CD123 的双亲和靶向抗体（dual affinity retargeting antibodies，DART），能够识别 CD123$^+$ 的白血病细胞，诱导 T 细胞活化，产生细胞毒作用。

2. XmAb14045（也称 SQZ622） 是另一种靶向 CD123 和 CD3 的 BiTE，该抗体具有独特的 Fc 结构域，并自发地形成稳定的异二聚体，通过对 Fc 结构域的设计消除了与 FcγR 的结合，以减少非选择性 T 细胞活化的可能性，但保持与人 Fcγ 受体的结合并保持长的血清半衰期。与含有非 Fc 结构域的双特异性形式相比，XmAb14045 在小鼠血清半衰期延长为 6.2 天，是一种全长免疫球蛋白分子，设计为间歇给药。

第二节　嵌合抗原受体修饰 T 细胞治疗

嵌合抗原受体修饰 T 细胞（chimeric antigen receptor T-cell immunotherapy，CAR-T）免疫疗法是近年发展起来的一项恶性肿瘤治疗新技术。目前针对难治性或者复发的血液系统恶性肿瘤疾病，尚无有效的治疗方法，无法保证预后效果，延长生存期。CAR-T 细胞治疗作为新型细胞免疫疗法，在血液系统恶性肿瘤疾病中的治疗效果极其惊人。2017 年，CAR-T 细胞治疗药物（tisagenlecleucel）成为美国首个获批的治疗儿童及青少年复发和 / 或难治性 CD19⁺ALL 的基因疗法。

一、患者的选择和评估

目前 CAR-T 细胞治疗主要用于复发和 / 或难治性血液系统恶性肿瘤或者其他高风险恶性肿瘤，对于符合适应证的患者，在进行 CAR-T 细胞治疗前需要评估患者的疾病情况、体能状态及重要脏器的功能；评估患者目前是否存在尚未控制的感染以及移植物抗宿主病（graft-versus-host disease，GVHD）；进行 CAR-T 细胞治疗需要与异基因淋巴细胞输注间隔 6 周以上。还需要评估患者是否存在免疫激活以及肿瘤假性进展情况，对于未控制好中枢神经系统疾病的患者和 CAR-T 细胞相关性脑病综合征（CAR-T cell-related encephalopathy syndrome，CRES）高危的患者，建议请重症监护专业医师、神经专家等多学科医师一起对患者进行评估。

二、CAR-T 治疗前的知情和伦理

同意书应该包括与白血病、细胞因子释放综合征（cytokine-release syndrome，CRS）、CRES、桥接化疗、感染、重症监护支持及抗白细胞介素 -6 治疗相关风险和获益的描述。如果患者预期从 CAR-T 获益的可能不大，或者是预期疾病在 CAR-T 细胞培育期间会发展迅速，无法控制，则需要重新评估这些患者是否进行 CAR-T 细胞治疗。

三、细胞来源

（一）自体 CAR-T 细胞

1. 从淋巴细胞采集到细胞制备完毕需要一定时间，存在疾病进展的可能，尤其是对于晚期且治疗窗窄的患者。

2. 对于既往接受多重治疗的患者，不一定能采集到足够的淋巴细胞。

（二）供者来源细胞

1. 特异性杀伤肿瘤细胞的能力和供者移植物抗白血病（graft versus leukemia，GVL）相结合。

2. 持久性可能增强。

3. NK 细胞或者 T 细胞更容易采集。

4. 避免肿瘤细胞污染。

5. 花费相对减少，利于广泛应用。

需要注意的是，异基因 NK 细胞和 T 细胞有出现 GVHD 的风险。

四、桥接治疗方案

桥接化疗方案更多可以选择性地用于急性白血病或者淋巴瘤，包括阿糖胞苷、依托泊苷、长春新碱等药物；FC（环磷酰胺 +

氟达拉滨)是最常用的淋巴细胞清除方案,对于出血性膀胱炎和/或对之前环磷酰胺基础疗法耐药的患者除外。鞘内药物的选择包括甲氨蝶呤、阿糖胞苷及地塞米松。在给予化疗前需要确认患者不存在未控制的活动性感染。并且在 CAR-T 细胞输注前≥4 周必须停用培门冬酶;CAR-T 细胞输注前≥2 周必须停用氟达拉滨、阿糖胞苷、蒽环类、环磷酰胺及甲氨蝶呤;CAR-T 细胞输注前≥1 周必须停用长春新碱、巯嘌呤、甲氨蝶呤及天冬酰胺酶;CAR-T 细胞输注前 1 周停止中枢神经系统预防治疗。

五、CAR-T 细胞回输

在回输 CAR-T 细胞前要确认患者无活动性感染,无乙肝、丙肝、人类免疫缺陷病毒感染,无急性或慢性的广泛 GVHD,如果存在很大可能出现严重免疫激活并且导致相关后遗症,建议延迟输注 CAR-T 细胞。

输注 CAR-T 细胞前的预处理不建议常规给予类固醇激素,以免对回输的 CAR-T 细胞造成损伤,影响疗效。回输细胞时无论是在门诊还是病房,都应监测患者生命体征,确保抢救人员到位,并准备好抢救药品。并且要考虑到患者对于 CAR-T 的反应可能会有个体差异。当患者出现发热和/或 CRS 以及 CRES 的症状、体征时,应尽快请医师进行评估,及时住院治疗。

无论是住院还是门诊,患者回输细胞后都需要监测生命体征,监测血常规、肝功、肾功、电解质、血清铁蛋白、C 反应蛋白及凝血功能。出现异常结果及时予以处理,注意 CRS、肿瘤溶解综合征(tumor lysis syndrome,TLS)的发生并及时处理,注意细菌、病毒、真菌感染的监测和治疗。

六、CAR-T 细胞治疗的不良反应

CRS 是一种因细胞因子明显升高引起的系统性炎性反应,同时伴有 CAR-T 细胞的迅速体内活化和增殖,通常在首次输注后数天内发生。CRS 的临床表现具有非特异性,并且常常因合

并感染而变得复杂,严重情况下甚至会危及患者生命。CRS 症状包括从发热到多脏器功能损伤等一系列表现,其初始的标志性临床表现(发热、流感样症状)可迅速进展为血管扩张性休克、毛细血管渗漏及呼吸功能损伤等重度 CRS 表现。

发病机制主要是 T 细胞的扩增可能激活了 B 细胞、中性粒细胞以及巨噬细胞,导致肿瘤坏死因子 -α、IL-2、IL-6、IL-13 和干扰素 -γ 等炎性因子的释放。输注细胞数量、肿瘤负荷、预处理化疗方案、CAR-T 增殖高峰的增高均对 CRS 的产生有重要作用。

如果以下 4 种症状和体征至少有 1 种在 CAR-T 细胞输注后 2 周内的 CRS 危险期出现,应考虑疑似 CRS:①发热≥38℃;②低血压[定义为 1 岁~10 岁儿童:收缩压 <70+(2× 年龄)mmHg;年龄 >10 岁儿童:收缩压 <90mmHg,收缩压与基线值相比改变和 / 或对慢性降压药需求减少];③不吸氧状态下动脉氧饱和度 <90%;④依据最新常见不良反应事件评价标准(common terminology criteria for adverse events,CTCAE)v5.0 评价存在器官毒性。

CRS 临床症状和分级标准详见表 11-1、表 11-2。

表 11-1 CRS 临床症状

器官 / 系统	临床症状
一般表现	发热、寒战、疲劳、乏力、头痛、关节痛、厌食等
心血管	心动过速、低血压、心律失常、心脏射血分数降低、心搏骤停等
呼吸系统	肺水肿、低氧血症、呼吸困难、肺炎等
肾脏	氮质血症、少尿、无尿等
肝脏及胃肠道	转氨酶升高、高胆红素、恶心、呕吐、腹痛、腹泻、结肠炎等
血液系统	血细胞减少、凝血酶原时间延长、活化部分凝血活酶时间延长、D- 二聚体增加、低纤维蛋白原血症等
骨骼肌肉	肌酸激酶升高、肌无力、肌痛等

CRS 标准有 CTCAE 4.0 标准、Lee 标准、Penn 标准,3 种分级标准见表 11-2。

表 11-2　3 种分级标准

分级	CTCAE 4.0 标准	Lee 标准	Penn 标准
1 级	轻度,无症状或轻度症状,仅临床或诊断发现,无需治疗	无危及生命的症状,只需对症治疗,如发热体温 ≥38℃ 收缩压 >90mmHg,室内空气状态下血氧饱度 >90%;或 1 级器官毒性	轻度反应,支持治疗如退热、止吐
2 级	中度,最小的、局部的非侵入性治疗指征,年龄相关工具性日常生活活动受限	收缩压 <90mmHg,需静脉补液或 1 种低剂量升压药或 2 级器官毒性或需氧量 <40%	中度反应,出现 CRS 相关的器官功能失调的提示,如肌酐 2 度异常,肝功 3 度异常,需住院控制 CRS 相关症状,包括发热性中性粒细胞减少(不包括对低血压进行复苏)
3 级	重度或重要医学意义,不会立即危及生命;住院治疗或延长住院时间指征;致残;自理性日常生活活动受限	低血压需大剂量或多种升压药物,或需氧量≥40%,或 3 级器官毒性或 4 级转氨酶升高	更严重的反应,需住院治疗控制症状相关的器官功能失调,如肝功 4 级异常,使用静脉液体或低剂量升压药治疗低血压,需要输鲜浆或沉淀物或纤维蛋白原纠正凝血象,补充氧气纠正缺氧(不包括机械通气)等,需要控制发热和或中性粒细胞减少引起的感染的患者可能会有 2 级 CRS

续表

分级	CTCAE 4.0 标准	Lee 标准	Penn 标准
4 级	危及生命,需 紧急治疗	危及生命的症状, 需要机械通气,或 4 级器官毒性(不 包括转氨酶升高)	危及生命的并发症,如高剂 量升压药纠正低血压,需要 机械通气纠正缺氧

注:器官毒性判断根据 CTCAE v4.03 来评估

目前针对 B-ALL 的 CAR-T 细胞治疗临床上应用最广泛的靶点为 CD19,针对 AML 的热点研究靶点主要集中在 CD33、CD123、Lewis-Y(LeY)、CD44、叶酸受体(folate receptor,FR)B 等,部分靶向治疗可以使得患者获得较好疗效,而部分疗效甚微。其中,以 CD33、CD123、LeY 为靶点的 CAR-T 已经进入临床试验阶段,以 C 型凝集素样分子(c-type lectin-like molecule,CLL)-1,FRβ,Fms 样酪氨酸激酶(fms-like tyrosine kinase,FLT)3 等为靶点的 CAR-T 则处于临床前研究阶段,有待进一步临床试验证实其临床疗效。

第三节　白血病残留监测

微小残留病(minimal residual disease,MRD)指白血病患者经诱导化疗或骨髓移植获得形态学完全缓解(CR)后,体内的白血病细胞由发病时的 10^{10}~10^{12} 降至 10^8~10^9,这些残留的白血病细胞称为 MRD。检测微小残留白血病的意义在于:①有利于更早地预测白血病的复发;②指导白血病的临床治疗,根据体内白血病细胞多少以决定是继续化疗或停止治疗;③有利于较早发现白血病细胞是否耐药,并帮助选择巩固治疗方案;④帮助选择适合移植的患者的移植模式和移植后复发的抢先干预,进而实现白血病的个体化治疗,降低复发率、改善患者预后。

一、MRD 的检测方法

（一）实时定量聚合酶链反应（real-time quantitative PCR，RT-PCR） 特异性较高，敏感性可达 10^{-4} 到 10^{-6} 检验水平，分子标志包括：①泛白血病基因，如 *WT1*、*PRAME* 等；②白血病特异基因，如 *RUNX1-RUNX1T1*、*PML-RARA*、*CBFB-MYH11*、*TLS-ERG*、*NPM1* 突变以及 *KMT2A* 重排等。③急性淋巴细胞白血病 t（9；22）形成的 *BCR-ABL* 融合基因及儿童 ALL 中最常见的 t（12；21）形成的 *TEL-AML1* 融合基因。

（二）多参数流式细胞术（multiparameter flow cytometry，MFC） 能够检测 90% 以上急性白血病患者体内存在的异常白血病细胞，敏感性可达 10^{-4} 检测水平，特异性低于 PCR，MFC 亦面临着诸多问题，如抗体组合的选择、设门方式、检验者的经验等，需要统一、规范的标准。

（三）二代测序（next generation sequence，NGS）及数字 PCR 由于费用高、相关技术尚不完善还未广泛应用，但它们在检测上各有优势，未来可能有更好的发展。

二、急性淋巴细胞白血病 MRD 监测

（一）MRD 监测的时机 ALL 整个治疗期间应强调规范的MRD 监测，并根据 MRD 监测结果进行危险度和治疗调整。

1. 早期诱导治疗期间（第 14 天）和 / 或结束时（第 28 天左右）。

2. 缓解后定期监测，应保证治疗第 16、22 周左右的 MRD 监测。早期的 MRD 检测主要用于预后的预测。缓解后 MRD 水平高的患者具有较高的复发危险，应进行较强的缓解后治疗，以改善长期疗效。

（二）MRD 的监测方法

1. 经典的 MRD 检测技术：①IG-TCR 的定量 PCR 检测（DNA 水平）；②4~6 色的流式细胞术 MRD 检测；③融合基因转录本的

实时定量 PCR（如 *BCR-ABL*）。

2. 新的高通量 MRD 检测技术：①基于 EuroFlow 的≥8 色的二代流式细胞术 MRD 检测；② IG-TCR 的高通量测序。

3. Ph⁺ALL 疾病反复时应注意进行 *ABL* 激酶突变的分析。

三、急性髓系白血病 MRD 监测

2018 年欧洲白血病指南推荐急性髓系白血病诊断时、巩固治疗前、治疗结束后均应检测 MRD，巩固治疗结束后 2 年内应每 3 个月监测 1 次。MRD 标本建议采集骨髓或同时采集骨髓和外周血，MFC 检测时 MRD 的阈值为 0.1%；RT-PCR 检测时，具有 *RUNX1-RUNX1T1* 或 *CBFB-MYH11* 特异基因的 AML 患者，MRD 的阈值为与初诊相比是否下降大于 3 或 4 个 lg（即 10 为底数的对数）；其他具体的阐述请见表 11-3。

分析方法包括：白血病异常免疫表型（leukemia-associated immunophenotypes，LAIP）；与正常骨髓表型相鉴别（different-from-normal，DfN）；评估白血病干细胞（leukemia stem cell，LSC）。

急性早幼粒细胞白血病（APL）建议采用定量 PCR 监测骨髓 PML-RARα 转录本水平，治疗期间建议 2~3 个月进行 1 次分子学反应评估，持续监测 2 年，持续阴性者继续维持治疗，融合基因阳性者 4 周内复查。复查阴性者继续维持治疗，确实阳性者按复发处理。流式细胞术因对于 APL 的 MRD 敏感性显著小于定量 PCR，因此不建议单纯采用流式细胞术对 APL 进行 MRD 监测。

表 11-3　欧洲白血病网关于 AML 患者 MRD 的检测指南／推荐

方法与应用	序号	建议
流式细胞学	1	在 MRD 检测方案中使用以下标记：CD7，CD11b，CD13，CD15，CD19，CD33，CD34，CD45，CD56，CD117，HLA-DR（其中应包括以下骨干抗体：CD45，CD34，CD117，CD13，CD33，FSC/SSC）。必要时，增加"单核系检测管"，其中包

方法与应用	序号	建议
流式细胞学		括：CD64/CD11b/CD14/CD4/CD34/HLA-DR/CD33/CD45
	2	运用典型 LAIP 与 DfN 方法检测所有异常表达（包括诊断时和诊断后的新增异常表达），在诊断和随访中应用较完整的配色方案
	3	使用抽取的第一管骨髓血（5~10ml）评估 MRD。目前，由于外周血 MRD 负荷量较低，不宜用于 MRD 评估。抽取的骨髓量不宜过多，满足检测需求量即可，因为外周血随抽取量的增加而增加，导致骨髓有核细胞被稀释
	4	若第一管骨髓血无法用于检测，需特别评估骨髓被外周血稀释程度
	5	获取 CD45 阳性白细胞数为 50 万 ~100 万，并在其中鉴别出异常细胞群
	6	推荐阈值为 0.1% 来定义患者"MRD 阴性"及"MRD 阳性"
	7	如果确定的 MRD 值小于阈值 0.1%，则将其报告为"MRD 阳性 <0.1%，考虑白血病残存可能"，并在适当时注释"此 MRD 水平尚未被临床确认"
	8	多中心协作检测时，在室温条件下，骨髓的运输和储存有效期为 3 天
	9	强烈不建议缺乏经验的单中心开展流式细胞学 MRD 检测项目
分子生物学	1	由于分子 MRD 的检测结果不受抗凝剂种类影响，肝素或 EDTA 均可作为抗凝剂
	2	使用第一管抽取的骨髓血（5~10ml）开展分子 MRD 评估
	3	若患者没有其他 MRD 标志可用，WT1 才能作为首选的 MRD 检测标志
	4	*FLT3-ITD*、*FLT3-TKD*、*NRAS*、*KRAS*、*DNMT3A*、*ASXL1*、*IDH1*、*IDH2*、*MLL-PTD* 基因的突变和 *EVI1* 基因的表达水

方法与应用	序号	建议
分子生物学		平不应作为评估 MRD 水平的唯一标准。然而,当以上标志与其他 MRD 标志联用时,MRD 确诊性更大
	5	分子学进展应定义为任何两个阳性标本间 MRD 拷贝数增加≥1 个 lg(即以 10 为底数的对数)。除相对拷贝数外,也应报告绝对拷贝数,为临床医生提供综合判断
	6	分子学复发定义为早先检测分子 MRD 转阴的患者连续 2 次 MRD 阳性且其拷贝数增加≥1 个 lg(即以 10 为底数的对数)。在第一次骨髓或外周血标本 MRD 由阴转阳后,应在第 4 周时再次采集骨髓和外周血进行随访。若随访标本中 MRD 增加≥1 个 lg(即以 10 为底数的对数),则应诊断为分子学复发
临床诊断	1	由于 2017 年欧洲白血病指南提出的 MRD 阴性的形态学缓解为疗效评估新标准,MRD 评估在形态学缓解基础上进一步细化。在巩固治疗前,利用 MRD 进行风险评估,建议检测于诱导治疗后最接近巩固治疗的时间点进行
	2	MRD 监测应作为 AML 标准治疗的一部分。对连续监测 MRD 超过 2 年的患者,后续监测应结合患者个体复发风险概率,视情况给出方案。对于伴随 *NPM1*、*RUNX1-RUNX1T1*、*CBFB-MYH11* 突变或 *PML-RARA* 基因的患者,应及时于有临床指导意义的临床时间点评估分子学 MRD,以获取丰富的临床疾病信息
	3	除 APL、AML 伴 *CBF* 突变和 AML 伴 *NPM1* 突变以外,不建议评估其他 AML 亚型的分子学 MRD
	4	对于上述定义的其他 AML 亚型,应使用流式细胞学评估 MRD。在治疗期间,建议至少于初诊、2 个标准疗程诱导 / 巩固化疗后,对患者骨髓和外周血进行分子 MRD 检测评估对 *PML-RARA*、*RUNX1-RUNX1T1*、*CBFB-MYH11*、*NPM1* 基因和其他分子标志进行随访期间,建议在治疗

续表

方法与应用	序号	建议
临床诊断		后 2 年间每隔 3 个月进行一次骨髓和外周血分子学 MRD 检测。此外,可以每 4~6 周进行一次外周血 MRD 检测
	5	治疗期间或治疗后,如未达到形态学完全缓解及 MRD 阴性,或 MRD 水平持续升高,两者均提示疾病高复发率及预后不良,应及时考虑调整治疗方案
	6	对于 APL 的治疗,如果巩固化疗后 PCR 检测 *PML-RARA* 呈现为阴性,MRD 检测即可停止对于接受砷剂和维 A 酸治疗的患者,如果伴有 *PML-RARA* 融合基因或 Sanz 评分为低 / 中危,则应持续监测 MRD,直至患者实现骨髓 MRD 阴性的形态学缓解时,即可停止
	7	在积极治疗 APL 期间,即便通过 PCR 检测到了 *PML-RARA* 基因,也不能因此改变患者的个体诊疗方案 如果通过 PCR 检测到 *PML-RARA* 基因由阴转阳,并再次随访后确认阳性,应该认为 APL 即将复发
	8	AML 伴 *CBF* 突变的患者应在 2 个疗程化疗后对 MRD 进行初步评估,并在治疗结束 2 年内每 3 个月检测 MRD
	9	MRD 应在移植前进行评估
	10	MRD 应在移植后再次评估
	11	所有临床试验都应要求在评估过程中始终对 MRD 进行分子学和 / 或流式细胞学评估

(田垚垚 丛 珊)

第十二章

白血病的骨髓移植

造血干细胞移植（hematopoietic stem cell transplant, HSCT）主要分为异基因造血干细胞移植（allogeneic hematopoietic stem cell transplantation, allo-HSCT）和自体造血干细胞移植（autologous hematopoietic stem cell transplantation, auto-HSCT）两类，随着移植技术的不断进步，全球范围的年移植例数在持续增长，尤其单倍型移植在全球范围内得到了广泛的应用。

第一节　白血病骨髓移植时机

白血病患者采用非移植手段治疗时预期效果不佳，或者检测结果显示患者选择移植治疗预后优于非移植治疗时，此类患者就具有了干细胞移植的指征，不同类型的白血病选择骨髓移植的时机不同。

一、急性髓系白血病

（一）急性早幼粒细胞白血病（acute promyelocytic leukemia, APL）　一般不需要 allo-HSCT，只在下列情况下有移植指征。

1. APL 初始诱导失败。

2. 首次复发的 APL 患者，包括分子生物学复发（巩固治疗结束后 *PML/RARA* 连续两次阳性按复发处理）、细胞遗传学复发或血液学复发,经再诱导治疗后无论是否达到第 2 次血液学完全缓解,只要 *PML/RARA* 仍阳性,具有 allo-HSCT 指征。

(二) AML(非 APL)

1. 年龄≤60 岁 以下在 CR1 期具有 allo-HSCT 指征:

(1)按照 WHO 分层标准处于预后良好组的患者,一般无须在 CR1 期进行 allo-HSCT,可根据强化治疗后微小残留病变(MRD)的变化决定是否移植,如 2 个疗程巩固强化后 AML/ETO 下降不足 3 个 log 或在强化治疗后由阴性转为阳性;

(2)按照 WHO 分层标准处于预后中危组;

(3)按照 WHO 分层标准处于预后高危组;

(4)经过 2 个以上疗程达到 CR1;

(5)由骨髓增生异常综合征(MDS)转化的 AML 或治疗相关的 AML。

CR2 期具有 allo-HSCT 指征:首次血液学复发的 AML 患者,经诱导治疗或挽救性治疗达到 CR2 后,争取尽早进行 allo-HSCT;≥CR3 期的任何类型 AML 患者都具有移植指征。

未获得 CR 的 AML:难治及复发性各种类型 AML,如果不能获得 CR,可以进行挽救性 allo-HSCT,均建议在有经验的医疗机构尝试。

2. 对于年龄 >60 岁 如果患者疾病符合上述条件,身体状况也符合 allo-HSCT 的条件,建议在有经验的医疗机构进行 allo-HSCT 治疗。

二、急性淋巴细胞白血病

对于年龄 >14 岁的急性淋巴细胞白血病在 CR1 期具有 allo-HSCT 指征:原则上推荐 14~60 岁所有 ALL 患者在 CR1 期进行 allo-HSCT,尤其诱导缓解后 8 周 MRD 未转阴或具有预后不良临床特征的患者应尽早移植。对于 >60 岁患者,身体状况符合 allo-HSCT 者,可以在有经验的单位尝试在 CR1 期移植治疗。

急性淋巴细胞白血病年龄≤14 岁在 CR1 期移植推荐用于

以下高危患者：① 33 天未达到血液学 CR；②达到 CR 但 12 周时微小残留病变（MRD）仍≥10^{-3}；③伴有 *MLL* 基因重排阳性，年龄 <6 个月或起病时 WBC>300×10^9/L；④伴有 Ph 染色体阳性的患者，尤其对泼尼松早期反应不好或 MRD 未达到 4 周和 12 周均为阴性标准。

在≥CR2 期的急性淋巴细胞白血病：很早期复发及早期复发 ALL 患者，建议在 CR2 期进行 HSCT；所有 CR3 期以上患者均具有移植指征。对于难治、复发未缓解患者，可在有经验的单位尝试性进行 allo-HSCT。

对于部分青少年患者如果采用了儿童化疗方案，移植指征参考儿童部分。

三、骨髓增生异常综合征

包括 MDS 及 MDS/ 骨髓增殖性肿瘤［慢性幼年型粒 - 单核细胞白血病、不典型 CML、幼年型粒 - 单核细胞白血病（JMML）、MDS/MPN 未分类］。① IPSS 评分中危 - Ⅱ 及高危患者应尽早接受移植治疗；② IPSS 低危或中危 - Ⅰ 伴有严重中性粒细胞或血小板减少或输血依赖的患者；③儿童 JMML 患者。

四、慢性淋巴细胞白血病

慢性淋巴细胞白血病患者年龄较大，多数不适合移植治疗。可作为预后较差的年轻患者的二线治疗。在缓解期行自体造血干细胞移植，效果优于传统化疗，部分患者微小残留病灶可转阴，但易复发。异基因造血干细胞移植可使部分患者长期存活甚至治愈。

五、慢性粒细胞白血病

慢性髓系白血病（chronic myelogenous leukemia，CML）是一种起源于多能造血干细胞的恶性骨髓增殖性肿瘤，临床症状主要有以粒细胞为主的髓系增生，代谢增高综合征及脾肿大等。

目前,虽然酪氨酸激酶抑制剂(tyrosine kinase inhibitors,TKI)是国内外公认的治疗 CML 的一线方案,但其弊端也很明显,即无法彻底消除白血病干细胞,停药后复发率高,且有的患者还存在耐药明显的问题。异基因造血干细胞移植对白血病干细胞的根治性使得其在 CML 的治疗中一直占据着重要地位。

(一)新诊断的儿童和青年 CML 患者 具有配型相合的同胞供者时;如果有配型较好的其他供体,在家长完全知情和理解移植利弊的情况下,也可以进行移植。

(二)慢性期患者如果 Sokal 评分高危而 EBMT 风险积分≤2 且有 HLA 相合供者,可选择移植为一线治疗。

(三)对于伊马替尼治疗失败的慢性期患者 可根据患者的年龄和意愿考虑移植。

(四)在伊马替尼治疗中或任何时候出现 *BCR-ABL* 基因 *T315I* 突变的患者 首选 allo-HSCT。

(五)对第二代 TKI 治疗反应欠佳 失败或不耐受的所有患者可 allo-HSCT。

(六)加速期或急变期患者建议进行 allo-HSCT 移植前首选 TKI 治疗。

第二节　移植方式的选择

ALL 以及 AML 中的 M0、M4、M5、M6、M7 应首选以 HLA 完全相合的同胞兄弟姐妹为供者的 Allo-HSCT,其次选用以 HLA 完全相合(Autologous hematopoietic stem cell transplantation,AHSCT)无关供者的 Allo-HSCT,最后选用以 HLA 不完全相合的同胞兄弟姐妹为供者的 Allo-HSCT。AML 如处于 CR1 期,则可先考虑 AHSCT,因其一般预后好。CML 的移植方式中,除多数学者认为 AHSCT 效果差不宜采用外,其他移植方式的选择顺序与急性白血病相同。自体与异基因外周血造血干细胞移植(peripheral blood stem cell transplantation,PBSCT)数量已在绝大多数病种中全面超过骨髓移植(Bone marrow transplantation,BMT),目前多倾向于采用 PBSCT。脐血因来源有限,目前开展偏少。而骨髓非清除性造血干细胞移植(non-ablative hematopoietic stem cell transplantation)也正在越来越多地用于急性白血病及 CML,尤其适用于年龄大及存在某些合并症的患者。

一、骨髓非清除性移植

分析已往 BMT 的结果,发现移植后复发率在异基因较自体者低,发生 GVHD 者较未发生者低,同基因移植者与自体移植者相同,移植后复发者接受供者淋巴细胞输注可再次获得缓解,强烈提示 HSCT 的疗效与移植物抗瘤效应(graft-versus-tumor effect,GVT)密切相关。因此移植时应用骨髓非清除预处理强度,达到诱导受体对供体造血细胞的免疫耐受,使供者细胞顺利植入,并充分发挥植入供者 T 细胞的抗瘤效应,在某些病例移植后再进行供者淋巴细胞输注(donor lymphocyte infusion,DLI),这样不仅达到根治肿瘤的目的,而且并发症少且轻,尤其适于年老体弱者。

二、混合造血干细胞移植

临床应用自体骨髓混合 HLA 半相合异基因 BMT,同时在体外高热及液体培养净化联合 IL-2 激活骨髓细胞,移植后又注射 IL-2,以提高体内外对残留肿瘤细胞的净化效应,减弱 GVHD 反应和增强 GVT 效应。

第三节　人白细胞抗原配型及供者选择原则

一、人白细胞抗原配型

人白细胞抗原(HLA)相合的同胞是 allo-HSCT 的首选供者,次选供者为单倍体相合亲属、非血缘志愿供者和脐血。在没有相合的同胞供者时,供者的选择应结合患者情况(病情是否为复发高危、年龄、身体状况)、备选供者具体情况,及移植单位的经验综合考虑。

(一)单倍体相合供者移植特点

1. 绝大多数患者可以找到单倍体相合供者,而且单倍体供者往往不只 1 个,可以从中选优。

2. 无需长时间等待,供者配型及查体一般 2~3 周,特别适于需要尽早移植的患者。

3. 能够取到足够数量的细胞,对于高危复发患者,可以预存备用或再次采集。

4. 可以根据需要获得骨髓和 / 或外周造血干细胞。

5. 对于高危的恶性血液病患者,移植后血液病复发率较非血缘移植低。

6. 急性 GVHD(aGVHD)发生率较非血缘移植略高,需要经验丰富的移植团队。

7. 移植疗效与配型相合的同胞供者移植、非血缘供者移植疗效相似。在单倍体相合供者中,建议选择顺序为:子女、男性同胞、父亲、非遗传性母亲抗原(non-inherited maternal antigens,NIMA)不合的同胞、非遗传性父亲抗原(non-inherited paternal antigens,NIPA)不合的同胞、母亲及其他旁系亲属。

(二)非血缘供者移植特点

1. 查到供者的机会低,选择余地有限。

2. 查询供者到移植需要等待的时间长,一般 3~6 个月。

3. 对 HLA 配型相合的程度要求高,HLA-A、B、C、DRBl、DQ高分辨中,最好的供者为高分辨 9/10 或 10/10 相合,8/10 相合同时满足 A,B,DRB1 中 5/6 相合时也可以考虑。

4. 存在捐赠者后悔的风险。

5. 再次获取淋巴细胞或造血干细胞有一定难度。

6. 非血缘移植后重度 aGVHD 发生率略低于单倍体移植,但在标危患者中复发率高于单倍体相合移植。

7. 存活率和无病存活率与单倍体相合的供者移植相似。

（三）脐血移植的特点

1. 获得及时。

2. 细胞数量受一定限制,脐血移植(cord blood transplantation, CBT)选择标准要结合配型、细胞数和病情综合考虑。对于恶性血液病,供受者 HLA 配型≥4/6 位点相合,冷冻前总有核细胞数(total nucleated cells, TNC)>$(2.5~4.0) \times 10^7$/kg(受者体重), CD34$^+$ 细胞 >$(1.2~2.0) \times 10^5$/kg(受者体重);对于非恶性疾病, HLA≥5/6 位点相合,TNC>3.5×10^7/kg(受者体重),CD34$^+$ 细胞 > 1.7×10^5/kg(受者体重)。

3. GVHD 发生率低且程度轻。

4. 造血重建较慢,感染发生率较高。

5. 不能再次获得造血细胞,需要移植经验丰富的团队。

6. 治疗恶性血液病时可以达到与非血缘供者移植相似的疗效。

二、供者选择的原则

当患者不具备同胞相合的供者时,高复发风险患者首选有血缘关系的供者以利于及时移植和移植后淋巴细胞输注,预计移植后不需要细胞治疗的标危患者可选择非血缘供者,儿童患者可以选择脐血移植。

第四节 预处理方案

一、一般强度的预处理方案

清髓预处理方案(myeloablative conditioning regimen, MAC)常用的有经典 TBICy 和 BuCy 方案及其改良方案,后者以北京大学血液病研究所的方案在国内应用最多,其他如包含马法兰(melphalan, MeL)的方案,因为药物来源受限,国内很少应用。

抗胸腺细胞球蛋白(anti-thymocyteglobulin,ATG)一般用于替代供者的移植,剂量不等,兔抗人胸腺细胞免疫球蛋白常用剂量为 6~10mg/kg,或兔抗淋巴细胞球蛋白(ATG-F)应用剂量为 20~40mg/kg;为降低移植物抗宿主病(GVHD),更低剂量 ATG 也尝试用于配型相合的同胞 HSCT 中。

二、治疗白血病 /MDS 的减低强度预处理方案

减低强度预处理(reduced intensity conditioning,RIC)方案有多种,主要为包括氟达拉滨的方案和 / 或减少原有组合中细胞毒性药物剂量增加了免疫抑制剂如 ATG 的方案。

三、加强的预处理方案

加强的预处理方案一般在经典方案基础上增加一些药物,常用 Ara-C、依托泊苷(Vp-16)、Mel、TBI 或氟达拉滨、噻替哌等,常用于难治和复发的恶性血液病患者。

预处理方案的选择受患者疾病种类、疾病状态、身体状况、移植供者来源等因素的影响。55 岁以下的患者一般选择常规剂量的预处理方案,年龄大于 55 岁或虽然不足 55 岁,但重要脏器功能受损或移植指数大于 3 的患者,可以考虑选择 RIC 方案,而具有复发难治的年轻恶性血液病患者可以接受增加强度的预处理方案。增加强度的预处理在一定程度上降低了复发率,但可能带来移植相关死亡率增加,不一定能带来存活的改善;而 RIC 方案提高了耐受性,需要通过免疫抑制剂和细胞治疗降低移植后疾病的复发率。

第五节　异基因造血干细胞移植中常见并发症的防治

一、移植物抗宿主病的防治

移植物抗宿主病(graft-versus-host,GVHD)是异基因 HSCT

常见的合并症,GVHD 分为急性 GVHD(aGVHD)和慢性 GVHD(cGVHD)。按照 NIH 标准,aGVHD 和 cGVHD 的划分依据为发生的时间和临床表现。

（一）急性 GVHD 广义 aGVHD 包括经典的 aGVHD 和持续、复发或晚发的 aGVHD。经典 aGVHD 指发生在移植后 100 天内或供者淋巴细胞输注(DLI)后,以斑丘疹、胃肠道症状或瘀胆型肝炎为临床表现的 GVHD;持续、复发或晚发 aGVHD 指具有典型 aGVHD 的临床表现,发生于移植 100 天后或 DLI 后,特别是在免疫抑制剂停用或减量后出现,未确诊 cGVHD 或没有cGVHD 特征性的临床表现。治疗方案分为一线、二线和三线药物。一线药物为疗效肯定、具有较强证据支持;二线药物有效的证据来自小样本的临床试验,疗效结果不完全一致,即具有较弱证据支持;三线药物具有有效的潜能,但较少证据支持,没有明确的推荐意见。药物选择如下:

1. 一线治疗药物 甲泼尼龙起始剂量为每天 1~2mg/kg(分 2 次给药);同时调整环孢素或他克莫司剂量以维持有效血药浓度。

2. 二线治疗药物 可供选择的二线药物包括抗 CD25 单克隆抗体、吗替麦考酚酯、甲氨蝶呤、环磷酰胺、西罗莫司、他克莫司替代环孢素、肿瘤坏死因子受体拮抗剂、抗肿瘤坏死因子单克隆抗体、抗 CD3 单克隆抗体。目前,甲泼尼龙不能有效控制病情的患者尚无标准二线用药方案,可以根据患者具体情况和医生经验选择,当一种二线药物无效时,可尝试换用另一种二线药物。

3. 三线药物 可供选择的三线药物包括兔抗人胸腺细胞免疫球蛋白、特殊的血浆分离置换法、Campath1 H、间充质干细胞等。

4. 临床试验 如体外扩增 $CD4^+$、$CD25^+$、CD127- 调节性 T 细胞用于难治 GVHD 等。对于难治复发的 aGVHD,当二线药物疗效不佳时,鼓励患者进入临床试验。

allo-HSCT 时通过移植早期积极预防来减少 GVHD 的发生也尤为重要,常用预防方案包括经典方案和强化的 GVHD 预防方案,经典方案为环孢素 / 他克莫司 + 短程甲氨蝶呤(MTX)。强化的 GVHD 预防方案包括加用霉酚酸酯或兔抗人胸腺细胞免疫球蛋白。

(二)慢性 GVHD 经典型 cGVHD 具有 cGVHD 的特征而没有 aGVHD 的经典表现;cGVHD 的治疗无标准指南,过度免疫抑制治疗可能增加复发风险,而治疗不足则可能升高移植相关并发症的发病率和患者死亡率。NIH 工作组共识建议轻度 cGVHD 只须局部处理(如局部类固醇药物治疗),中度以上 cGVHD 若有 ≥3 个器官受损时,须全身免疫抑制治疗。

1. **一线治疗** 目前一线治疗主要药物有皮质类固醇和钙调神经磷酸酶抑制剂等。

2. **二线治疗** 对于激素治疗无效,即以糖皮质激素为基础的标准免疫抑制治疗方案治疗至少 2 个月后患者症状无改善或者治疗 1 个月后出现疾病进展时,应给予二线治疗。

目前常见的二线治疗药物有霉酚酸酯、大剂量糖皮质激素、体外光化学疗法、西罗莫司、喷司他丁、抗 CD25 单克隆抗体、沙利度胺等。经过二线治疗后,三线治疗的选择通常依据临床情况,在慢性 GVHD 的病情进展风险与增加感染概率两者之间获得平衡。

二、巨细胞病毒感染的防治

主要为更昔洛韦预防,通过定期检测巨细胞病毒(cytomegalovirus,CMV)抗原及其相应的 IgG、IgM 抗体水平,加强有关 CMV 感染的动态监测,一旦发现活动感染证据,及时给予更昔洛韦或膦甲酸钠治疗。

三、肝静脉闭塞病

肝静脉闭塞病(veno-occlusive disease of the liver,VOD)是

移植后严重并发症之一,其发生率国外报道为 4%~53%。按照 Baltimore 标准,在 >100 天仍存在 VOD 症状或死于 VOD 者,为严重 VOD。VOD 目前尚无特效治疗方法,严重 VOD 国外报道死亡率高达 90% 以上。试用肝移植术、前列腺素 E1、重组胞质素原激活剂治疗效果均不确切。VOD 的预防至关重要,目前国际上通行的预防方法为使用低剂量肝素或者前列腺素 El。

四、出血性膀胱炎

出血性膀胱炎是骨髓移植常见的并发症之一,在未采取有效预防措施之前,其发病率高达 68%。根据血尿轻重程度分为 4 度,镜下血尿为 I 度,肉眼血尿为 II 度,肉眼血尿伴血块为 III 度,肉眼血尿 + 血块 + 尿道梗阻为 IV 度。按发生时间分为急性和迟发性(应用 CTX 后 3~4 周以后发生)。按病程长短分为短暂性和持续性(出血性膀胱炎病程 >7 天)。治疗予水化碱化尿液、美司钠应用,对血小板减少输血小板,有尿道梗阻者应用尿管,予生理盐水、5%~10% 硫酸铝钾膀胱灌注。

第六节　移植后复发

白血病复发仍是 allo-HSCT 失败的主要原因之一。多数复发发生于移植后 3 年内,复发者治疗较困难,预后也较差。移植后监测患者微小残留病变水平,对持续较高水平或有增高的高危患者及时调整免疫治疗强度、联合 DLI 等治疗有可能降低复发率。二次移植对少数复发病例适合。

一、复发类型

根据复发时肿瘤负荷分为血液学复发、细胞遗传学复发和分子生物学复发。

（一）**血液学复发**　指移植后完全缓解的患者外周血中又出现白血病细胞或骨髓中原始细胞≥5% 或出现新的病态造血

或髓外白血病细胞浸润。

（二）细胞遗传学复发　指移植后已达细胞遗传学完全缓解的患者又出现原有细胞遗传学异常，或性别染色体由完全供者型出现受者一定比例的嵌合（比例界值尚无统一标准，且不等同于白血病细胞的增加），尚未达到血液学复发的标准。

（三）分子生物学复发　指应用流式细胞术（FCM）和／或聚合酶链反应（PCR）等分子生物学方法检测到特异或非特异分子生物学标志异常或超过一定界值、尚未达到血液学复发的标准。参见以下微小残留病（MRD）判定标准。

根据肿瘤细胞来源可分为供者型复发和受者型复发；从复发部位上可分为髓内复发、髓外复发和髓内伴髓外复发。

二、复发后治疗

治疗分为血液学复发后治疗、抢先治疗和复发的预防。防治处理措施包括减／停免疫抑制、靶向药物、放化疗、免疫治疗和细胞治疗。其中疗效肯定的是供者淋巴细胞输注（DLI）。DLI 为一种过继性细胞免疫疗法，将正常供者来源的外周血淋巴细胞输注患者体内以诱导移植物抗白血病（GVL）效应，继而清除患者体内残留的白血病细胞，用以防治移植后白血病复发。为了减少 DLI 相关毒性，同时最大限度地保留 DLI 的 GVL作用，国内一些移植中心采用 G-CSF 动员后的外周血干细胞采集物的输注代替稳态淋巴细胞结合输注后短程免疫抑制剂的应用。

（一）血液学复发后治疗　一旦诊断明确，应停用免疫抑制剂并尽早开始治疗。

1. 初始治疗的一线方案

（1）伴 Ph$^+$ 的白血病：视 *BCR-ABL* 对酪氨酸激酶抑制剂（TKI）的反应和 *ABL* 激酶区突变情况决定 TKI 与化疗的选择；用以 TKI 为主的方案达到 CR 后，如果不伴有移植物抗宿主病（GVHD），建议序贯联合 DLI；TKI 应用的时间长短根据 *BCR-*

ABL 监测结果而定,若治疗期间连续监测 *BCR-ABL* 均转阴,TKI 至少应用 1 年,若持续不转阴或转阴后再次转阳,进行 *ABL* 激酶区突变检查后决定是否更换 TKI。

（2）AML、Ph$^-$ALL、MDS 或 *T315I* 突变的 Ph$^+$ 白血病:首选化疗 +DLI。①治疗前应确认供受者嵌合状态是否为供者型。② DLI 前化疗方案:根据原始细胞数、既往用药史选择既往有效或目前治疗单位常用的方案,如 AML/MDS:阿糖胞苷 + 阿柔比星（AA）或阿糖胞苷 + 高三尖杉酯碱（HA）;ALL:MTX 1~1.5g/m^2;也可选择其他新药如去甲基化药物等。③ DLI 方案:于化疗药物停止 2~3 个半衰期后输注;北京大学血液病研究所输注 G-CSF 动员后的外周血造血干细胞有核细胞剂量为 1×10^8/kg;④ DLI 相关 GVHD 预防:依供者类型和既往 GVHD 情况选用环孢素或 MTX,同胞 HLA 相合者 DLI 后应用 MTX 共 4 周,每周 1 次,每次 10mg;单倍型移植患者,如复发前无重度 GVHD,应用环孢素 3 周,之后无 GVHD 开始减量继之以 MTX 3 周,用法如上;如复发前曾有重度 GVHD,应用环孢素 6 周,4 周时无 GVHD 即开始减量,至 6 周停药。若为同胞 HLA 全相合移植,递增式 DLI 不一定常规作 GVHD 预防。

2. 移植后新药维持治疗　可供选择的措施包括:*FLT3* 抑制剂、组蛋白去乙酰化酶抑制剂、去甲基化药物、单克隆抗体、免疫调节药物、CAR-T、肿瘤疫苗等。去甲基化药物阿扎胞苷可以增加调节性 T 细胞的数量,且可诱导 CD8$^+$T 细胞的反应。

3. 二次移植　根据复发时间早晚、上述治疗后 MRD 是否转阴,并结合患者身体状况、个人意愿决定是否进行二次移植。可根据患者第一次移植后 CR 的持续时间、年龄、身体状况、疾病状态、供者选择决定供者和预处理方案。

4. 髓外复发的治疗　尚无标准治疗方案,视病变受累的范围选择局部治疗、全身化疗或联合治疗。局部治疗包括手术切除、鞘内注射和局部放疗;全身治疗包括化疗、DLI 和二次移植。部分 ALL 早期中枢神经系统复发患者可以在减停免疫抑制剂的情况下选用鞘内注射化疗药物或单用全脑加全脊髓放疗。

5. 细胞免疫治疗及其他 NK 细胞、细胞毒性 T 淋巴细胞（cytotoxic T lymphocytes，CTLs）、嵌合抗原受体 T 细胞（chimeric antigen receptor T-cell immunotherapy，CAR-T）、肿瘤相关抗原特异性自体抗肿瘤 T 细胞、抗原肽刺激的过继免疫治疗与肿瘤疫苗相结合等。

（二）抢先治疗 指对移植后出现细胞遗传学 / 分子生物学复发、未达血液学复发的患者采取的措施。

1. 干预时机或适用人群 参考 MRD 阳性标准即抢先治疗的指征。

2. 干预方法

（1）酌情减停免疫抑制剂：根据移植后 MRD 发生时间和 GVHD 情况决定。+100 天减停需谨慎。

（2）靶向药物：如 Ph⁺ 白血病首选 TKI，具体药物选择参考既往敏感性及 *ABL* 激酶区突变检查结果。

（3）细胞免疫治疗：对于 Ph⁻ 白血病可以选择应用化疗 + DLI。

（4）干扰素。

（5）细胞治疗及其他：NK 细胞、CAR-T 细胞等。

3. 干预效果 干预性化疗 +DLI 两次无效，可以考虑进入临床研究。

（三）复发的预防 针对移植前处于难治复发状态的高危患者在出现细胞遗传学 / 分子生物学复发前采取的措施。常用方法：

1. 移植预处理方案的加强、调整 预处理方案中加入新药，新药应具备更强的抗肿瘤活性和 / 或更小的毒性且在不降低剂量强度的前提下。可供选择的措施包括：*FLT3* 抑制剂、组蛋白去乙酰化酶抑制剂、去甲基化药物、单克隆抗体、免疫调节药物、CAR-T、肿瘤疫苗等。去甲基化药物阿扎胞苷可以增加调节性 T 细胞（Tregs）的数量，且可诱导 CD8⁺T 细胞的反应。

2. 免疫调整　①提前减停免疫抑制剂:建议同胞 HLA 全相合 60 天内、非血缘脐血移植 60 天内、单倍型移植 100 天内减停免疫抑制剂需谨慎。②对于 Ph- 白血病可以选择应用预防性 DLI。

3. 其他　对具有靶向治疗药物的疾病,如 Ph⁺ 白血病预防性应用 TKI,建议 Ph⁺ 白血病移植后视血象恢复情况 2~3 个月开始应用 TKI 制剂 1 年以上,同时每月监测 *BCR-ABL* 变化,若持续阴性或由阳性转为阴性,服用 1 年停药;停用 TKI 后,仍应定期追踪检测 *BCR-ABL*,若再次出现阳性,按抢先治疗处理。

新型细胞免疫治疗包括 CAR-T、肿瘤相关抗原特异性自体抗肿瘤 T 细胞、抗原肽刺激的过继免疫治疗与肿瘤疫苗相结合及 NK 细胞等。随着 CAR-T 治疗的发展,CAR-T 与移植相结合已成为改善移植疗效的有效手段之一。

在移植前,CAR-T 可以用于清扫 CR 患者的残留病灶,也可用于降低难治复发患者的肿瘤负荷。

第七节　微小残留病变检测

微小残留病的检测比血常规及骨髓更能反映骨髓的缓解程度及深度,也能更早的提示患者的复发,在急性白血病的诊治过程中起到越来越重要的意义。

一、常用微小残留病变检测方法

（一）荧光原位杂交（fluorescence in situ hybridization,FISH）分析证明有白血病细胞或肿瘤细胞特异的染色体易位和融合基因存在,是检测微小残留病（minimal residual disease,MRD）的标志技术。FISH 检测 MRD 的敏感度为 10^{-2}~10^{-3},检测结果阳性即表明患者体内有残留白血病细胞。

（二）流式细胞术（flow cytometry assay,FCM）　FCM 检测的 MRD 为白血病相关免疫表型（LAIP）,敏感度达 10^{-4} 左右。FCM

检测 MRD 在急性淋巴细胞白血病（ALL）尤其是 B-ALL 中的预测意义较急性髓系白血病（AML）敏感、特异，但移植后各监测时间点的意义、抗体的组合及界值等尚未达到标准化。

（三）聚合酶链式反应（polymerase Chain Reaction，PCR）**技术**　PCR 技术检测的 MRD 包括特异分子生物学标志（*TEL-AML1*、*BCR-ABL*、*AML-ETO*、*CBFβ-MYH11*、*NPM1* 等）和非特异标志（*IgH/TCR* 重排、*WT1* 等），敏感性可达到 $10^{-5} \sim 10^{-6}$。

（四）供受者嵌合状态的检测　包括 DNA 指纹图检测、性别染色体检测、ABO 血型检测等。

二、MRD 阳性判定标准

（一）无特异性融合基因标志的急性白血病或骨髓增生异常综合征（MDS）　常采用白血病基因 *WT1* 和 / 或 FCM 作为检测 MRD 的生物学标志，具体界值尚无统一标准。北京大学血液病研究所采用以下标准（移植后 2 个月至 1 年符合以下条件之一）：

1. *WT1* 检测连续 2 次阳性，并且间隔 10~14 天；北京大学血液病研究所采用 *WT1* 阳性的界值为 0.6%，儿童为 1.5% 左右。

2. *FCM* 检测连续 2 次阳性，并且间隔 10~14 天。

3. *FCM* 及 *WT1* 同时阳性。

（二）有特异融合基因的白血病

1. Ph⁺ALL　移植后 *BCR-ABL* 融合基因未转阴，且连续 2 次（间隔小于 1 个月）复查的结果未降低，或移植后任何时间点高于 1%，或移植后 *BCR-ABL* 由阴性转为阳性。

2. CML　移植后 *BCR-ABL* 融合基因 1 个月比基线水平未下降 2 个 log 且连续 2 次（间隔小于 2 个月）复查的结果未降低，或移植后 3 个月未达到 MMR（比基线水平下降 3 个 log），或移植后 *BCR-ABL* 连续 2 次检测（间隔 2 个月内）由阴转阳或上升 1 个 log。

3. 伴 AML1/*ETO* 白血病　多数研究认为 *RUNX1/RUNX1T1*

较治疗前的基线水平下降幅度小于 3 个 log 判定为高复发风险。北京大学血液病研究所研究发现,移植后 1、2、3 个月 *RUNX1/RUNX1T1* 较基线水平下降小于 3 个 log 或高于 0.4% 提示移植后高复发风险,但干预时机及方法尚未明确。

(三)STR-PCR 或 FISH 显示嵌合体受者比例增加 当采用嵌合状态判定干预指征时,尚无肯定意见,完全嵌合的定义也各不相同。STR-PCR 动态监测淋巴细胞嵌合状态有助于判断疾病复发并指导免疫调节治疗的时机和疗效评估。

三、监测频度及标本来源

一般建议在移植后 1(+1)、+2、+3、+4、+6、+9、+12、+18、+24、+36、+48、+60 个月定期检测骨髓形态学、MRD 和嵌合状态。各单位根据实际情况各自掌握,必要时增加检测频度。

出现 MRD 者,一般建议在 2 周内复查以明确是否有复发趋势。移植后白血病一旦复发,应该完善骨髓形态、免疫分型、融合基因和细胞来源的检查。嵌合状态的检测可以骨髓和外周血来源,但有研究显示骨髓检测更敏感。其他 MRD 检测标志一般采用骨髓为标本来源。

（陈亚凤　陈　曦）

第十三章

白血病的生物治疗

急性白血病是一类造血干细胞恶性克隆性的疾病。目前治疗的主要方式为化疗和异基因造血干细胞移植(Allo-HSCT)。其中 AML 化疗的完全缓解率约为 60%~80%。但用该方法治疗后容易复发且有较强的毒副作用,化疗后的并发症治疗费用较高。Allo-HSCT 是目前治愈高危 AML 的唯一有效手段,然而进行骨髓移植后仍有 20%~60% 的复发率。肿瘤细胞难治愈的主要原因就是能够通过基因突变改变识别因子而逃避免疫系统的追踪。而肿瘤免疫治疗的主要目的就是通过各种方法重新激活机体的免疫系统,从而使机体恢复正常甚至更强的抗肿瘤免疫反应,控制并清除肿瘤细胞。

与化疗和移植相比,免疫治疗有可能消除白血病微小残留病变(MRD),从而降低白血病的复发率。近年来,免疫治疗已逐渐被临床应用,其作用机制:①活化吞噬细胞、自然杀伤细胞等免疫细胞,诱导白细胞介素,干扰素 -γ,肿瘤坏死因子 -α 等细胞因子的分泌。如抗癌特殊免疫物质"几丁聚糖";②诱导癌细胞凋亡;③与传统的化学治疗药物(丝裂霉素、卡莫司汀注射液等)合用,既增加药效,又减轻化疗过程中的毒副作用;④与免疫治疗药物(干扰素 -α2b)有协同作用;⑤减缓晚期癌症患者的疼痛,增加食欲,改善患者的生活质量。

第一节 树突细胞疫苗

树突细胞(dendritic cell,DC细胞)起源于造血干细胞,广泛分布于机体各组织和器官,根据其来源可分为髓系DC和淋巴系DC,在体内以髓系DC为主,而髓系DC需经分化才具备特有功能。首先,前体细胞分化为未成熟DC,处于该阶段的细胞具有极强的抗原摄取能力,主要是诱导免疫耐受,是人体正常情况下的主要存在形式;其次,在各种因素的影响下未成熟DC进一步分化为成熟DC,其摄取抗原的能力明显降低,激活T细胞的能力和呈递抗原的能力显著增强,能够诱导 *Fas* 淋巴细胞凋亡,从而参与免疫应答调控。DC是引发细胞免疫和体液免疫的重要介导。

DC是目前已知的人体内功能最强大且唯一能激活静息期T细胞的专职抗原呈递细胞,其能够直接激活体内CD4$^+$辅助性T细胞(T helper cells,Th)和CD8$^+$细胞毒性T淋巴细胞(cytotoxic lymphocyte,CTL),同时可以使B细胞产生抗体。因此,T细胞免疫有望在清除微小残留病变中发挥重要作用。当机体发生肿瘤时,免疫系统通过监视功能识别突变或异常表达的肿瘤相关抗原,由DC识别并将肿瘤抗原加工成与主要组织相容性复合体(major histocompatibility complex,MHC)相结合的抗原肽,形成MHC抗原肽复合物,作为T细胞活化的第一信号,同时与T细胞表面高表达的CD80、CD40等黏附分子相结合,进而提供T细胞活化的第二信号,激活T细胞,产生抗肿瘤的免疫应答反应。

AML难治、易复发的原因可能与白血病细胞抑制免疫系统的识别和激活有关,如抑制DC的分化成熟,诱导其凋亡、分泌抑制性细胞因子如白细胞介素10(interleukin10,IL-10)、转化生长因子β1等。白血病细胞还能使MHC、共刺激分子等表达减少,且机体不存在抗AML系统,因此特异性T细胞无法检测和识别抗蛋白酶 3、细胞特异抗原等,从而使肿瘤细胞发生逃逸。因此,针对机体免疫系统的治疗成为当前血液系统疾病治疗的新方向。在大部分 AML 患者中,程序性死亡受体配体 1(programmed deathreceptorligand1,PD-L1)呈过表达,而 PD-L1 是免疫系统重要的负调节分子,其对 T 细胞的活化产生抑制性信号,下调蛋白质酪氨酸磷酸酶 -2 磷酸酶信号,导致肿瘤细胞逃逸。成熟的 DC 是 PD-L1 表达的负性调控因素,体外修饰 DC 可以降低 PD-L1 的表达,提高共刺激分子以及细胞因子的表达,从而显著增强 T 细胞的抗肿瘤免疫能力。

在大部分初诊 AML 患者中,髓样树突状细胞(myeloid dendritic cell,mDC)和浆样树突状细胞(plasmacytoid dendritic cell,pDC)减少,小部分升高或正常。DC 起源于造血干细胞,与单核细胞共同由前体细胞分化而来,在正常情况下 DC 处于平衡状态,当机体微环境或基因发生突变时,DC 也随之发生改变。在 AML 患者中,骨髓是不成熟 DC 捕捉 AML 抗原的主要部位,且捕捉能力受 AML 细胞本身因素和细胞因子的影响。AML 细胞可以表达某些抑制基因,抑制细胞免疫的激活、促进调节性 T 细胞形成,从而使大量调节性 T 细胞聚集。同时,AML 细胞能抑制正常细胞毒 T 淋巴细胞相关抗原 4 的表达,使机体 T 细胞免疫识别和杀伤功能异常或减低。成熟 DC 在 AML 中具有呈递抗原和激活 CTL 反应的作用。体外培养获得的 DC 可以诱导出针对白血病相关抗原如 *Wilms* 瘤基因 1(Wilms' tumorgene1,*WT1*)蛋白的特异性 CTL 反应,而 *BCR-ABL* 肽转染或孵育的 DC 和 *FLT3ITD* 阳性的 DC 产生的是针对受 *BCR-ABL* 和 *FLT3ITD* 调节的抗原特异性 CTL 反应。说明不同方式获得的 DC 有特定的免疫诱导作用。

DC 诱导活化 T 细胞免疫机制:DC 是唯一能激活静息状态下 T 细胞的细胞,并能够为 T 细胞活化提供所需的所有信号。T 细胞必须在 3 个活化信号的共同作用下才能达到最佳免疫效应。第一信号是 MHC 分子与 T 细胞受体结合;第二信号是

DC 表达的 CD80 和 CD86 与 T 细胞表达的 CD28 受体相互作用,形成共刺激分子;第三信号则直接激活体内的 CD4⁺Th 细胞和 CD8⁺CTL。Th 细胞的免疫应答在免疫治疗中起重要作用,而 IL-12 是控制 Th1 极化的重要细胞因子,可由 DC 特异性释放。临床上常用的白血病 DC 有两种:一种是自体白血病 DC,另一种是异体白血病 DC。自体 AML DC 是从白血病患者自身中获得,其保留了由自体起源的白血病细胞表达的整个白血病相关抗原谱。

DCP-001 是一种新型的 DC 疫苗,该类疫苗不仅具有同种异体 DC 的相关免疫作用,而且保留了 AML 相关抗原表达的能力。DCP-001 的制备过程可控,性质稳定,临床上可安全制备。在米托蒽醌类药物的作用下,将细胞在含有粒细胞、巨噬细胞集落刺激因子、TNF-α 以及 IL-4 的混合物中培养以加速 DC 分化,然后加入前列腺素 E2、TNF-α 和 IL-1β 促进成熟,严格把握 DC 成熟后的质量控制,并根据其免疫表型以及对 T 细胞活化的刺激反应方向和能力等进行分类。该类疫苗作用可靠、疗效安全,已进行 I 期临床试验。随着医学技术的发展,DC 疫苗在 AML 的治疗中将会有新的突破。

第二节　过继性细胞免疫治疗

过继性细胞免疫治疗是将自体或同种异体的抗白血病免疫效应细胞输注到患者体内,直接杀伤 AML 细胞的方法。过继性细胞免疫治疗根据回输细胞的不同可分为输注同一供者的淋巴细胞(donor lymphocyte infusion,DLI)、自然杀伤细胞(natural killer cell,NK)、细胞因子诱导的杀伤细胞(cytokine-in-duced killer,CIK)、细胞毒性 T 细胞(cytotoxic Tlymphocyte,CTL)以及经基因修饰改造的 T 细胞(如 chimeric antigen receptor T-cell immunotherapy,CAR-T 和 T cell receptorgene engineered T cells,TCR-T)等。其中,DLI 是预防 Allo-HSCT 后 AML 复发的临床最常见手段。CIK、NK、CTL、CAR-T 也在清除 MRD、防复发、提高治愈率上显示出疗效。

一、DLI 细胞

DLI 的作用是清除供者体内残留的白血病细胞,是移植后防复发的首选疗法,并已发展为预防治疗性 DLI(pro-DLI)、抢先治疗性 DLI(pre-DLI)和治疗性 DLI(tDLI)三种输注方式。对于复发风险较高的 AML 患者,pro-DLI 对他们来说更有意义。

二、细胞因子诱导的杀伤细胞

细胞因子诱导的杀伤细胞(CIK)是一种细胞因子诱导的杀伤细胞。CIK 是采用 CD3 单抗、白细胞介素 2(IL-2)、干扰素(IFN-γ)、IL-1 等细胞因子培养的正常人外周血淋巴细胞。它的主要作用机制是颗粒酶、穿孔素介导的免疫细胞毒作用,在肿瘤发生、转移和监视中显示出重要的抗肿瘤和排斥肿瘤细胞的作用。相比 DLI、CTL 输注方式,CIK 细胞的制备方法相对简单,在很多情况下可以代替 DLI、CTL 治疗方法,因此已逐渐成为除手术、放疗和化疗之外的第四种白血病治疗方法。其中,CD3⁺CD56⁺ 双阳性细胞是 CIK 细胞的主要效应细胞,该细胞的特点是同时具有 T 淋巴细胞强大的杀瘤活性和 NK 细胞的非 MHC 限制性的杀瘤优点。随后的研究应用体外诱导 CIK 细胞回输给肿瘤患者,发现接受 CIK 治疗后患者血清中肿瘤坏死因子、干扰素及 GM-CSF 的水平明显升高,且患者外周血 CD3⁺T 细胞的比例也明显升高。国家卫生部在 2009 年颁布的《医疗技术临床应用管理办法》中,第三类医疗技术包括 CIK 治疗技术。自该办法的颁布,CIK 免疫过继治疗在我国得到广泛的开展,主要应用于各种实体肿瘤。目前研究发现 CIK 细胞能抵御肿瘤细胞诱发的效应 T 细胞或 NK 细胞的凋亡,同时能杀死多重耐药的肿瘤细胞,而对正常的骨髓造血细胞影响轻微。目前,有关 CIK 细胞对各种肿瘤如淋巴瘤、白血病、肺癌、肾癌、胃癌、肠癌、肝癌等治疗有效的临床研究不断被报道。

三、DC-CIK 生物免疫疗法

DC-CIK 生物免疫疗法是在体外将单个核细胞诱导分化为树突状细胞(DC),再用经抗原刺激的树突状细胞(DC)诱导CIK 细胞产生特异性肿瘤杀伤作用的治疗技术,即将树突状细胞(DC)与 CIK 细胞进行共同培养而成的杀伤性细胞群体(DC-CIK)。其实人的体内本身就拥有一些具有杀伤肿瘤细胞功能的免疫细胞,但肿瘤患者体内本身的免疫细胞由于没有符合相关的标准要求,无法有效地抵抗肿瘤细胞的疯狂增长。因此,DC-CIK 生物免疫疗法技术正是通过从患者体内抽取部分免疫细胞,然后在其体外进行培养、诱导、激活等技术,大大增强其抗肿瘤活性,再重新回输到患者体内,从而更有效的去杀伤肿瘤细胞。

四、嵌合抗原受体 T 细胞免疫疗法

嵌合抗原受体 T 细胞免疫疗法(chimeric antigen receptor T-Cell Immunotherapy,CAR-T)是一种出现了很多年但近几年才被改良使用到临床中的新型细胞疗法。在急性白血病和非霍奇金淋巴瘤的治疗上有着显著的疗效,被认为是最有前景的肿瘤治疗方式之一。

其基本原理为以自身免疫细胞达到清除癌变细胞的目的。作为新型细胞疗法,其第一代 CAR-T 治疗主要是以免疫球蛋白样受体以及 CD3 复合物相融合,进而形成嵌合受体。此治疗方法可在一定程度上杀伤肿瘤细胞,但效果并不十分理想,无法促使细胞因子产生,也不能有效转导增殖信号,在机体内无法维持较长时间。第二代、第三代治疗则增加了 CD27、CD137 等共刺激分子,这在很大程度上延长了 T 细胞存活时间,利于其增殖能力的提高,但在停止扩增时机(便于保证 CAR-T 细胞毒性减轻)方面存在局限性。第四代 CAR-T 细胞治疗则在前几代基

础上,加用细胞表面标记等可选择性的标记,使 T 细胞修饰,在 T 细胞扩增终止方面有其独特优势。CAR-T 细胞治疗作为新型细胞免疫疗法,其在血液系统恶性肿瘤疾病中的治疗效果极其惊人,临床中应用比较早的 T 细胞治疗是以 CD19 为靶点的 CAR-T 细胞疗法,用来治疗 CD19+ 的 B 细胞恶性肿瘤,如 B 细胞白血病或 B 细胞非霍奇金淋巴瘤。

CAR-T 治疗,需要从癌症患者身上分离免疫 T 细胞,然后利用基因工程技术给 T 细胞加入一个能识别肿瘤细胞,并且同时激活 T 细胞杀死肿瘤细胞的嵌合抗体,即成为 CAR-T 细胞。接着进行体外培养,大量扩增 CAR-T 细胞,一般一个患者需要几十亿,乃至上百亿个 CAR-T 细胞,再把扩增好的 CAR-T 细胞输回患者体内。

CAR-T 细胞治疗的副作用,有三大独特毒性不良事件,即细胞因子释放综合征(cytokine-release syndrome,CRS)、CAR-T 细胞治疗相关性脑病综合征(CAR-T-cell-related encephalopathy syndrome,CRES)、溶血性淋巴细胞增多症/巨噬细胞活化综合征(hemophagocytic lymphohistiocytosis/macrophage activation syndrome,HLH/MAS)。

CRS 主要表现为高热、低血压、低氧和多器官毒性;CRES 以神经混乱、谵妄等为主要特征;HLH 则主要表现为免疫系统激活、淋巴细胞浸润、免疫介导的多器官功能损害。CRS 可发生在 95% 以上的患者中,这是由于注射 CAR-T 细胞激活了释放促炎细胞因子,但是,不同疾病的发病率不相同,如 B-ALL 中高级别 CRS 的发生率高达 46%,而 B-NHL 中高级别 CRS 的发生率为 23%。

1. 细胞因子释放综合征(cytokine-release syndrome,CRS)分级管理　当患者接受 CAR-T 或者双特异性抗体治疗后 3 周内出现以下症状,则考虑为 CRS 症状:体温≥38 ℃;收缩压 <90mmHg;低氧血症;脏器毒性反应。sCRS 指需要药物和医疗干预的 CRS。sCRS 的标准是连续 3 天发热 38℃或以上,两

种血清细胞因子水平升高 75 倍,或至少一种血清细胞因子水平升高至少 250 倍,以及出现一个严重毒性的临床症状,见第十一章表 11-1。

CRS 分级标准共有 CTCAE 4.0 标准、Lee 标准、Penn 标准,3 种分级标准见第十一章表 11-2。

一般 CRS 发生在细胞回输后第一周内,高峰在第 1~2 周。每天至少要对 CRS 进行 2 次等级确定,目前国际上建议采用 Lee 等人的 CRS 等级分类标准。对于 1 级 CRS,应该密切监护,支持治疗,评估感染,检测体液平衡,按需使用解热镇痛药;对于 2 级 CRS,密切监护,支持治疗,检测心脏及其他脏器功能,老年或合并并发症的患者可以使用托珠单抗(抗 IL-6 受体单抗)和 / 或糖皮质激素;对于 3 级 CRS,密切监护,支持治疗,使用托珠单抗和 / 或糖皮质激素;对于 4 级 CRS,使用托珠单抗和 / 或糖皮质激素。

2. CAR-T 细胞治疗相关性脑病综合征(CAR-T-cell-related encephalopathy syndrome,CRES)分级管理　CRES 典型表现为毒性脑病,早期体征为注意力下降、语言混乱、书写能力受损,伴有意识混乱、定向障碍、躁动、失语、嗜睡、震颤等。对于严重的 CRES(等级 >2),癫痫发作、肺水肿、脑水肿等都有可能发生。一般认为 CRES 分为两个阶段,第一阶段发生在细胞回输后的前 5 天内,通常与发热和其他 CRS 症状同时存在;第二阶段在细胞回输后的 5 天之后,发生在发热及 CRS 症状缓解之后。CRES 的第一阶段使用 IL-6 或 IL6R 拮抗剂治疗,第二阶段使用糖皮质激素治疗。CRES 的分级见表 13-1。

表 13-1　CRES 分级

症状和体征	1 级	2 级	3 级	4 级
神经系统评分(CARTOX-10 点神经系统评估工具)	7~9(轻度损伤)	3~6(中度损伤)	0~2(重度损伤)	患者情况危急,和 / 或无法进行评估

续表

症状和体征	1 级	2 级	3 级	4 级
颅内压增高	不适用	不适用	1~2 级视神经乳头水肿或脑压 < 20mmHg	3~5 级视神经乳头水肿或脑压≥ 20mmHg 或脑水肿
癫痫发作或运动无力	不适用	不适用	部分癫痫发作或非惊厥发作苯二氮䓬类药物脑电可改善	部分癫痫发作或非惊厥发作苯二氮䓬类药物脑电可改善

一级 CRES 予对症处理,抬高患者头部约 30°,避免患者误吸并增加脑部静脉回流;CRES≥1 级合并 CRS 时应使用 IL-6 或 IL-6R 拮抗剂治疗;CRES≥2 级未合并 CRS 时,可予糖皮质激素治疗,并且逐渐减量至 CRES 改善到 1 级;3 级 CRES 的患者建议进入 ICU,4 级 CRES 的患者必须进入 ICU。

3. 暴发性溶血性淋巴细胞增多症(hemophagocytic lympho-histiocytosis,HLH)分级管理　HLH 一般有以下几种症状或体征:发热、多器官衰竭、中枢神经系统障碍、血清蛋白、乳酸脱氢酶、细胞因子如 IL-6 升高、血清纤维蛋白原水平低下。对于 HLH 患者应予 IL-6 或 IL-6R 拮抗剂治疗,针对 3 级及其以上器官毒性应行糖皮质激素治疗。当患者的病情在 48 小时之内没有临床上或实验室水平上的改善时,应考虑给予依托泊苷 $75~100mg/m^2$ 治疗,有证据表明这是治疗难治性 HLH 的首选方法。依托泊苷可以在 4~7 天之后重复使用,直到急性症状缓解。当 HLH 合并神经毒性时,应当考虑鞘内注射阿糖胞苷,联合或不联合氢化可的松进行治疗。

第三节　抗体及免疫抑制剂治疗

AML 细胞表面能够表达特异性的抗原,这些抗原恰恰是免疫治疗的理想靶点。因此能够特异性识别并结合这些抗原的单克隆抗体是免疫治疗的另一种重要方法。目前可用于治疗AML的潜在抗原包括CD33、CD123和CIM7等。此外,近几年快速发展的免疫检查点抑制疗法（PD-1/PD-L1、CTLA-4）成为免疫治疗的研究热点。

（一）单克隆抗体治疗

1. 抗CD33单抗 CD33是广泛表达AML患者的髓样分化抗原,是单克隆抗体治疗的理想靶点。吉妥珠单抗是人源化anti-CD33的单克隆抗体,它可诱导AML细胞的DNA链断裂、凋亡和死亡。但吉妥珠单抗由于严重的副作用于2010年退市。此后科研人员研发出了一种新型的anti-CD33单克隆抗体（SGN-CD33A）,并将其与卡奇霉素结合用于治疗白血病。改进后的SGN-CD33A是具有工程化半胱氨酸的人源化CD33抗体。

2. 抗CD123单克隆抗体 CD123在AML细胞上高表达,且特异性更强,因此anti-CD123抗体可能具有更高的安全性以及更好的疗效。完全人源化的CSL362是anti-CD123的单克隆抗体,它能与NK细胞表面的CD16结合,且具有高亲和力,发挥更强的抗体依赖细胞毒作用。

（二）双特异性抗体治疗

双特异性抗体由2种不同抗体的最小结合域或多肽链组成,对肿瘤细胞抗原和免疫效应细胞上的抗原具有双重亲和力。AML主要靶向抗原为CD33或CD123。AMG330（CD33/CD3BiTE）双抗和MGD006（CD123+CD33DART）双抗的体内和体外实验均证实有剂量依赖性AML细胞的杀伤效应,因此其疗效仍需进一步验证。

（三）免疫抑制剂

1. 程序性死亡受体-1（programmed cell death-1,PD-1）/程序性死亡受体-配体1（programmed cell death-Ligand 1,PD-L1）抑制剂 PD-l抗体是当前抗体治疗研究的热点,也是临床发展最快的一种免疫疗法。PD-1的配体PD-L1/L2在抗原提呈细胞如DC细胞、巨噬细胞都有表达,用以抑制T细胞的杀伤功能。

对人体的免疫应答进行负向调节。PD-L1 能在肿瘤细胞表面高表达。从而负向调节肿瘤浸润、T 细胞的细胞毒作用,达到逃避免疫的目的。因此,通过 PD-1/PD-L1 抑制剂就能特异性地结合肿瘤细胞上的 PD-L1 来组织肿瘤细胞的免疫抑制,从而能够使T 淋巴细胞恢复对肿瘤细胞的细胞毒作用。

2. 细胞毒性 T 淋巴细胞相关蛋白 4(cytotoxic T-lymphocyte-associated antigen 4,CTLA-4) 抑制剂　CTLA-4 是一种跨膜蛋白,表达于活化的 T 淋巴细胞表面。与 PD-1 抗体类似,CTLA-4抗体可用于治疗白血病。CTLA-4 的负向调节机制分为两方面:cTLA-4 会在 T 细胞活化的同时高表达。与抗原提呈细胞表面蛋白 CD80 和 CD86 相互作用以抑制 T 细胞的活化;二是CTLA-4 作为跨膜蛋白表达于调节性 T 细胞,以发挥负反馈调节免疫反应的作用。

Ipilimumab 是人免疫球蛋白 IgG1 同类型的单克隆抗体,能够与 CTLA-4 结合,从而解除肿瘤细胞对毒性 T 淋巴细胞的抑制信号。Ipilimumab 单抗在治疗恶性黑色素瘤上已表现出杰出的疗效,可以提高 25% 患者的总生存率,目前已被批准为治疗黑色素瘤的临床用药。而有关 Ipilimumab 在临床上治疗 AML的实验目前仍在进行中。

过继性免疫治疗和单克隆抗体疗法已经在 AML 的预后中显示出了一定的治疗效果,且由于这两种方法具有高度靶向性,临床容易操作的特点,必将成为治愈 AML 最有潜力的方法之一。但是免疫治疗方法不具有普及性,不同 AML 患者不能完全使用的方法,且免疫治疗有可能因为过度免疫引起自身免疫病。因此免疫治疗方法仍有提升的空间,如减少不良反应,与常规治疗方法结合治疗,以及发展个体化治疗。

(常玉莹　张　莹)

附　录

附录一　免疫表型

（一）AML-M0　1991 年 FAB 协作组提出了 AML-M0,该亚型占 AML 的 5%~10%,由于该亚型缺乏特征性细胞形态和细胞化学染色特征,因此 M0 是唯一只有通过免疫表型分析才能确诊的一个亚型。其诊断要点是:SBB/MPO 阴性或阳性率 <3%,淋系标志（如 CD3、CD79a、CD22 等）阴性,而 CD7 和 TdT 呈阳性,超微结构水平 MPO 或髓系特异性 McAb（MPO、CD13、CD33）中至少一个呈阳性,大部分患者表达幼稚细胞标志 CD34 和 HLA-DR,P170 亦常呈阳性。用 McAb 测 MPO 是确诊原始细胞属髓系的最敏感的指标。CyCD13 的表达早于 mCD13,因此当 mCD13 阴性时,应检测 CyCD13 的表达。

（二）AML-M1　根据形态和细胞化学可确诊 M1,该亚型的免疫表型特征基本与 M0 相似,通常 CD13$^+$、CD33$^+$ 和 HLA-DR$^+$,CD34 表达率低于 M0,但部分患者可表达 CD11b 和 CD15。

（三）AML-M2　全髓系标志（CD13、CD33、MPO）常阳性,CD15 亦常阳性,与 M4、M5（CD15 常阳性）不同的是,其 CD14/CD36 常阴性。t（8;21）/M2 患者约 80% CD19$^+$,约 60% CD57$^+$,CD34 与 CD19 或 CD19 与 CD57 双表达是 t（8;21）/M2 特征性表型特征,有助于该亚型白血病的临床诊断。有很少部分 t（8;21）/M2 患者 CD13$^-$、CD33$^-$ 和 CD14$^-$,但 MPO$^+$。

（四）AML-M3　该亚型的免疫表型最具特征化,多颗粒 M3 常为 CD13$^+$、CD33$^+$、CD9$^+$、CD34$^-$、HLA-DR$^-$。M3V（M3b）高表达 CD2。在 HLA-DR$^-$ 的 AML 中 CD2$^+$ 与 M3/t（15;17）高度相关。

多颗粒早幼粒细胞形态和 HIA-DR- 还见于 M3/t（11；17）患者，其免疫表型特征为 HLA-DR⁻、CD33⁺、CD13⁺ 弱表达，且不同程度的表达 CD34⁺、CD56⁺。采用抗 PML 抗体用免疫细胞化学染色亦是 M3/t（15；17）的一个快速诊断方法。

（五）AML-M4/M5　这两个亚型表型特征基本相似，常表达抗原有 CD13、CD33、HLA-DR、CD14 和 CD15。CD11b 和胞质溶菌酶阳性有助于单核细胞白血病诊断。CD33⁺、CD13⁻ 和 CD34⁻ 与 M5 高度相关。CD14 对 M4、M5 的诊断特异性高，但敏感性不高，CD64 特异性与敏感性均高，但 M3 高表达 CD64，唯其阳性率较低，M3 患者 HLA-DR 常为阴性，据此有助于 M3（特别是 M3a）与 M5 的鉴别诊断。最近有研究表明 CD68（PG-M1 抗体）可以作为 M4、M5 的特异性诊断标志。此外，单核细胞白血病还可有 T 系抗原（如 CD4 和 CD7）、B 系抗原（如 CD19）、NK 相关抗原（如 CD56 和 CD16）及 TdT 阳性。CD2 表达常见于 M4Eo/inv（16）患者。

（六）AML-M6　包括两组患者，其一是以晚期/成熟红系细胞为主，特点是抗血型精蛋白 A 阳性，其二是早期/未成熟红系细胞为主，白血病细胞为原始红细胞或未分化细胞，细胞化学染色 MPO 阴性，免疫表型特征为 HLA-DR⁻、CD36⁺、淋系标志（-）、髓系标志（-），CD33⁺，但血型糖蛋白 A 和 B（+）、Spectrin（+）或经体外培养后可出现 ABH 血型抗原。最近 WHO 造血组织和淋巴系统恶性疾病分型建议将前者命名为 M6a，后者命名为 M6b。

（七）AML-M7　白血病细胞形态特点不典型，尽管细胞化学染色 PAS 或对 NaF 敏感的非特异性酯酶和抗酒石酸酸性磷酸酶呈阳性，但并不特异，电镜下血小板过氧化物酶（PPO）染色阳性是 M7 最敏感和特异的确诊指标，但因电镜不能普及而受到很大的限制。M7 的免疫表型特点是 CD34、CD33 或 CD13 常阳性，但最特异的标志是因子Ⅷ相关抗原和血小板糖蛋白 GPⅢa（CD61）和 GPⅡb/Ⅲa 复合物（CD41）。免疫表型分析是目前确诊 M7 的主要手段。值得注意的是由于血小板黏附于白血病原始细胞可导致假阳性，特别是用流式细胞仪进行检测时，CD41 假阳性可高达 85%，因此流式细胞仪检测 CD41$^+$ 时应同时用胞质免疫荧光法进一步肯定其阳性结果。

（八）Ly$^+$-AML　随着对急性双表型白血病认识的加深，已相继提出了一些积分系统，对于那些不能确诊为双表型白血病而又表达淋系相关抗原的 AML，即命名为淋系抗原阳性的 AML（Ly$^+$-AML）。由于使用 McAbs 的不同及方法学阳性判断标准各异，Ly$^+$-AML 的发生率为 2%~60%。Ly$^+$-AML 主要有 CD7$^+$AML、CD19$^+$AMl、TdT$^+$AML 等。

（九）B-ALL　B 系 ALL 的分型反映了 B 细胞成熟的正常过程，早期细胞仅表达 HLA-DR。TdT 和全 B 抗原（如 CD19，CD22 和 CD79a），随后是 CD10，接着是出现胞质 μ 链和 CD79b、再次是胞质 κ 和 λ 链，最后是膜免疫球蛋白（SmIg）。Pro-B 和 Common ALL CD34 常阳性，但 Pro-B 或成熟 B 细胞 ALL 则常 CD34$^-$。Pro-B 和 Common ALL 并非包括所有 CD10$^+$ ALL，同时表达 SmIg 的患者常诊断为 B-ALL；此外同时表达胞质 μ 链、κ 和 λ 链者不在此亚型之列。

（十）T-ALL　大部分 T 系 ALL 的表型特点为晚期皮质胸腺细胞表型，即 CD1、CD2、CD5、CD7 和 CD4 或 CD8 双阳性，低表达 CD3，TdT 常阳性，其次是早期皮质胸腺细胞表型，CD2、CD5、CD7 和 CD4 或 CD8 阳性，CD3+/-，TdT 亦可呈阳性。

某些 ALL 表达髓系相关抗原，即髓系抗原阳性的 ALL（My$^+$ALL），My$^+$ ALL 表现为 CD13$^+$ 或 CD33$^+$，成人 My$^+$ ALL 发生率约为 35%，而儿童 ALL 中 My$^+$ ALL 发生率则为 3.5%~20%。

（十一）急性未分化型白血病　应用现有免疫分型技术，<1% 急性白血病患者不能被确认为 AML、ALL 或急性双表型白血病，这些患者被称为急性未分化型白血病（AUL）。AUL 与 AML-M0 不同，AUL 是指细胞表面无系列特异或系列相关抗原表达，细胞形态和细胞化学特征也无法确定系列的 AL。这些

患者表达 CD34 和 HLA-DR,亦可表达 CD38 和 TdT,他们不表达髓系标志(如 CD13、CD33、MPO、CDw65、CD117、CD41、CD61 和血型糖蛋白)和淋系标志(如 CD19、CD22、CD10、CD79a 和 CD3)。CD7$^+$ 不能除外诊断,同样免疫球蛋白重链基因和 T 细胞受体基因重排阳性亦不能除外诊断,AUL 的确诊必须包括有胞质 CD3、CD22 和 CD13 的检测。

(十二)**急性双表型白血病** 指同一白血病克隆同时表达两个系列标志(常为淋系和髓系)。部分患者形态学可表现为两个不同的原始细胞组群,但大部患者并非如此。双表型白血病的确诊必须有免疫表型,但同时应考虑细胞形态学和细胞化学染色特征,通过综合评定以后方可确诊。如果一个髓系标志加一个淋系标志阳性率 >120%,提示为双表型,但确定尚需进行双标,如联合两个免疫学标志或细胞化学联合一个免疫学标志。现认为仅异常表达个别次要非本系列相关抗原不能诊断双表型白血病,而应诊断 Ly$^+$ AML 或 My$^+$ ALL。初诊时为 ALL,但复发时为 AML,如果有细胞遗传学或分子生物学等证据证实为同一克隆,这些患者亦应诊断为双表型白血病(反之亦然),但应与治疗相关性白血病加以鉴别。同时表达髓系和 NK 细胞标志(如 CD56)是否应诊断双表型白血病尚有分歧。

(十三)**B 淋巴细胞系慢性白血病**(附表 1-1)

附表 1-1 B 淋巴细胞系慢性白血病免疫表型特征

标志	CLL	PLL	HCL	SLVL	浆细胞白血病
SmIg	弱	强	强/中	强	阴性
CyIg	−	−/+	−/+	−/+	++
MRFC	++	−	−/+	−	−
CD5	++	−/+	−	−	−
CD19,CD20,CD24,CD79a	++	++	++	++	−

续表

标志	CLL	PLL	HCL	SLVL	浆细胞白血病
CD79b	–	++	–/+	++	–
CD23	++	–	–	–/+	–
FMC7,CD22	–/+	–	–	–/+	–
CD10	–	–/+	–	–	–/+
CD25	–	–	++	–/+	–
CD38	–	–	–/+	–/+	++
HLA-DR	++	++	++	++	–

CLL,慢性淋巴细胞白血病;PLL,幼稚淋巴细胞白血病;HCL,毛细胞白血病;SLVL 伴外周毛细胞的脾淋巴瘤;MRFC,鼠玫瑰花环形成细胞。++:80%~100%;+:40%~80%;–/+:10%~40%;–:0~9%。

1. 慢性淋巴细胞白血病(CLL)　CLL 细胞弱表达 SmIg,轻链常为 μ 链,有时可同时表达 δ 链。全 B 细胞 McAb(如 CD19,20,24,79a) 阳性,CD20 表达较弱,大部分患者 CD5$^+$ 和 CD23$^+$,FMC7,CD22 常阴性,CD79b、CD11c 和 CD25 不常表达,即使表达也较弱。

2. 幼稚淋巴细胞白血病(PLL)　约 2/3 的 PLL 患者其免疫表型与 CLL 明显不同,强表达 SmIg、FMC7、CD20,低表达 MRFC 和 CD5,另 1/3 的患者介于 CLL 与 PLL 之间。大部分 PLL 患者表达 IgM 或同时表达 IgD,小部分患者表达 IgG 和 IgA。与 CLL 相比,CLL 患者 CD79b、CD22 常阴性。

3. CLL/MPLL 混合型　约 2/3 的患者免疫表型与典型 CLL 相同,另 1/3 的患者有一些不典型特征,如强表达 SmIg/CD20 或表达 CD11/FMC7。

4. 毛细胞白血病(HCL)　毛细胞常显示相对成熟 B 细胞表型,CD19、CD20、CD22 和 CD79a 阳性,且 CD22 强表达,

SmIg 中度 / 强表达, 常为 IgM, 亦可为 IgD, IgG 或 IgA、CD5、CD10 和 CD23 阴性, CD25 和 FMC7 阳性。HCL 较特异的标志有 HC2、CD103 和 DBA.44。抗酒石酸的酸性磷酸酶既可用细胞化学染色方法检测, 亦可用特异性 McAb 的免疫学方法来检测。

5. 伴外周毛细胞的脾淋巴瘤 (SLVL) SmIg 强阳性, CD19、CD20、CD22、CD24、CD79a 等 B 细胞相关抗原及 FMC7 常阳性, 约 3/4 的患者 CD79a 阳性, 一些 CLL 特征性标志, 如 CD23、CD5、CD10、CD103 和 HC2 常阴性, 50% 的患者 CD11c⁺, 亦可表达 CD25、DBA.44 和 CD38, 联合一组抗体不难作出与其他疾病的鉴别。

6. 浆细胞白血病 (PCL) PCL 特异的标志有 PCA-1、BU11、CD38 和 B-B (CD138), 全 B 标志 (如 CD19、CD20 和 CD22) 常阴性, 部分患者可 CD79a 阳性。

(十四) T/NK 细胞慢性白血病 包括 T 幼稚淋巴细胞白血病 (T-PIL)、大颗粒淋巴细胞白血病 (LGLL)、成人 T 淋巴细胞白血病 / 淋巴瘤综合征 (ATLL)、Sezary 综合征 (SS) / 蕈样真菌病 (MF)。由于 FAB 协作组提出的 T-CLL 经超微结构和细胞遗传学特征研究证实这组患者包括 LGL 和 T-PLL 小细胞变异型, 因此 T-CLL 已不再使用。此外 Mututes 等还提出了 Sezary 细胞样白血病, 但该亚型是独立亚型还是 T-PLL 上的变异型尚有争议。

1. 幼稚淋巴细胞白血病 (PLL) 一般来说, CD2 和 CD5 阳性, 并强表达 CD7 (该特征有利于 PLL 与其他亚型的鉴别)。20% 的患者细胞膜 CD3 和 anti-TCRα/β 阴性, 但胞质却常阳性。CD3 表达较正常 T 淋巴细胞弱、2/3 的患者为 CD4⁺、CD8⁻, 约 25% 的患者为 CD4⁺、CD8⁺, 1/3 的患者弱表达 CD25, HLA-DR 常阴性。NK 细胞标志 (如 CD56 和 CD16) 及细胞毒 T 细胞标志 (如 CD57) 亦常是阴性。

2. 大颗粒淋巴细胞白血病 (LGLL) 根据 CD3 表达可将

LGLL 区分为两个主要亚型:T 细胞 LGLL(CD3$^+$) 和 NK-LGLL (CD3$^-$)。T 细胞 LGLL 白血病根据 CD4、CD8 和 TCRαβ 可进一步分为三组:第一组为 TCRαβ$^+$、CD8$^+$、CD4+ 占 90% 以上;第二组 CD4$^+$、CD8$^-$、TCRαβ$^+$,这组患者常表达一些 NK 细胞标志;第三组为 TCRαβ$^-$、CD4 或 CD8 为阳性 / 阴性。NK-LGLL CD2$^+$,但 CD3 和 TCRαβ 阴性,CD4、CD8 弱阳性或阴性,CD11b、CD16 或 CD25 常阳性,CD57、CD7、CD58、HLA-DR 亦可阳性。

3. 成人 T 淋巴细胞白血病 / 淋巴瘤综合征(ATLL)　ATLL 细胞可形成玫瑰花结,常表达 CD2、CD3、CD4、CD25、CD5 和 HLA-DR,大部分患者 CD7、CD8 或 CD38 阳性,CD3、CD7 表达强度较正常 T 淋巴细胞弱。ATLL 特征性表型是 CD25$^+$,该 McAb 识别 IL2 受体 P55α 链,可据此将 ATLL 与其他 T 细胞疾病进行鉴别诊断。

4. Sezary 综合征 / 蕈样真菌病(SS/MF)　Sezary 细胞 CD2、CD3、CD4 和 CD5 常阳性,而 CD7、CD8 或 CD25 常阴性,CD3、CD4 表达强度弱于正常 T 淋巴细胞,1/4~1/3 的患者 CD7$^+$,小部分患者可 CD25$^+$。

附录二　微　小　残　留

　　白血病微小残留物,是指在白血病经诱导化疗获完全缓解后或是骨髓移植治疗后,体内仍残留有少量白血病细胞的状态。一般认为白血病患者就诊时体内白血病细胞总数约为 10^{12}。经化疗诱导至完全缓解后,白血病细胞可降至 10^{10}。此时,用一般形态学的方法已难以检出白血病细胞的存在,但实际上患者骨髓内的白血病细胞还存在,数量可以是 10^9 或以下。这些残存的细胞即成为白血病复发的根源。

　　目前,很多白血病患者再缓解后感觉自己已经治愈,不再继续进行治疗,这样是很危险的。大家都知道,白血病复发一次会严重一次。所以,定期检测微小残留白血病是很有必要的。因为检测微小残留白血病的意义在于：①有利于更早地预测白血病的复发；②指导白血病的临床治疗，根据体内白血病细胞多少以决定是继续化疗亦或停止治疗；③有利于较早发现白血病细胞是否耐药，并依此指导临床选用更敏感、更具杀伤力的治疗措施；④有助于评价自体造血干细胞移植的净化效果。

由于微小残留病灶水平可作为预后的一个指标，目前有很多从分子生物学角度对白血病微小残留病机理的研究，对白血病的危险程度分层及更好的治疗都有重要意义。

AML 患者 MRD 检测的标志包括 4 类：

1. 免疫标志　正常造血细胞在其分化不同阶段的抗原表达受一系列基因严密控制，在一定分化阶段哪些抗原表达及抗原表达量的多少存在着明显的规律性，AML 细胞可出现白血病相关异常免疫表型（LAIP），可表现为非同步抗原同时表达、交叉抗原同时表达、抗原表达量异常、细胞表面与胞质内抗原同时表达及光散射信号改变等。FCM 检测 LAIP 作为 MRD 标志适用于 75%~85% 的 AML 患者，敏感性在 10^{-3}~10^{-4}，低于实时荧光定量 PCR 1 log，但大于 5 色的 FCM 可部分弥补这一缺陷。一些 AML 患者的 LAIP 可见于所有白血病细胞，部分 AML 的 LAIP 可仅见于部分白血病细胞。大多数情况下初诊时的 LAIP 复发时仍可检出，但部分患者 LAIP 在疾病发展过程中可发生转化，导致假阴性，应用多种抗体组合可减少假阴性的发生。

2. 融合基因　其中以 *PML-RARA*、*RUNX1-RUNX1T1* 和 *CBFB-MYH11* 最为常用，敏感性在 10^{-4}~10^{-5}。多数有上述融合基因的 AML 患者在血液学复发前 2~3 个月已可以观察到分子水平的复发，因此在巩固治疗及随访期间进行规范的 MRD 监测有助于及时发现有高危复发风险的患者，调整治疗方案以及时干预。

3. 异常表达的泛白血病基因，尤其是 *WT1* 基因　约 75% 的 AML 患者白血病细胞可检出 *WT1* 异常高表达，*WT1* 也是常用的 MRD 检测指标之一。由于健康人外周血和骨髓细胞也可以检测到 *WT1* 基因的转录,因此 *WT1* 更适合作为诱导化疗后早期评价的指标,其作为长期微量 MRD 动态检测的敏感性不高。有研究显示,标准 DA 方案(7+3)诱导化疗后,*WT1* 基因表达水平下降 <2 log 的 AML 患者复发率显著升高($P=0.004$),提示 *WT1* 基因可作为诱导化疗后早期评价的指标。

4. 基因突变　在目前的技术条件下,作为 MRD 监测标志的基因突变应满足以下 3 个条件,即发生率高、在病程中稳定存在和突变集中于热点部位。目前以 *NPM1* 基因 A 型突变最为常用,*NPM1* 基因突变在 AML 患者中检出率近 30%,80% 为 A 型突变,在疾病进展中也较稳定。因此 *NPM1* 突变是理想的 MRD 监测标志,敏感性可达 10-5。英国国立癌症研究所 AML 工作组对 AML-17 中 346 例伴有 *NPM1* 突变患者的 2 569 次标本进行了 RQ-PCR 分析,多参数分析显示第二次化疗后 MRD(*NPM1*)阳性是唯一的独立预后因素。15% 的患者第二次化疗后外周血可检出 *NPM1* 突变转录本,随访 3 年阳性组复发率(82% 比 30%,$P<0.001$)及生存率(24% 比 75%,$P<0.001$)均劣于阴性组。

附录三　形态学典型图谱
（此图由哈尔滨医科大学附属第二医院提供）

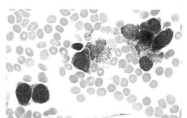

附图 3-1　APL［AML 伴有 t(15;17)(q22;q11-12)及其变体 *PML-RARA*］

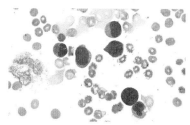

附图 3-2　AML 伴有骨髓异常嗜酸性粒细胞 inv(16)(p13;q22)

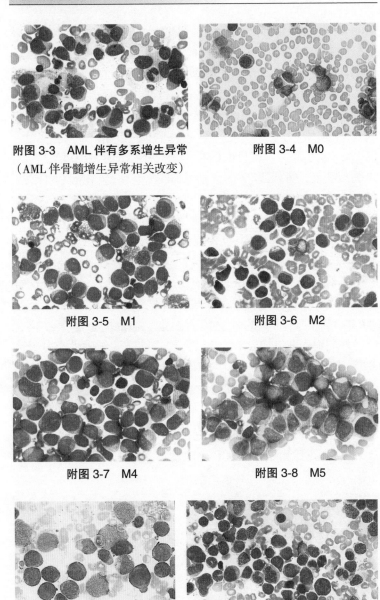

附图 3-3　AML 伴有多系增生异常
（AML 伴骨髓增生异常相关改变）

附图 3-4　M0

附图 3-5　M1

附图 3-6　M2

附图 3-7　M4

附图 3-8　M5

附图 3-9　M6

附图 3-10　急性双表型白血病

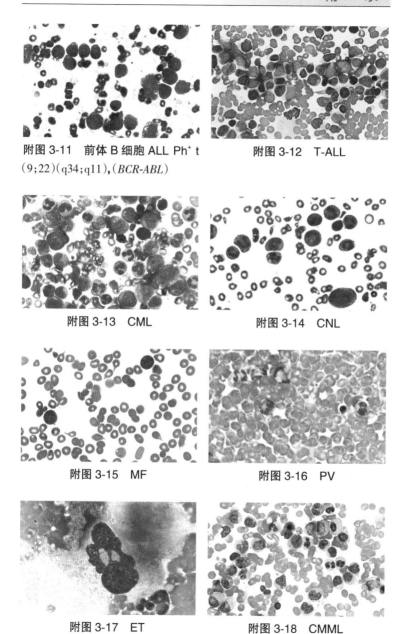

附图 3-11　前体 B 细胞 ALL Ph⁺ t (9;22)(q34;q11),(*BCR-ABL*)

附图 3-12　T-ALL

附图 3-13　CML

附图 3-14　CNL

附图 3-15　MF

附图 3-16　PV

附图 3-17　ET

附图 3-18　CMML

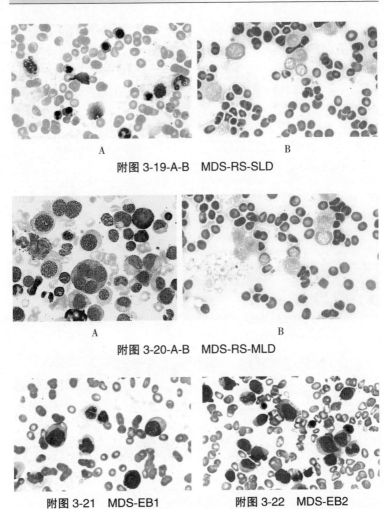

A   B

附图 3-19-A-B   MDS-RS-SLD

A   B

附图 3-20-A-B   MDS-RS-MLD

附图 3-21   MDS-EB1   附图 3-22   MDS-EB2

附录四　急性白血病化疗一览表

（一）急性淋巴细胞白血病化疗一览表

附表 4-1　M. D. Andersson 肿瘤中心

	药物	剂量	用法	时间
诱导治疗				
HyperCVAD				
Cycles1,3,5,7	环磷酰胺	300mg/（m²·次）	i.v.,q12h.	d1~3
	美司那	600mg/m²	i.v.	d1~3
	长春新碱	2mg	i.v.	d4,11
	地塞米松	40mg	i.v./p.o.	d1~4,11~14
	多柔比星	50mg/m²	i.v.	d4
Gycles2,4,6,8	甲氨蝶呤	200mg/m²	i.v.（2h）	d1
	甲氨蝶呤	800mg/m²	i.v.（22h）	d1
	四氢叶酸	首次 50mg,随后 15mg	i.v.,q6h.	MTX 后 12 小时开始,至 MTX 水平 <0.1μmol/L
	阿糖胞苷	3g/m²（年龄≥60 岁,1g/m²）	i.v.,q12h.	d2,3
	甲泼尼松	50mg	i.v.,q12h.	d1~3
维持治疗（POMP）共 2~2.5 年				
	6-MP	50mg	p.o.,t.i.d.	
	甲氨蝶呤	20mg/m²	p.o.	每周 1 次
	长春新碱	2mg	i.v.	每月 1 次
	泼尼松	200mg	p.o.	每个月 5 天,与 VCR 同时开始

	药物	剂量	用法	时间
	甲氨蝶呤	12mg（或 6mg intra-Ommaya）	i.t.	低危～中危患者 6 次,高危患者 8 次
	阿糖胞苷	100mg	i.t.	
CD20 阳性患者,或 Burkitt 淋巴瘤/Burkitt 样淋巴瘤患者	利妥昔单抗	375mg/m²	i.v.	前 4 个诱导治疗周期（第 1,3 个 HyperCVAD 治疗周期的第 1, 11 天给,第 2、4 个 HyperCVAD 治疗周期的第 1, 8 天给）
Ph 染色体阳性患者	伊马替尼	600mg	p.o.	每次诱导治疗的第 1~14 天

附表 4-2　MRC UKALL XII/ECOG E2993

	药物	剂量	用法	时间
诱导治疗				
I（VDLP）(1~4 周)	长春新碱	1.4mg/m²	i.v.	d1,8,15,22
	柔红霉素	60mg/m²	i.v.	d1,8,15,22
	门冬酰胺酶	10 000U	i.v./i.m.	d17~28
	泼尼松	60mg/m²	p.o.	d1~28
	甲氨蝶呤	12.5mg	i.t.	d15
(5~8 周)	环磷酰胺	650mg/m²	i.v.	d1,15,29
	阿糖胞苷	75mg/m²	i.v.	d1~4,8~11,15~18, 22~25

续表

	药物	剂量	用法	时间
	巯嘌呤	$60mg/m^2$	p.o.	d1~28
	甲氨蝶呤	12.5mg	i.t.	d1,8,15,22（5~8周）
强化治疗				
Ⅰ	甲氨蝶呤	$3g/m^2$	i.v.	d1,8,22
	门冬酰胺酶	10 000U	i.v./i.m.	d2,9,23
巩固治疗				
Ⅰ	依托泊苷	$100mg/m^2$	i.v.	d1~5
	阿糖胞苷	$75mg/m^2$	i.v.	d1~5
	长春新碱	$1.5mg/m^2$	i.v.	d1,8,15,22
	地塞米松	$10mg/m^2$	p.o.	d1~28
Ⅱ（方案Ⅰ4周后）	依托泊苷	$100mg/m^2$	i.v.	d1~5
	阿糖胞苷	$75mg/m^2$	i.v.	d1~5
Ⅲ（方案Ⅱ4周后）	柔红霉素	$25mg/m^2$	i.v.	d1,8,15,22
	阿糖胞苷	$75mg/m^2$	i.v.	d31~34,38~41
	6-TG	$60mg/m^2$	p.o.	d29~42
	环磷酰胺	$650mg/m^2$	i.v.	d29
Ⅳ（方案Ⅲ8周后）	同巩固治疗方案Ⅱ			
CNS	阿糖胞苷	50mg	i.t.	全脑放疗 24Gy
维持治疗				
Ⅰ	长春新碱	$1.4mg/m^2$	i.v.	1/3m
	泼尼松	$60mg/m^2$	p.o.	5d/3m
	巯嘌呤	$75mg/m^2$	p.o.	qd.
	甲氨蝶呤	$20mg/m^2$	p.o./i.v.	qw.
CNS	阿糖胞苷	50mg	i.t.	qw.×4 次，每 3 个月一周期

附表 4-3　GMALL 06/99（GMALL 05/93）

	药物	剂量	用法	时间
诱导治疗				
I	环磷酰胺	$200mg/m^2$	i.v.	d1~3
	长春新碱	2mg	i.v.	d4,11,18
	柔红霉素	$45mg/m^2$	i.v.	d4,5,11,12
	PEG-ASP	$1\,000U/m^2$	i.v.	d18
	地塞米松	$10mg/m^2$	p.o.	d1~5,11~14
	甲氨蝶呤	15mg	i.t.	d1
II	环磷酰胺	$1\,000mg/m^2$	i.v.	d1,21
	阿糖胞苷	$75mg/m^2$	i.v.	d3~6,10~13,17~20
	巯嘌呤	$60mg/m^2$	p.o.	d1~21
	甲氨蝶呤	15mg	iv.gtt	d3,10,17
巩固治疗				
I	甲氨蝶呤	$1.5g/m^2$	i.v.	d1
	阿糖胞苷	$2g/m^2$	i.v.	d5
	长春地辛	$3mg/m^2$	i.v.	d1
	地塞米松	$10mg/m^2$	p.o.	d1~5
	依托泊苷	$250mg/m^2$	i.v.	d4,5
II	甲氨蝶呤	$1.5g/m^2$	i.v.	d1,15
	PEG-ASP	$500U/m^2$	i.v.	d2~16
	巯嘌呤	$60mg/m^2$	p.o.	d1~7,15~21
再诱导				
（此方案共进行 2 周期）	长春地辛	$3mg/m^2$	i.v.	d1,7
	泼尼松	$3×20mg/m^2$	p.o.	d1~14
	多柔比星	$50mg/m^2$	i.v.	d1,7
	环磷酰胺	$1\,000mg/m^2$	i.v.	d15
	阿糖胞苷	$75mg/m^2$	i.v.	d15~20,24~27

	药物	剂量	用法	时间
	6-TG	60mg/m²	p.o.	d15~28
	甲氨蝶呤	15mg	i.t.	d1,15
	阿糖胞苷	40mg	i.t.	d1,15
	地塞米松	4mg	i.t.	d1,15
巩固治疗				
Ⅲ	同巩固治疗方案Ⅱ			
Ⅳ	VM26	100mg/m²	i.v.	d1~5
	阿糖胞苷	150mg/m²	i.v.	d1~5
	IT 同再诱导方案			d1
Ⅴ	环磷酰胺	1 000mg/m²	i.v.	d1
	阿糖胞苷	500mg/m²	i.v.	d1
	IT 同再诱导方案			d1
Ⅵ	化疗同巩固治疗方案Ⅱ,IT 同再诱导方案			
维持治疗	6-MP/M ± 强化 × 2 年(MRD 中危)			

附录表 4-4　难治或复发 ALL 解救治疗方案

	药物	剂量	用法	时间
MOEP	米托蒽醌	8~10mg/m²	i.v.	d1~3
	长春新碱	1.4mg/m²	i.v.	d1
	依托泊苷	75mg/m²	i.v.	d1~5
	泼尼松	40~60mg/m²	p.o.	d1~7
IAE	去甲氧柔红霉素	8~10mg/m²	i.v.	d1~3
	阿糖胞苷	100~150mg/m²	i.v.	d1~5
	依托泊苷	75mg/m²	i.v.	d1~5
HD-MTX	甲氨蝶呤	1~3g	i.v.,(12h)	d1
HD-Ara-C	阿糖胞苷	3g/m²	i.v.,q12h.	d1~3(6)

续表

	药物	剂量	用法	时间
ID-Ara-C+MIT	阿糖胞苷	$0.5\sim1.0g/m^2$	i.v.，q12h.	d1~5
	米托蒽醌	$5\sim10mg/m^2$	i.v.	d1~3
ID-Ar-C+AMSA	阿糖胞苷	$1\sim2g/d$	i.v.	d1~5（7）
	安吖啶	$100mg/d$	i.v.	d1~5
FLAG	氟达拉滨	$25mg/m^2$	i.v.	d2~5
	阿糖胞苷	$2g/m^2$	i.v.	d2~5
	G-CSF	$300\mu g$	s.c.	d1~5

（二）急性髓系白血病化疗一览表（中国诊疗指南）

附表 4-5 急性髓系白血病常用方案

	药物	剂量	用法	时间
IA 或 DA	阿糖胞苷（Ara-C）	$100\sim200mg/(m^2\cdot d)$	i.v.	d1~7
	去甲氧柔红霉素（IDA）或柔红霉素（DNR）	$12mg/(m^2\cdot d)$ 或 $60\sim90mg/(m^2\cdot d)$	i.v.	d1~3
蒽环类药物（包括 IDA、DNR 等）联合中大剂量 Ara-C：	去甲氧柔红霉素（IDA）或柔红霉素（DNR）	IDA $10\sim12mg/(m^2\cdot d)$ 或 DNR $45\sim90mg/(m^2\cdot d)$	i.v.	d1~3
	阿糖胞苷（Ara-C）	$1.0\sim2.0g/m^2$	i.v.	d1、3、5 或 d1~5
含中剂量 Ara-C 的 HAD 方案	高三尖杉酯碱（HHT）	$2mg/(m^2\cdot d)$	i.v.	d1~7
	柔红霉素（DNR）	$40mg/(m^2\cdot d)$		d1~3
	阿糖胞苷（Ara-C）	$100mg/(m^2\cdot d)$	i.v.	d1~4
		$1.0\sim1.5g/m^2$	i.v.，q12h.	d5~7

	药物	剂量	用法	时间
HA	高三尖杉酯碱（HHT）	2mg/（m²·d）	i.v.	d1~7
	阿糖胞苷（Ara-C）	100~200mg/（m²·d）	i.v.	d1~7
HAA	高三尖杉酯碱（HHT）	2mg/（m²·d）	i.v.	d1~7
	阿糖胞苷（Ara-C）	100~200mg/（m²·d）	i.v.	d1~7
	阿柔比星（Acla）	20mg/d	i.v.	d1~7
HAD	高三尖杉酯碱（HHT）	2mg/（m²·d）	i.v.	d1~7
	阿糖胞苷（Ara-C）	100~200mg/（m²·d）	i.v.	d1~7
	去甲氧柔红霉素（IDA）或柔红霉素（DNR）	IDA 10~12mg/（m²·d）或DNR 45~90mg/（m²·d）	i.v.	d1~3
MA	米托蒽醌（Mitox）	6~8mg/（m²·d）	i.v.	d1~3
	阿糖胞苷（Ara-C）	100~200mg/（m²·d）	i.v.	d1~7
D-CAG	地西他滨±G-CSF	20mg/（m²·d）	i.v.	d5~10
	阿柔比星（Acla）	20mg/d	i.v.	d1~7
	阿糖胞苷（Ara-C）	20mg	i.v.,q12h.	d5~10
D-CHG	地西他滨±G-CSF	20mg/（m²·d）	i.v.	d5~10
	高三尖杉酯碱（HHT）	2mg/（m²·d）	i.v.	d1~7
	阿糖胞苷（Ara-C）	20mg	i.v.,q12h.	d5~10
D-CMG	地西他滨±G-CSF	20mg/（m²·d）	i.v.	d5~10
	米托蒽醌（Mitox）	6~8mg/（m²·d）	i.v.	d1~3
	阿糖胞苷（Ara-C）	20mg	i.v.,q12h.	d5~10

附录五　免疫分型

（此图由哈尔滨医科大学附属第一医院刘志宇提供）

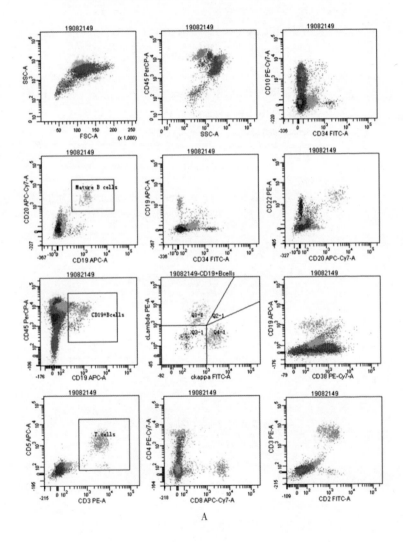

A

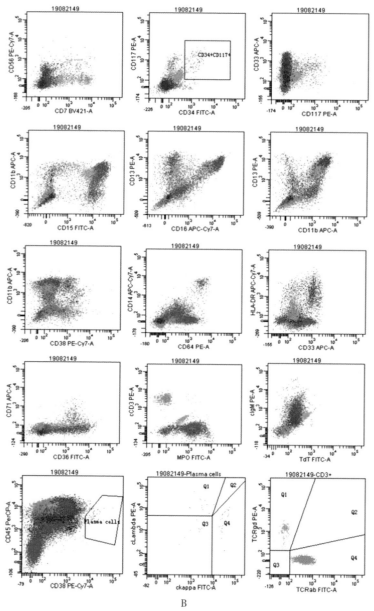

B

附图 5-1　正常人免疫分型

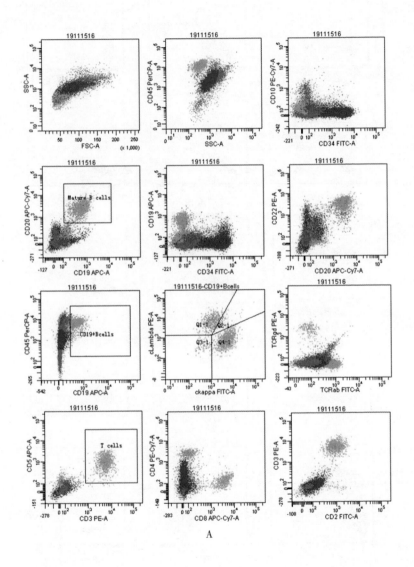

A

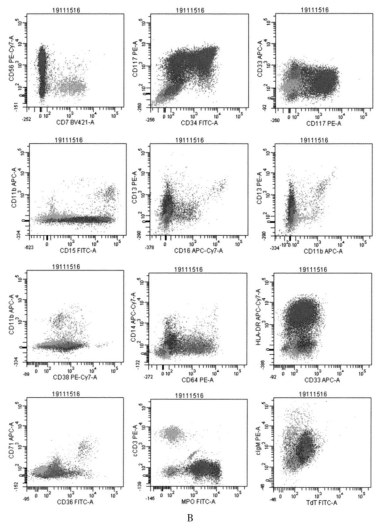

B

附图 5-2　AML-M2 免疫分型

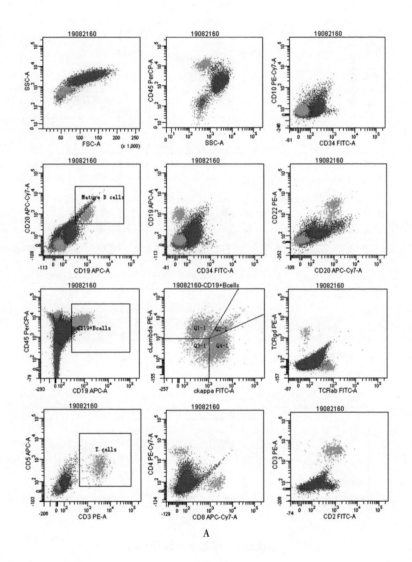

A

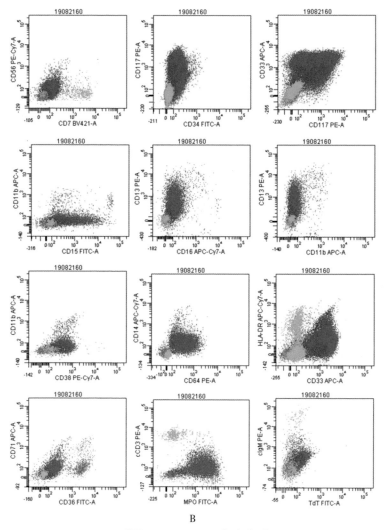

B

附图 5-3　AML-M3 免疫分型

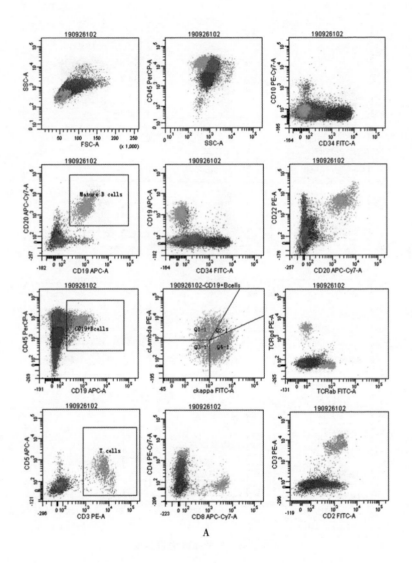

A

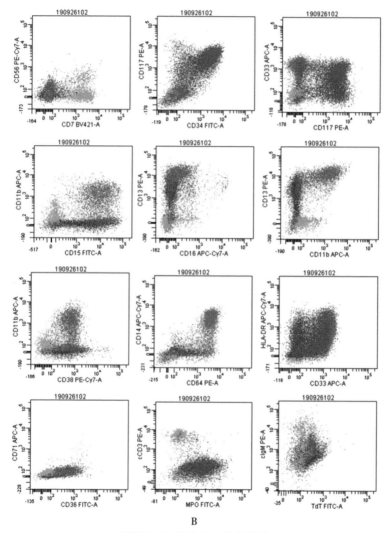

B

附图 5-4　AML-M4 免疫分型

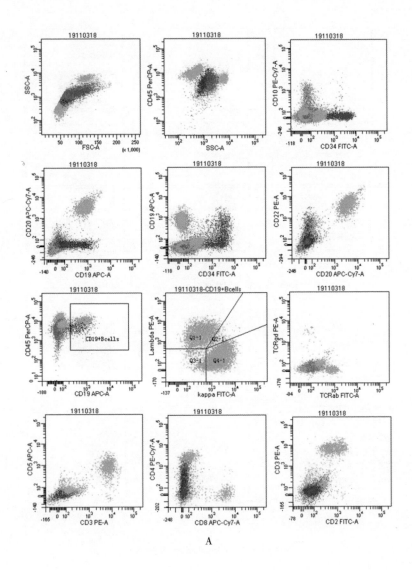

A

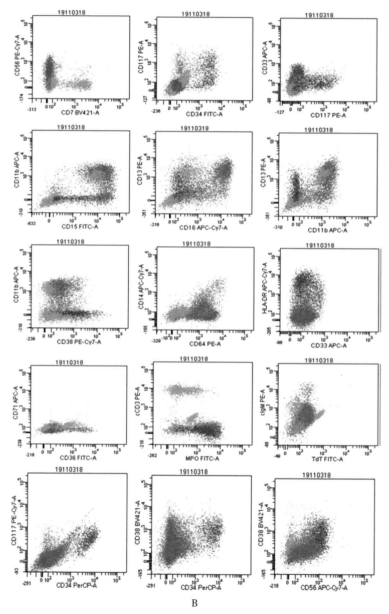

B

附图 5-5　MDS 免疫分型

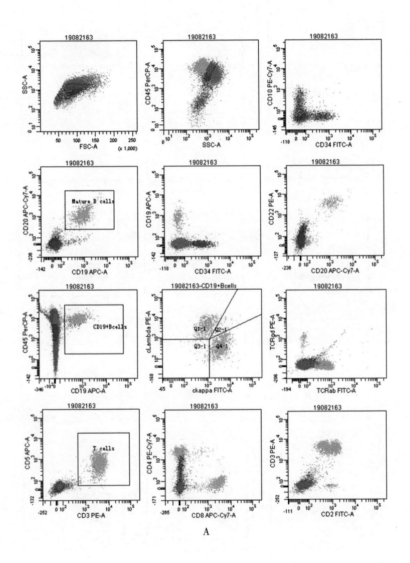

A

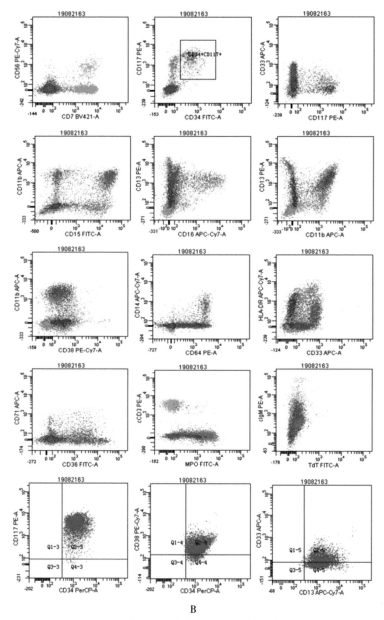

B

附图 5-6　MDS-RAEB 免疫分型

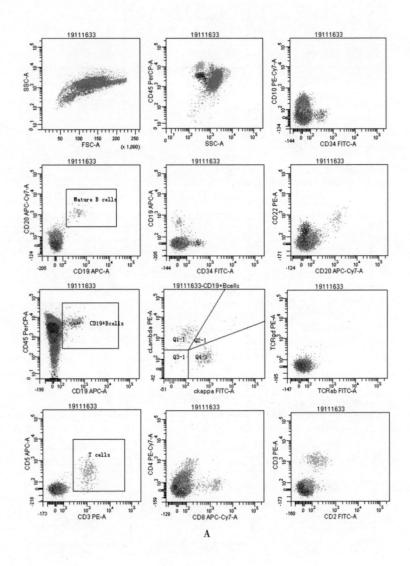

A

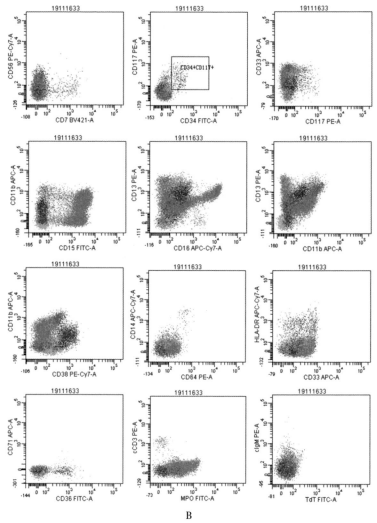

B

附图 5-7　CML 免疫分型

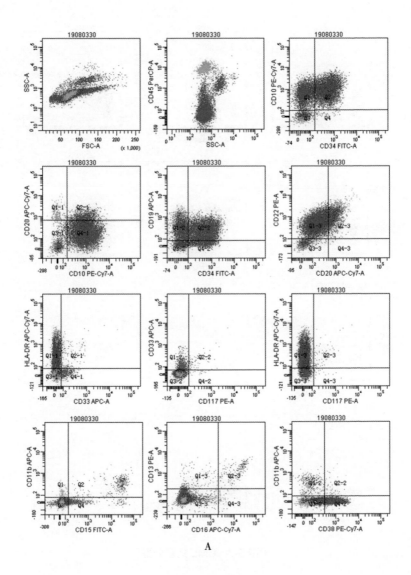

A

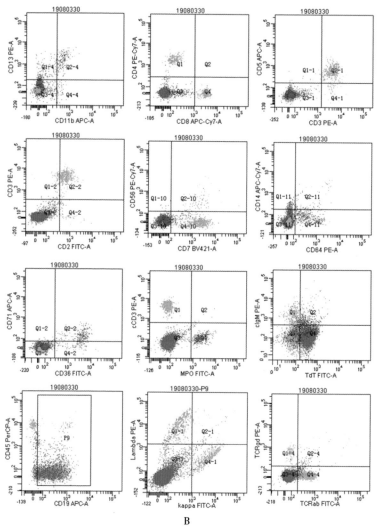

B

附图 5-8　B-ALL 免疫分型

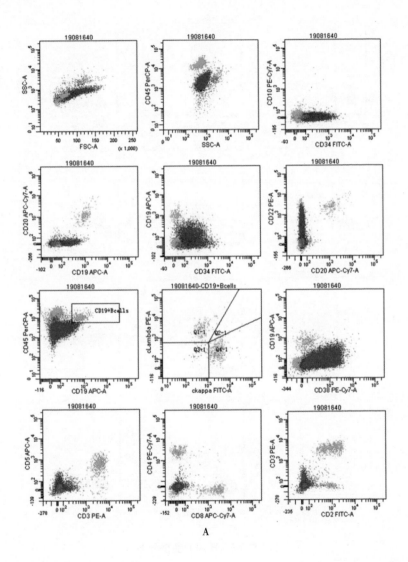

A

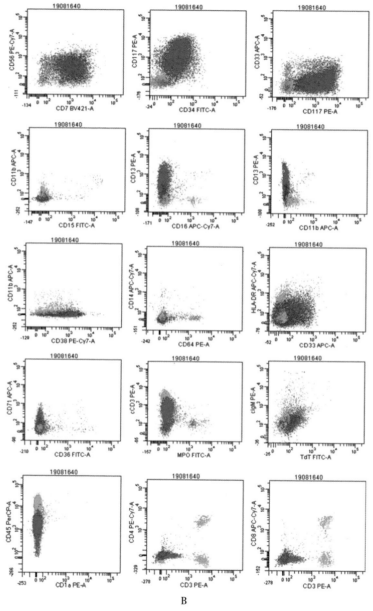

B

附图 5-9　T-ALL 免疫分型

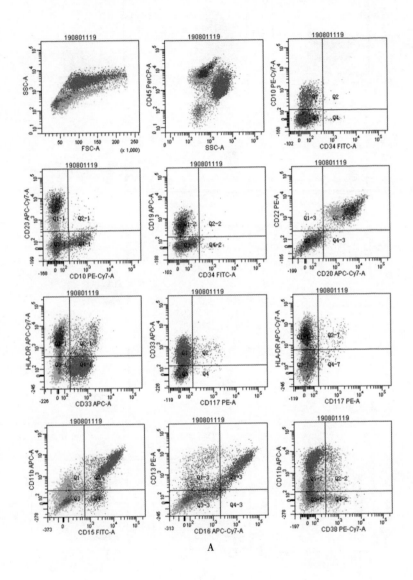

A

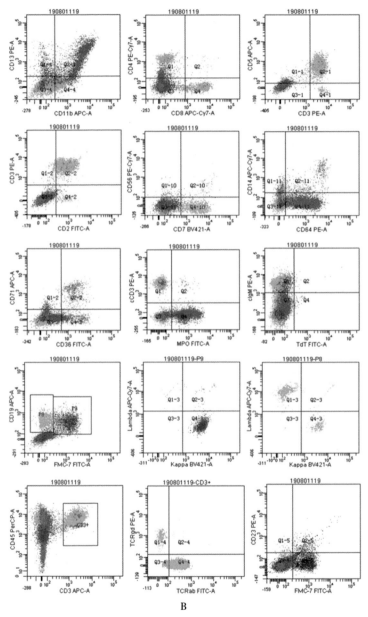

B

附图 5-10　MCL 免疫分型

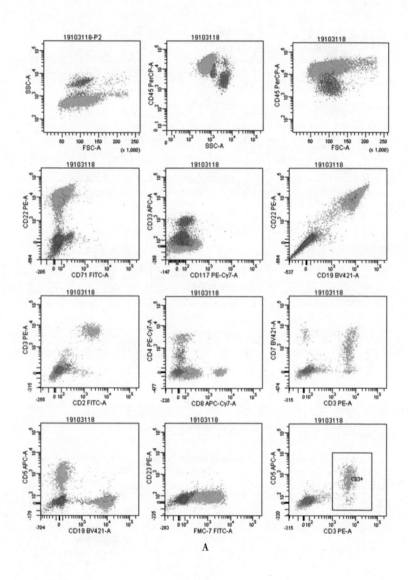

A

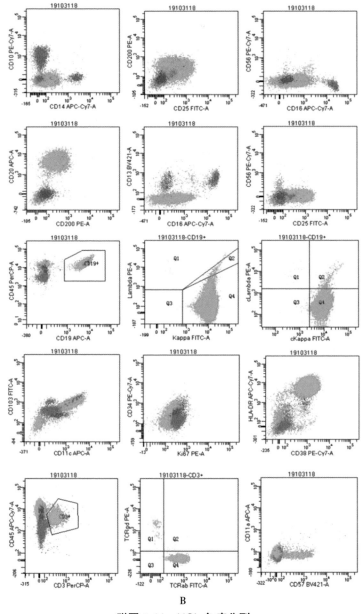

B

附图 5-11 HCL 免疫分型

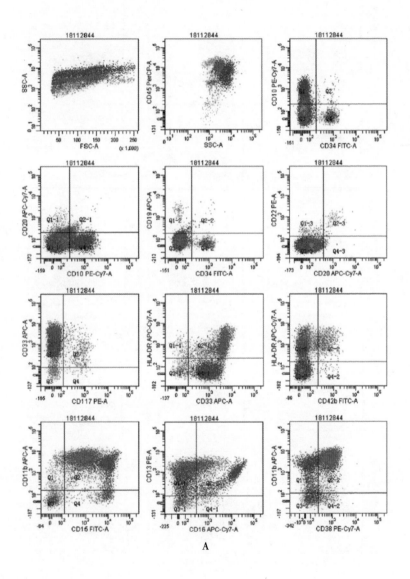

A

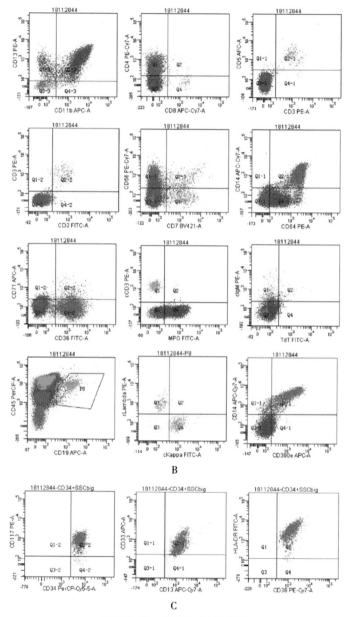

B

C

附图 5-12　CMML 免疫分型

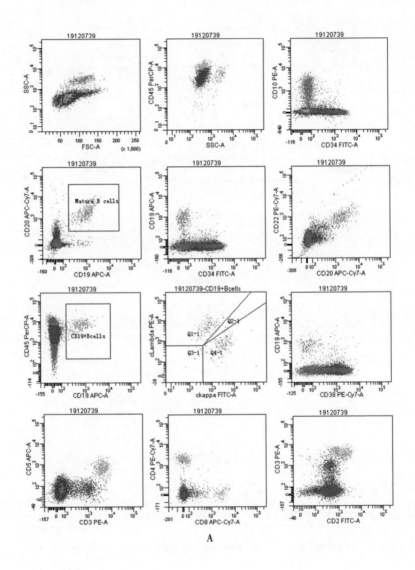

A

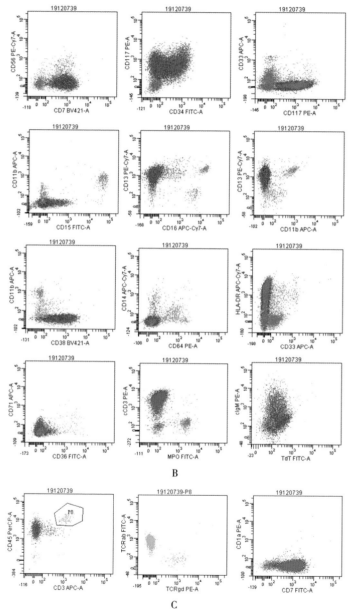

附图 5-13 ETP-ALL 免疫分型

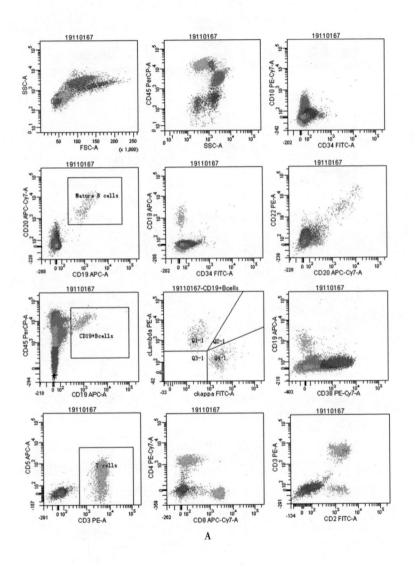

A

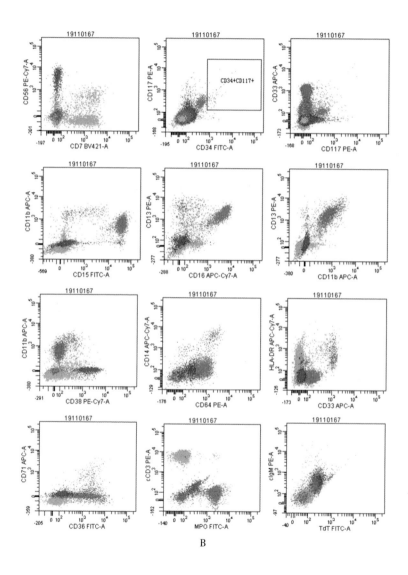

B

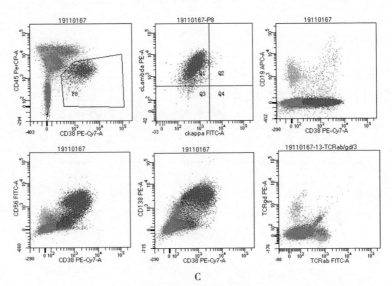

C

附图 5-14 MM 免疫分型

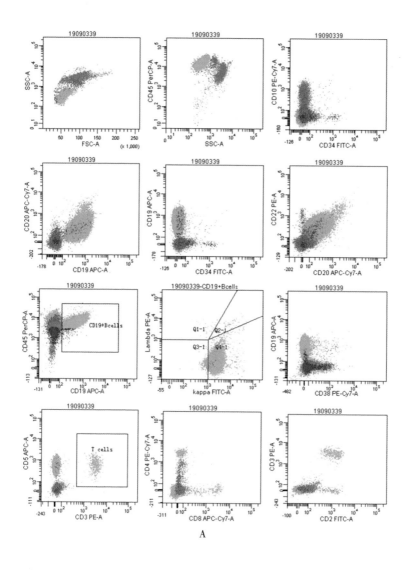

A

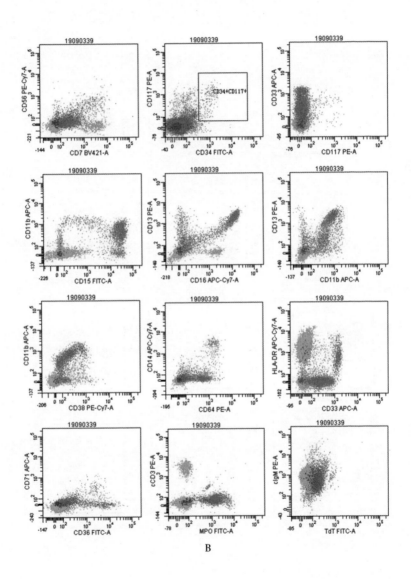

B

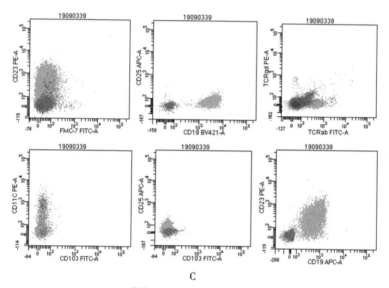

C

附图 5-15　CLL 免疫分型

参考文献

［1］潘成林,徐开林,李振宇.T-大颗粒淋巴细胞白血病的临床研究进展［J］.国际输血及血液学杂志,2017,40（5）:432-436.

［2］肖超,张曦,常春康.大颗粒淋巴细胞白血病［J］.中国实验血液学杂志,2014,22（3）:829-835.

［3］中华医学会血液学分会白血病淋巴瘤学组.复发难治性急性髓系白血病中国诊疗指南（2017年版）［J］.中华血液学杂志,2017,38（3）:183-184.

［4］陈嘉媛,常英军,魏辉.混合表型急性白血病诊断与治疗的研究现状［J］.国际输血及血液学杂志,2019,42（4）:283-288.

［5］中国抗癌协会血液肿瘤专业委员会、中华医学会血液学分会白血病淋巴瘤学组.中国成人急性淋巴细胞白血病诊断与治疗指南（2016年版）［J］.中华血液学杂志,2016,37（10）:837-845.

［6］ARBER D A,ORAZI A,HASSERJIAN R,et al. The 2016 revision to the World Health Organization classification of myeloid neoplasms and acute leukemia［J］. Blood,2016,127（20）:2391-2405.

［7］IURLO A,GIANELLI U,CATTANEO D,et al. Impact of the 2016 revised WHO criteria for myeloproliferativeneoplasms,unclassifiable:Comparison with the 2008 version［J］. Am J Hematol,2017,92（4）:E48-E51.

［8］VALENT P,AKIN C,METCALFE D D. Mastocytosis:2016 updated WHO classification and novel emerging treatment concepts［J］. Blood,2017,129（11）:1420-1427.

［9］NANGALIA J,GREEN A R. Myeloproliferative neoplasms:from origins to outcomes［J］. Blood,2017,130（23）:2475-2483.

［10］韦美萍,张敬宇,高占玺,等.MDS/MPN伴环形铁粒幼细胞和血小板

增多2例并文献复习[J].临床检验杂志,2018,3(6):476-478.

[11] 中华医学会血液学分会.骨髓增生异常综合征中国诊断与治疗指南(2019年版)[J].中华血液学杂志,2019,40(2):89-97.

[12] 缪艳,陈静.幼年型粒单核细胞白血病的诊断和治疗进展[J].中国小儿血液与肿瘤杂志,2017,22(4):210-213.

[13] 中华医学会血液学分会.中国慢性髓性白血病诊断与治疗指南(2016年版)[J]中华血液学杂志,2016,37(8):633-639.

[14] 陆道培,童春容,吴彤,达万明.白血病治疗学[M].北京:科学出版社,2012.

[15] 陈灏珠.内科学(第九版)[M].北京:人民卫生出版社,2018.

[16] 吴蒙莹,舒婷,刘佳,等.成人急性髓系白血病治疗现状及新药研究进展[J].药学与临床研究,2018,26(4):281-286.

[17] 平凌燕.CAR-T细胞治疗复发难治儿童及青少年CD19⁺急性淋巴细胞白血病管理指南解读[J].肿瘤综合治疗电子杂志,2018,4(4):21-26.

[18] 中华医学会血液学分会,中国医师协会血液科医师分会.中国急性早幼粒细胞白血病诊疗指南(2018年版)[J].中华血液学杂志,2018,39(3):179-183.

[19] 李舒心,常英军,魏辉.急性髓系白血病微小残留病研究现状及展望[J].中华血液学杂志,2019,40(1):83-86.

[20] 中华医学会血液学分会干细胞应用学组.中国异基因造血干细胞移植治疗血液系统疾病专家共识(Ⅰ)——适应证、预处理方案及供者选择(2014年版)[J].中华血液学杂志,2014,35(8):775-780.

[21] 中华医学会血液学分会干细胞应用学组.中国异基因造血干细胞移植治疗血液系统疾病专家共识(Ⅱ)——移植后白血病复发(2016年版)[J].中华血液学杂志,2016,37(10):846-851.

[22] 白海英,温静,王丹,等.树突状细胞疫苗在急性髓系白血病免疫治疗中的研究进展[J].医学综述,2019,25(10):1900-1904.

[23] 张雅菲.急性髓系白血病的特异性免疫治疗方法新进展[J].健康之友,2019,(15):80-81.

[24] PORTER D, FREY N, WOOD P A, et al. Grading of cytokine release syndrome associated with the CAR T cell therapy tisagenlecleucel[J]. Journal of Hematolology & Oncology, 2018, 11(1):35.

[25] 何爱丽, 贾亚春. 细胞因子释放综合征的发病机制及诊断分级与处理方案[J]. 西部医学, 2019, 31(10):1477-1483.

[26] 常英军, 李思琦, 魏辉. 微小残留病指导的急性髓细胞白血病个体化治疗和干预策略[J]. 临床检验杂志, 2019, 37(11):810-814.